CÓMO SUPERAR LOS PROBLEMAS DE TIROIDES

Jeffrey R. Garber y Sandra Sardella White

CÓMO SUPERAR LOS PROBLEMAS DE TIROIDES

Traducción de Roser Parejo Cornejo

alternativas

ROBIN
BOOK

Si usted desea que le mantengamos informado de nuestras
publicaciones, sólo tiene que remitirnos su nombre y dirección, indicando qué temas le interesan, y gustosamente com-
placeremos su petición.

Ediciones Robinbook
información bibliográfica
c/ Indústria 11 (Pol. Ind. Buvisa)
08329 - Teià (Barcelona)
e-mail: info@robinbook.com

www.robinbook.com

Título original: *Overcoming Thyroid Problems*
© 2005, by The President and Fellows of Harvard College
© 2006, Ediciones Robinbook, s. l., Barcelona
Diseño cubierta: Regina Richling
Diseño interior: MC producció editorial
ISBN: 978-84-7927-817-5

Impreso en Argentina - *Printed in Argentina*

*Para todos aquellos que buscan información
sobre las enfermedades del tiroides.
A la memoria de Aarón, Mae y Judah.*

Jeffrey R. Garber

*A la memoria de Carlo M. Sardella,
escritor y periodista de talento
cuya magnifica presencia tanto añoramos.*

Sandra Sardella White

AGRADECIMIENTOS

A lo largo de todo el proceso de elaboración de este libro, desde los primeros borradores hasta su publicación, muchas personas contribuyeron amablemente a enriquecerlo.

Me gustaría dar las gracias especialmente a Sandy White por su magnífica dedicación y su maravillosa forma de escribir. Valoro sobre todo la capacidad de Sandy como periodista, lo cual fue clave para poder recoger la experiencia de muchos pacientes y los puntos de vista de un gran número de expertos, todo lo cual ha servido para aumentar inmensamente la utilidad de este libro. Quiero también mostrar mi agradecimiento a Nancy Ferrari y Kathleen Cahill Allison de Harvard Health Publications y a Judith McCarthy, de McGraw-Hill, por su inestimable ayuda.

Mi agradecimiento también a los pacientes a los que he tenido el honor de tratar por las muchas lecciones que me han dado sobre cómo superar los problemas de tiroides, especialmente a todos aquellos que tuvieron la amabilidad de dejarse entrevistar para este libro con el fin de que otros paciente tuvieran la oportunidad de beneficiarse de sus experiencias.

Estoy en deuda con muchos especialistas que no dudaron en prestarme sus muchos conocimientos en el campo de la medicina. Gracias a los doctores Rebecca S. Bahn del Servicio de Endocrinología de la Clínica Mayo; Brian M. Casey del Servicio de Ginecología y Obstetricia del Centro Médico Suroeste de la Universidad de Tejas; James Connolly, Kevin Donohoe, Colin McArdle, Anthony Parker y Helen H. Huang, de los Servicios de Anatomía Patológica, Citopatología, Radiología y Medicina Nuclear del Centro Médico Beth Israel Deacones; John Kukora, presidente de la Asociación Americana de Endocrinología; Stephanie Lee y Elizabeth N. Pearce del Servicio de Endocrinología del Harvard Vanguard Medical Associates y del Centro Médico Boston; Marvin Mitchell, director emérito del Programa de Pruebas de Detección Sistemática en Neonatos de New England; Yolanda Oertel del Instituto del Cáncer del Hospital de Washington; y Steven I. Sherman del Departamento de Neoplasias Endocrinas y Trastornos Hormonales del M.D. Anderson Cancer Center de Tejas.

Gracias también a William Kang y Jill Susarrey del Servicio de Endocrinología del Harvard Vanguard Medical Associates por su abnegado esfuerzo en la tarea inacabable de terminar este libro.

Mi agradecimiento a mi suegra Lillian por su interés. Gracias también a mi esposa Sheri y a mis hijos Ben y Solly, por su entusiamo y su aliento.

                                                                    Jeffrey R. Garber

Quisiera dejar constancia de mi gratitud a Kay Cahill Allison, mi mentor, y a Jeff Garber por haberme dado esta oportunidad única de aprender. Para mí fue un verdadero privilegio trabajar con un médico al que tantos pacientes aprecian. Mi agradecimiento a mi amiga íntima Carmen Kenrich, que venció al cáncer de tiroides. Gracias también a mis hijas Samantha, Allyson y Jessica por su paciencia, y a mi marido Rob por su aliento y su apoyo para seguir en la tarea.

                                                                Sandra Sardella White

INTRODUCCIÓN

Con la glándula tiroides pasa igual que con algunas piezas del motor de un coche: no nos damos cuenta de que existen hasta que, un buen día, deja de funcionar correctamente. Se trata de un órgano que tenemos en el interior de nuestro organismo, pero pasa desapercibido hasta que, de repente, se estropea y pone patas arriba todos los aspectos de nuestra vida.

Si no sabe cuáles son las funciones básicas de la tiroides, este libro se lo explicará con toda claridad. Lo primero que debe saber es que el funcionamiento de todos los órganos del cuerpo depende de esta pequeña glándula. La tiroides es una parte poco conocida de nuestro organismo; sin embargo, mucha gente cree que es responsable de la obesidad. Si bien es verdad que los cambios en el peso corporal son un síntoma de las enfermedades de la tiroides, son mínimos y carecen de importancia si los comparamos con otras alteraciones realmente graves que producen este tipo de enfermedades. Entre ellas, cabe destacar la taquicardia (el corazón va más rápido de lo normal), la hipertensión arterial, la insuficiencia cardiaca congestiva, la demencia y la depresión grave. Además, si los problemas de tiroides no se tratan adecuadamente, pueden provocar esterilidad, y, en los bebés, pueden dar lugar a un retraso mental.

Si no sabía que la glándula tiroides es un órgano tan importante, seguramente es porque hasta ahora ha funcionado normalmente. Pasa desapercibida, pero influye de forma discreta en todas las funciones de nuestro organismo. Esto se debe a que produce hormonas que controlan el metabolismo y establecen el grado de eficacia con el que funcionan las células del organismo. Por esta razón, la tiroides está implicada en todas las funciones de nuestro cuerpo. Esta es la razón por la que, si algo no funciona bien en la tiroides, pueden verse afectadas la totalidad de las acciones que realiza el organismo. Si nuestra tiroides funciona por debajo de lo normal, nos sentiremos muy cansados, siempre tendremos frío, la piel estará seca, estaremos deprimidos, se nos caerá el pelo, tendremos estreñimiento, la frecuencia del pulso será baja, y nos pasarán otras muchas cosas, y todo al mismo tiempo. Cuando la tiroides funciona por debajo de lo normal se habla de hipotiroidismo. Se trata de una enfermedad que afecta a más de 9 millones y medio de personas, la mayoría de ellas son mujeres.

Si, por el contrario, la tiroides funciona por encima de lo normal, producirá más cantidad de hormonas de la necesaria, y sentiremos ansiedad, tendremos jadeos y sofocos, sudaremos mucho y notaremos que el corazón late con mucha fuerza. Al sentir todas estas cosas, nos preguntaremos muy sorprendidos qué es lo que nos está pasando.

La mayoría de la gente se entera de lo que es el hipotiroidismo de la misma forma que Mary, una mujer de 40 años que trabaja como directora de una revista de viajes. Mary creía que todo lo que le pasaba era de los nervios, y estaba realmente sorprendida porque nunca en su vida se había sentido tan deprimida y con tan pocas ganas de vivir. Lloraba sin causa aparente, y ganó algunos kilos, a pesar de que casi nunca tenía hambre. Estaba siempre tan cansada que tenía que hacer acopio de fuerzas y poner toda su voluntad para levantarse del sofá. Lo que más le sorprendió es que, un buen día, se le empezó a caer el pelo a puñados. Veía pelos en el cepillo, en la ducha y en la almohada. Fue la caída del pelo lo que encendió la luz de alarma e hizo que Mary se decidiera a ir al médico. El primer médico que la vio le aconsejó que probara con un tratamiento muy conocido para la caída del pelo (Rogaine). Como su situación no mejoraba, fue a ver a otro médico, que le dijo que tenía hipotiroidismo. Empezó un tratamiento, y, gracias a él, pudo superar el problema.

Jerry, un hombre de 50 años que practicaba de forma habitual el montañismo y el atletismo, tenía una forma física excepcional para su edad. La primera vez que se dio cuenta de que algo funcionaba mal en su interior es cuando observó que tenía demasiadas pulsaciones después de haber hecho ejercicio. No le dio importancia, y siguió haciendo una vida normal. Durante un año, fueron apareciendo diferentes síntomas de poca gravedad, por lo que no se preocupó. Hasta que un día, cuando estaba haciendo montañismo, se dio cuenta de que se quedaba sin aire. Cuando fue al médico, se enteró de que era una de los 2,6 millones de personas que sufren hipertiroidismo en Estados Unidos, una enfermedad que, al igual que el hipotiroidismo, puede poner en riesgo la vida del paciente si no se trata adecuadamente.

Las enfermedades de la tiroides se pueden diagnosticar fácilmente con un simple análisis de sangre. Además, son fáciles de tratar. La aparición en los últimos años de pruebas más sensibles para las que sólo se necesita una muestra de sangre ha conducido a un mayor número de casos diagnosticados. Sin embargo, las enfermedades de tiroides presentan muchas veces síntomas vagos e inespecíficos, y esto explica por qué la enfermedad no se diagnostica en muchas personas que, de esta forma, continúan sufriendo sin ninguna necesidad.

En muchos casos, los médicos de asistencia primaria pasan por alto las enfermedades tiroideas. Si bien algunos médicos piden periódicamente pruebas para comprobar el funcionamiento de la tiroides, existe una gran controversia sobre la rentabilidad de realizar pruebas de detección sistemática *(screening)* de las enfermedades de tiroides. Por tanto, muchos médicos no comprueban si la tiroides está funcionando o no correctamente, incluso cuando el paciente presenta algunos síntomas y signos que podrían hacer sospechar que sufre una enfermedad de este tipo. De hecho, no es raro encontrar pacientes que están siendo tratados de depresión o de hipercolesterolemia (colesterol alto) cuando, en realidad, la causa del problema es una enfermedad tiroidea. El embarazo es muchas veces el activador de este tipo de enfermedades, y, sin embargo, no se realizan las pruebas a muchas mujeres embarazadas que presentan factores de riesgo.

Además de los 12 millones de personas que sufren hipotiroidismo o hipertiroidismo, todos los años se hacen en Estados Unidos más de 20.000 diagnósticos de cáncer de tiroides. Si bien no se conoce aún la causa de la mayoría de estos cánceres, la aparición de nódulos (bultos) cancerosos en la glándula tiroides ha sido asociada con la exposición a ciertas formas de radiación durante la infancia que provenían de un tratamiento con rayos X utilizado en la década de los cuarenta y los cincuenta del siglo pasado.

Un estudio realizado por el National Cancer Institute de Estados Unidos demostró que las personas que eran niños en la década de los cincuenta del siglo pasado podrían tener un riesgo más elevado de sufrir cáncer de tiroides debido a la exposición a la radiactividad originada por las pruebas con armas atómicas que se hicieron en Estados Unidos por aquel entonces. Afortunadamente, la mayoría de las formas de cáncer de tiroides crecen lentamente y son fáciles de tratar. No obstante, existen formas más agresivas que pueden extenderse a órganos vitales y son, por tanto, más difíciles de controlar.

La información es poder. El objetivo de este libro es proporcionar los datos más recientes de la investigación y la información médica más precisa y exacta sobre una serie de temas relacionados con los problemas de tiroides con el fin de que pueda disponer de los recursos necesarios para vencer en la lucha contra las enfermedades tiroideas. Esta información le ayudará a reconocer los síntomas y los factores de riesgo de estas enfermedades (incluyendo el cáncer de tiroides), que, muchas veces, son vagos e inespecíficos.

Este libro también pretende salir al paso de ciertas ideas equivocadas que pueden confundirle, y llevarle a creer cosas que no son verdad sobre estas enfermedades. Ofrecemos la información más reciente sobre los últimos tratamientos, y abordamos algunos temas controvertidos; por ejemplo: ¿cómo debe tratarse el hipotiroidismo leve?, ¿son eficaces y adecuadas en todos los casos las terapias alternativas, tales como las glándulas tiroides disecadas de animales o la administración de fármacos que combinan las hormonas triyodotironina (T3) y tiroxina (T4)?

Si es usted una mujer que sufre algún problema de tiroides y piensa quedarse embarazada, la sección sobre tiroides y embarazo de este libro le ofrece información precisa y fiable que le ayudará a mantenerse en un estado de salud óptimo durante la gestación. Esta sección también le dice cómo reconocer los síntomas de las enfermedades tiroideas que pueden aparecer durante y después del embarazo, y, si no tiene ningún problema de tiroides, la ayudará a prevenir el hipotiroidismo y el de su hijo. Si tiene hijos, la sección sobre las enfermedades tiroideas durante la infancia le indica cómo reconocer los síntomas y le explica en qué consisten los tratamientos especiales que se utilizan en los niños con problemas de tiroides.

Superar un problema de tiroides no es difícil. Sin embargo, el tratamiento exige un compromiso de por vida, que, si bien al principio puede parecer difícil de mantener, luego se va haciendo más fácil. Si sigue las directrices y consejos de este libro, podrá llevar una vida muy activa y completamente normal a pesar de sus problemas de tiroides.

Capítulo 1
LA GLÁNDULA TIROIDEA

Para ser una glándula tan pequeña, la tiroides tiene una gran responsabilidad en el funcionamiento del organismo. Detrás de cada latido del corazón, de cada soplo de aire que inspiramos en nuestros pulmones y de cada aumento de energía que sentimos está la tiroides. Sin embargo, a no ser que le hayan diagnosticado algún problema de tiroides, es muy probable que no sepa con seguridad en qué consiste esta glándula, dónde está situada y cómo funciona.

La tiroides es una glándula muy pequeña (pesa menos de 28 gramos). Tiene forma de mariposa. Cuando no hay ninguna alteración, está situada discretamente sobre la laringe. Sus alas rodean este tubo a través del cual el aire entra en la tráquea y, luego, en los pulmones, por debajo de las cuerdas vocales (figura 1.1). Debido a que es muy pequeña, podríamos confundirnos y pensar que no tiene mucha influencia en nuestra salud, pero no es así. Esta glándula controla el ritmo al que deben funcionar todas las células, tejidos y órganos del cuerpo, desde la piel, los músculos y los huesos, hasta el aparato digestivo, el corazón y el cerebro. Esto se debe a que la tiroides secreta hormonas que controlan la velocidad y la eficacia con las cuales las células convierten los nutrientes en la energía necesaria para que el organismo pueda funcionar. Esta transformación de los nutrientes en energía se denomina metabolismo. Sin ella, los tejidos y los órganos no recibirían la energía que necesitan para cumplir su función.

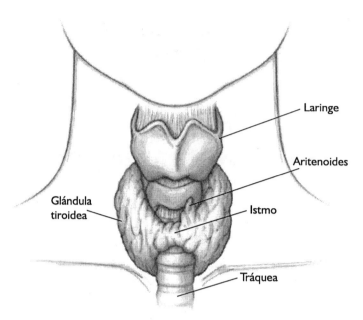

Figura 1.1. Anatomía de la glándula tiroidea. La tiroides es una glándula de pequeño tamaño situada en la parte inferior de la laringe.

¿Cómo funciona?

Lo mejor es imaginarse que la glándula tiroidea es como el motor del un coche que regula el ritmo y la velocidad a las cuales debe funcionar el organismo. El motor produce la cantidad de energía necesaria para que el coche pueda moverse a una velocidad determinada. De la misma forma, la tiroides fabrica la cantidad necesaria de hormonas para permitir que las células realicen su función a un ritmo determinado.

Al igual que un coche no puede producir energía si no tiene combustible, la glándula tiroidea necesita combustible para producir hormonas. Este combustible es el yodo, una sustancia que obtenemos a partir de los alimentos, y se encuentra en la sal yodada, en los mariscos, en el pan de molde y en la leche. La tiroides se queda parte de yodo que circula por el torrente sanguíneo y lo utiliza para fabricar dos tipos de hormonas: la «tiroxina» (T4) y la «triyodotironina» (T3). La tiroxina se denomina también T4 porque contiene cuatro átomos de yodo, y la triyodotironina se llama T3 porque contiene tres átomos de esta sustancia. La T3 se fabrica a partir de la T4 eliminando un átomo de yodo. Esta conversión de T4 a T3 se produce fundamentalmente fuera de la tiroides, en los órganos y tejidos que utilizan cantidades importantes de T3, tales como el hígado, los riñones y el cerebro.

Información importante: ¿qué es el metabolismo?

El metabolismo es un proceso químico mediante el cual las células convierten los nutrientes en energía. Las hormonas tiroideas establecen el ritmo al cual se realiza el metabolismo. Durante el metabolismo, la energía contenida en los hidratos de carbono, proteínas, grasas y otros nutrientes que obtenemos en la dieta es liberada. El proceso metabólico genera calor, dióxido de carbono, agua y productos de desecho. La energía generada es utilizada por el organismo para las transformaciones químicas que permiten a los tejidos y a los órganos funcionar correctamente. El metabolismo afecta a la temperatura, al peso corporal, al nivel de energía, a la fuerza muscular, al equilibrio psicológico y a la fertilidad, entre otras funciones.

Una vez que la tiroides ha fabricado la hormona T4, queda almacenada dentro de la glándula. Para ello, la glándula tiroidea dispone de un gran número de folículos microscópicos. Cierta cantidad de la hormona T3 también se fabrica y se almacena en la tiroides. Cuando el organismo necesita las hormonas tiroideas, éstas son secretadas en el torrente sanguíneo en la cantidad necesarias para satisfacer los requerimientos metabólicos de las células. La hormona penetra sin ninguna dificultad en la célula que la necesita y se une a unos receptores especiales situados en el núcleo de la célula.

El motor de un coche produce energía, pero el conductor puede decirle lo rápido o lo lento que tiene que ir, utilizando para ello el acelerador. La tiroides también necesita que la dirijan. El órgano que dirige a la glándula tiroides es la glándula hipofisiaria (también llamada hipófisis). Por esta razón, se le llama la «glándula de control». Tiene el tamaño de un guisante, y su función consiste en controlar a la tiroides y a todas las otras glándulas que forman el sistema endocrino. La hipófisis envía mensajes a la tiroides diciéndole qué cantidad de hormonas tiene que fabricar en cada momento. Estos mensajes se transmiten a través de la hormona «tirotropina» (TSH), también denominada «hormona estimuladora de la tiroides». Los niveles de TSH en el torrente sanguíneo aumentan y disminuyen dependiendo de si la tiroides está produciendo o no una cantidad suficiente de hormonas tiroideas para satisfacer las necesidades del organismo. Cuando los niveles de TSH son elevados, la tiroides se pone rápidamente a producir más hormonas tiroideas. Por el contrario, cuando los niveles de TSH son bajos, la tiroides disminuye o ralentiza la producción de hormonas.

La hipófisis obtiene la información necesaria de diferentes maneras. Es capaz de detectar y responder directamente a los niveles de T4 circulantes en la sangre, pero también responde al hipotálamo, que es una parte del cerebro que secreta una hormona denominada «tiroliberina» (TRH), también llamada «hormona liberadora de la tirotropina». Esta hormona estimula la producción de TSH en la hipófisis. Esta red de comunicación entre el hipotálamo, la hipófisis y la tiroides se conoce con el nombre de eje hipotálamo-hipófiso-tiroideo (HHT).

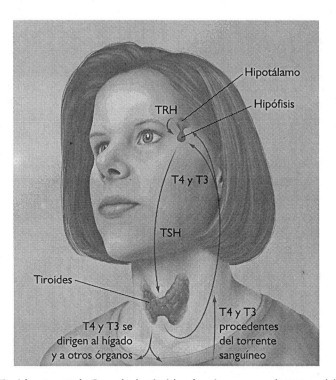

Figura 1.2. Tiroides normal. Cuando la tiroides funciona normalmente, el hipotálamo envía una señal en forma de hormona liberadora de la tirotropina (THR), lo que hace que la hipófisis secrete hormona estimuladora de la tiroides (TSH). En respuesta a la liberación de TSH, la tiroides secreta T4 y una pequeña cantidad de T3. Estas hormonas viajan al hígado y a otros órganos, en los cuales T4 se convierte en T3 y entra en el torrente sanguíneo, como si se tratase de un sistema de calefacción equipado con un termotasto configurado a una temperatura fija, la tiroides normal funciona a un ritmo estable sin que se produzcan muchas variaciones en los niveles hormonales.

¿Qué ocurre cuando deja de funcionar correctamente?

El eje HHT es una red de comunicación muy eficaz. Normalmente, la tiroides distribuye al organismo únicamente la cantidad necesaria de hormonas con el fin de que el cuerpo funcione a un ritmo normal. Los niveles de TSH se mantienen bastante constantes, pero esta hormona es capaz de responder a cualquier cambio que se produzca en los niveles de T4 por pequeño que sea. Esto también ocurre a la inversa: la T4 es capaz de responder a los cambios que se producen en los niveles de TSH. Sin embargo, cualquier red de comunicación, por muy perfecta que sea, está sometida a una serie de interferencias.

Las enfermedades ocurridas en cualquier parte del organismo, el daño en la tiroides y ciertos medicamentos, pueden afectar negativamente al proceso de comunicación dentro del eje HHT, y el resultado puede ser que la tiroides no pueda fabricar la cantidad correcta de hormonas que el organismo necesita. Si se produce menos cantidad de la necesaria, el ritmo de funcionamiento disminuye, y esto se llama «hipotiroidismo» o tiroides poco reactiva. Por el contrario, si la tiroides produce una cantidad de hormonas mayor de la necesaria, el organismo funcionaria de forma acelerada, y esto se denomina «hipertiroidismo» o tiroides excesivamente reactiva. La mayoría de las veces, la causa del hipotiroidismo y del hipertiroidismo es una enfermedad de la glándula tiroidea.

Cuando un médico sospecha que el paciente puede tener una enfermedad de la tiroides, suele hacerse dos preguntas: ¿está la tiroides produciendo una cantidad anormal de hormonas? y ¿hay algún cambio estructural en la tiroides (por ejemplo, bultos; es decir «nódulos», o un aumento del tamaño de la glándula; es decir, «bocio») (tabla 1.1). Cuando hay nódulos no es necesario que haya también bocio y a la inversa; sin embargo los nódulos y el bocio aparecen juntos en muchas enfermedades de la tiroides.

Falta de combustible

A veces, la tiroides no puede satisfacer las necesidades de hormonas tiroideas que tiene el organismo en un momento determinado, incluso aunque los niveles de TSH sean elevados. Esto hace que el ritmo de funcionamiento del organismo se haga más lento, y, como consecuencia, sentiremos frío, cansancio e, incluso, depresión. También podemos engordar algunos kilos, aunque comamos menos de lo normal.

Puede haber varias razones que explican por qué la tiroides no funciona bien. Por ejemplo, si una persona no toma suficiente yodo en la dieta, la glándula no puede fabricar la cantidad necesaria de hormonas, e intentará responder al aumento de los niveles de TSH trabajando cada vez más. Este esfuerzo puede hacer que la glándula aumente de tamaño, y, como consecuencia, aparecerá el bocio; es decir, un bulto muy grande o hinchazón en el cuello. Hace años, el bocio era una enfermedad bastante frecuente, pero actualmente, en los países desarrollados, se observa muy rara vez. Esto se debe a que se fabrican alimentos enriquecidos con yodo.

En otros casos, el problema es que la tiroides están siendo atacada por el sistema inmunitario. En una situación normal, el organismo se encuentra protegido por unas sustancias denominada anticuerpos. Los anticuerpos nos protegen de las bacterias y los virus peligrosos. Sin embargo, hay una enfermedad denominada «tiroiditis de Hashimoto», en la cual los anticuerpos se equivocan y confunde la tiroides con un cuerpo extraño. En la tiroiditis de Hashimoto intervienen dos tipos de anticuerpos denominados «peroxidasas antitiroideas» (anti-TPO) y «antitiroglobulinas» (anti-Tg). Estos anticuerpos destruyen la tiroides al pensar que se trata de un cuerpo peligroso para el organismo. Con el tiempo, la tiroides sin defensas, inflamada y llena de cicatrices se rinde y deja de cumplir su función. Las enfermedades,

Tabla 1.1. Resumen de las enfermedades tiroideas

Enfermedad	Bocio	Nódulos	Hipo-tiroidismo	Hiper-tiroidismo	Comentarios
Tiroiditis de Hashimoto	A veces	No. Puede ser difícil de distinguir de las enfermedades tiroideas nodulares	Sí	No	Es la causa más frecuente de hipotiroidismo en Estados Unidos
Enfermedad de Graves-Basedow	Generalmente	No	No	Sí	Es la causa más frecuente de hipertiroidismo en Estados Unidos
Tiroiditis (silente, *postpartum*, subaguda)	Con mucha frecuencia	No	Sí	Sí	Es normal pasar del hipertiroidismo al hipotiroidismo antes de que se resuelva la tiroiditis
Deficiencia de yodo	Sí	No, pero pueden aparecer después de un periodo de tiempo prolongado	Sí	No	Es la causa principal de hipotiroidismo en todo el mundo, pero es infrecuente en los países desarrollados, a no ser que se trata de inmigrantes procedentes de países subdesarrollados
Adenoma tóxico solitario	Sí	Sí	No	Sí	El bocio (agrandamiento de la tiroides) es producido por el adenoma (tumor benigno)
Bocio simple	Sí	No	No	No	Se trata de un agrandamiento de la tiroides sin causa conocida; la glándula funciona normalmente
Bocio multinodular	Sí	Sí	No	No	Puede evolucionar a bocio multinodular tóxico (véase más abajo)
Bocio multinodular tóxico	Sí	Sí	No	Sí	Es una causa frecuente del hipertiroidismo en las personas mayores

Información importante: tiroiditis

Tiroiditis es un término que se utiliza para referirse a cualquier situación en la cual la tiroides está inflamada y no funciona correctamente. La tiroiditis de Hashimoto (la causa más frecuente de hipotiroidismo en los Estados Unidos) se debe a la acción anormal de una serie de anticuerpos. Otras formas de tiroiditis suelen ser transitorias, y hacen que la tiroides secrete una cantidad excesiva de hormonas antes de entrar en un estado de hipotiroidismo.

como la de Hashimoto, que tienen su origen en una respuesta anormal del sistema inmunitario se denominan enfermedades autoinmunes. La tiroiditis de Hashimoto es una forma particular de tiroiditis que provoca hipotiroidismo, pero existen otras formas de las que hablaremos más adelante. El término tiroiditis quiere decir inflamación de la glándula tiroides.

Aceleración

A veces, la tiroides se dedica a fabricar hormonas sin parar, incluso cuando la hipófisis ha detenido totalmente la producción de TSH para indicar a la tiroides que el cuerpo ya tiene bastantes hormonas tiroideas y no necesita más. En estos casos, parece como si la tiroides no fuese capaz de detectar o entender las señales que le envía la hipófisis. Esto hace que el metabolismo se acelere, y, como consecuencia, el organismo funcione a un ritmo demasiado rápido. Esta situación anormal se denomina hipertiroidismo. Las personas que sufren hipertiroidismo tienen el pulso acelerado, sienten demasiado calor, están irritables y tienen problemas para dormir. Además, pueden perder peso a pesar de que coman bien o incluso más de la cuenta. También puede aparecer ansiedad y nerviosismo. Al igual que ocurre en el caso del hipotiroidismo, puede aparecer bocio. Esto ocurre porque la tiroides aumenta de tamaño al estar trabajando más de lo normal.

El «bocio multinodular tóxico» es el culpable del hipertiroidismo en muchas personas de más de 60 años. Ocurre cuando la tiroides se agranda y aparecen nódulos (bultos) tiroideos. Estos nódulos están formados fundamentalmente por acumulaciones de células tiroideas. Los nódulos pueden aparecer sobre la superficie exterior de la glándula, y, en tal caso, el médico pueden palparlos al realizar la exploración física. Sin embargo, también pueden aparecer en el interior de la glándula, en cuyo caso no pueden verse a simple vista. Los nódulos alteran la comunicación entre la tiroides y la hipófisis porque producen por su cuenta y de forma independiente hormonas tiroideas y no hacen caso de las señales que les envía la hormona TSH.

El «adenoma tóxico solitario» consiste en la presencia de un solo nódulo tiroi-

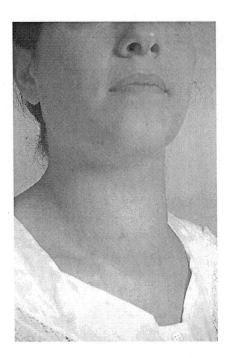

Figura 1.3. Bocio. Cuando la glándula tiroidea se agranda, aparece el bocio.

deo. Provoca hipertiroidismo por la razón que ya hemos visto: el nódulo fabrica hormonas tiroideas por su cuenta y riesgo, sin atender a los mensajes que le envía contínuamente la hipófisis.

No todos los nódulos provocan un desequilibrio en la tiroides. Existen diferentes tipo de nódulos solitarios, con tamaños muy diferentes (desde el tamaño de un guisante al de una ciruela o mayor). La mayoría son completamente inocuos y no afectan al funcionamiento de la glándula tiroidea en lo más mínimo. Entre estos nódulos, se encuentran los quistes y los adenomas, que están llenos de líquido. Se trata de nódulos sólidos, pero son inocuos. Un porcentaje muy pequeño de estos nódulos son cancerosos. Los nódulos cancerosos no afectan directamente al funcionamiento de la tiroides y, por tanto, no provocan hipotiroidismo ni hipertiroidismo.

Otra causa de la aceleración de la tiroides es la «enfermedad de Graves-Basedow». Se trata de una enfermedad autoinmune que es la causa más frecuente de hipertiroidismo en Estados Unidos. Al igual que ocurre en el caso de la tiroiditis de Hashimoto, en la enfermedad de Graves-Basedow, los anticuerpos atacan a la glándula tiroidea, pero, en este caso, la estimulan para que produzca hormonas tiroideas por encima de la cantidad que el organismo realmente necesita. Los anticuerpos que intervienen en la enfermedad de Graves-Basedow son los «anticuerpos receptores de tirotropina» (TRAb), dentro de los cuales hay un tipo especial de anticuerpos denominados «inmunoglobulinas estimuladoras de la tiroides» (TSI). Estos anticuerpos se hacen pasar (se «disfrazan) por TSH, se unen al receptor de la TSH situado en la glándula tiroidea y la engañan, haciendo que produzca cantidades excesivas de hormona tiroidea.

Además de los síntomas típicos del hipertiroidismo, algunas personas que sufren la enfermedad de Graves-Basedow presentan «enfermedades del ojo». Estas enfermedades varían de un paciente a otro, y pueden consistir en hinchazón, protrusión (el ojo está más salido de lo normal como ocurre en las personas que tiene ojos «saltones»), enrojecimiento, párpados demasiado separados (los ojos están demasiado abiertos) y visión doble. En los casos más graves, se pierde agudeza visual.

Otros tipos de tiroiditis

Existe un tercer tipo de enfermedades de la tiroides denominado «tiroiditis de resolución espontánea». Este grupo incluye enfermedades que provocan inflamación de la tiroides y secreción de hormonas tiroideas en el torrente sanguíneo, lo que, a su vez, da lugar a los síntomas típicos del hipertiroidismo. Una vez que se consigue disminuir los niveles de hormona tiroidea en la sangre, la cantidad de hormona desciende por debajo de los niveles normales, por lo que aparecen síntomas de hipotiroidismo. Finalmente, en un plazo de entre seis y ocho meses, la glándula tiroidea se recupera espontáneamente, y, en la mayoría de los casos, vuelve a funcionar correctamente. No obstante, un pequeño porcentaje de pacientes desarrolla hipotiroidismo crónico.

Estas formas transitorias de tiroiditis se observan en muchas ocasiones en personas que tienen antecedentes familiares de enfermedades autoinmunes. Muchas veces el paciente no va al médico porque la inflamación de la tiroides es leve e indolora. Esto es lo que suele suceder en el caso de la «tiroiditis *postpartum*», que es la forma más frecuente de tiroiditis de resolución espontánea, y se observa en entre el cuatro y el nueve por ciento de las mujeres después de dar a luz. Durante el puerperio, el sistema inmunitario pasa de estar parcialmente deprimido debido a los cambios hormonales que se producen durante el embarazo a estar muy activo, y esta transición puede activar la enfermedad. La «tiroiditis silente» es prácticamente lo mismo que la tiroiditis *postpartum*. La única diferencia es que no está relacionada con el embarazo, y, por tanto, puede afectar tanto a hombres como a mujeres, aunque la incidencia es más elevada en mujeres.

La «tiroiditis subaguda» es una variante dolorosa de la tiroiditis *postpartum* y de la tiroiditis silente. Es causada por un grupo de virus. También se conoce con el nombre de tiroiditis de Quervain. La tiroiditis vírica subaguda tiene una gravedad muy variable. Cuando es grave, el paciente puede tener síntomas muy parecidos a los de la gripe; es decir, fiebre y dolor muscular. Además, la tiroides se hincha y duele, lo que provoca una especie de irritación de garganta muy intensa. También pueden aparecer síntomas y signos indicativos de que hay una cantidad excesiva de hormonas tiroideas circulando en la sangre (en el capítulo 5, hablamos de estos síntomas y signos).

¿Quién está en peligro de padecer una enfermedad de la tiroides?

Más del cinco por ciento de todas las personas que viven en Estados Unidos sufren una enfermedad de la tiroides. La mayoría de las personas a las que se les diagnostica una enfermedad de este tipo descubren que pertenecen a un grupo que tiene un riesgo más elevado que la población general. Hay una serie de factores de riesgo que exponemos a continuación.

Sexo

Los resultados de muchos estudios realizados en diferentes poblaciones indican que, tanto el hipotiroidismo como el hipertiroidismo son más frecuentes en mujeres que en hombres. La Asociación Americana de Endocrinología Clínica de Estados Unidos ha informado de que las mujeres pueden tener un riesgo de sufrir una enfermedad de la tiroides entre cinco y ocho veces más elevado que los hombres. Sin embargo, los investigadores aún no conocen totalmente las causas de que esto sea así. Probablemente tiene que ver con los estrógenos. Hay algunos datos que indican que los estrógenos afectan al sistema inmunitario, especialmente a los leucocitos que producen los anticuerpos, denominados linfocitos B. Estos linfocitos pueden estar implicados en las enfermedades autoinmunes, incluyendo las enfermedades de la tiroides. Una explicación de por qué se produce la tiroiditis *postpartum* es que, durante el embarazo, los linfocitos B y otros leucocitos que ayudan a combatir las infecciones (denominados linfocitos T) son suprimidos debido a los altos niveles de estrógenos que circulan en la sangre. Después del parto, se produce un efecto de rebote que hace que el número de linfocitos B y T aumente bruscamente, lo que, a su vez, da lugar a la enfermedad autoinmune.

También hay datos que indican que los estrógenos pueden desempeñar algún papel en la enfermedad de Graves-Basedow debido a su efecto sobre el sistema inmunitario. Este efecto se combina con una serie de alteraciones genéticas en los genes de los cromosomas X e Y. Se piensa que esta combinación de factores explica por qué hay más mujeres que hombres que sufren la enfermedad de Graves-Basedow. También se cree que el efecto de los estrógenos sobre el sistema inmunitario desempeña un papel importante en el desarrollo de otras enfermedades autoinmunes, y, de hecho, las mujeres tienen un riesgo más elevado que los hombres de sufrir este tipo de enfermedades. La enfermedad de Graves-Basedow y la tiroiditis de

Hashimoto son enfermedades autoinmunes, y son las causantes de la mayoría de los casos diagnosticados de enfermedad tiroidea, especialmente en mujeres.

Además, los cambios que se producen en los niveles de estrógenos pueden contribuir a la aparición de una enfermedad de la tiroides en la menopausia, cuando los niveles de estrógenos descienden.

Edad

El hipotiroidismo se observa con más frecuencia en personas de más de 60 años, y el riesgo va aumentando de forma continua con la edad, especialmente entre las mujeres (figura 1.4). Más del diecisiete por ciento de las mujeres y del ocho por ciento de los hombres presentan signos de hipotiroidismo después de los 65 años. Este hecho parece deberse fundamentalmente al aumento en la cantidad de anticuerpos responsables de la tiroiditis de Hashimoto. Sin embargo, todavía no está claro por qué las personas mayores presentan un riesgo más elevado de sufrir una enfermedad de la tiroides. Antes, los investigadores creían que el hipotiroidismo era una consecuencia normal del envejecimiento que se debía a los muchos cambios relacionados con la edad que se producen en la tiroides. Conforme envejece-

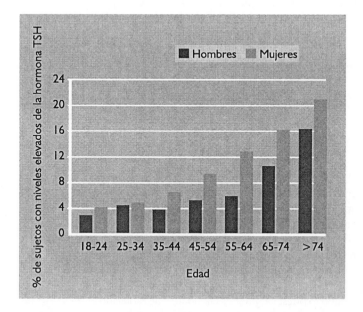

Figura 1.4. Incidencia de hipotiroidismo según la edad. A partir de los 35 años, el porcentaje de personas que padecen hipotiroidismo aumenta rápidamente, especialmente entre las mujeres. De G. J. Canaris (reproducido con autorización de *Archives of Internal Medicine*, 28-2-2000).

mos, va disminuyendo la cantidad de oxígeno que absorben los tejidos del organismo, decrece también la captación de yodo por parte de la glándula tiroidea, y, además, esta glándula secreta menos hormonas tiroideas. Todos estos factores parecen indicar que el hipotiroidismo es inevitable en algún momento del proceso de envejecimiento. Sin embargo, algunos estudios han demostrado que, durante el envejecimiento normal, se produce también una disminución de la masa corporal, por lo que el organismo necesita menos cantidad de hormonas tiroideas, lo cual hace que se produzca un equilibrio entre la producción de hormonas por parte de la tiroides y la demanda del organismo. Aún así, los cambios fisiológicos que se producen durante el envejecimiento pueden contribuir al aumento de la incidencia de hipotiroidismo que se observa en las personas mayores.

Raza

Los negros norteamericanos tienen un riesgo más bajo de sufrir una enfermedad autoinmune de la tiroides que los blancos. En el Tercer Estudio Nacional sobre Salud y Alimentación realizado en Estados Unidos entre personas de más de doce años (1988-1994) se encontró que las concentraciones de anticuerpos antitiroideos indica que la incidencia de enfermedad autoinmune de la tiroides es del 14,3% entre las personas de raza blanca, del 10,9% entre las procedentes de países iberoamericanos («hispanos») y del 5,3% entre las personas de raza negra.

Antecedentes familiares

Información importante: factores de riesgo de las enfermedades tiroideas

Una persona tiene un riesgo más elevado de sufrir una enfermedad de la tiroides si:

- Es una mujer;
- tiene más de 60 años;
- es de raza blanca;
- tiene antecedentes familiares de enfermedad tiroidea o autoinmune;
- está embarazada o ha dado a luz en los últimos seis meses;
- tiene deficiencia de yodo o vive en un país en el que la deficiencia de yodo es prevalente;
- ha estado expuesta a grandes cantidades de radiación;
- es fumadora;
- está tomando algún medicamento que contiene niveles elevados de yodo.

Las enfermedades autoinmunes de la tiroides, tales como la enfermedad de Graves-Basedow, la tiroiditis de Hashimoto y la tiroiditis *postpartum,* suelen observarse en varios miembros de una misma familia. Hasta un cincuenta por ciento de los familiares de los pacientes con alguna de estas enfermedades están en riesgo de padecer una enfermedad autoinmune de la glándula tiroidea. Esto significa que si uno de los padres tiene o ha tenido alguna de estas enfermedades, existe un riesgo importante de que los hijos desarrollen una enfermedad autoinmune de la glándula tiroidea. Si usted o su mujer (o marido) sufre una de estas enfermedades, sus hijos tienen también una probabilidad más alta de lo normal de sufrirla en el futuro.

Cuando una persona acude al médico con síntomas sugestivos de una enfermedad de la tiroides es importante preguntar por los antecedentes familiares, dado que los síntomas son muchas veces vagos e inespecíficos. Es posible que el diagnóstico se haga finalmente cuando el paciente informa que su madre o su padre tuvo una enfermedad tiroidea. Generalmente, aunque no siempre, el familiar que tuvo la enfermedad es una mujer. Al recordar que algún familiar tuvo una enfermedad de este tipo, el paciente puede caer de repente en la cuenta de que todos esos síntomas de los cuales no sabía la causa se deben a una enfermedad de la tiroides. Cuando el paciente pertenece a una familia en la que es costumbre hablar de las enfermedades que han padecido unos y otros, el diagnóstico se suele hacer antes, ya que se informará al médico desde el principio de que hay antecedentes familiares. Esto, a su vez, permitirá empezar antes con el tratamiento, lo cual es importante ya que la enfermedad se agrava si no se trata a tiempo. Además, la probabilidad de que el médico haga un diagnóstico equivocado disminuye (hay que tener en cuenta que muchas personas que sufren una enfermedad de la tiroides reciben un diagnóstico equivocado).

Por otro lado, debe tenerse en cuenta que si uno sufre una enfermedad autoinmune de la tiroides o la ha sufrido o la sufre algún familiar, el riesgo de padecer una enfermedad autoinmune de otro tipo aumenta. Ejemplos de estas enfermedades son la anemia perniciosa, la diabetes de tipo 1, la insuficiencia suprarrenal y la artritis reumatoide.

Embarazo

Las mujeres con antecedentes familiares de enfermedad autoinmune de la tiroides tienen un riesgo más elevado de padecer problemas de tiroides durante y después del embarazo. La enfermedad de Graves-Basedow y la tiroiditis de Hashimoto tienen más probabilidades de aparecer durante el primer trimestre del embarazo, y los trastornos de la tiroides que aparecen durante la gestación pueden dañar al feto. La tiroiditis *postpartum* aparece en los seis primeros meses después del parto. Cuando una mujer embarazada sufre o ha sufrido una enfermedad de la tiroides o tiene antecedentes familiares, el ginecólogo debe realizar pruebas de función tiroidea antes, durante y después del parto.

Dieta

El único factor dietético que influye en las enfermedades tiroideas es el yodo. Una cantidad excesiva o demasiado baja de yodo puede provocar un problema de tiroides. Unos de los primeros signos que aparecen cuando hay deficiencia de yodo es el bocio. Dado que en estos casos la tiroides intenta producir más hormonas tiroideas, la glándula se va haciendo cada vez más grande, y, en los casos más graves, acaba produciéndose hipotiroidismo. Actualmente, la deficiencia en yodo ha dejado de ser un problema en los países desarrollados, pero sigue causando muchos problemas en los países subdesarrollados, afectando a más de mil millones de personas, lo que la convierte en uno de los problemas más importantes de salud pública a nivel mundial. La deficiencia grave de yodo en los niños provoca retraso mental y diferentes grados de retraso del crecimiento, así como todo tipo de problemas madurativos en la evolución normal del niño. La formas más graves de enfermedad de la tiroides provocan cretinismo, que es una forma extrema del daño neurológico producido por el hipotiroidismo fetal. El cretinismo se caracteriza por retraso mental grave, baja estatura, sordomudez y espasticidad.

Si una persona desarrolla bocio y vive en un país desarrollado, lo más probable es que no esté relacionado con una deficiencia en yodo. Desde la década de los años veinte del siglo pasado, los habitantes de Estados Unidos y de la mayoría de países desarrollados consumen sal yodada, que es la forma más eficaz de prevenir la deficiencia de yodo. Durante la Primera Guerra Mundial, los médicos militares informaron de que muchos reclutas tenían el cuello hinchado, especialmente los que provenían de la región de los Grandes Lagos de Estados Unidos, y desde entonces esta región empezó a conocerse como la «región del bocio». Desde entonces, se añade yodo también al pan y a la leche. En los últimos años, algunos especialistas en dietética han señalado que la ingesta de yodo en la dieta ha descendido en algunos grupos de la población de Estados Unidos. En el Tercer Estudio Nacional sobre Salud y Alimentación se observó que, veinte años después de un estudio realizado a finales de la década de los setenta del siglo pasado, el consumo promedio de yodo por persona había disminuido un cincuenta por ciento, pero se mantenía todavía dentro de los niveles recomendados por los expertos. Los resultados de un estudio más reciente realizado por el gobierno de Estados Unidos indican que el consumo ha seguido disminuyendo, pero se está estabilizando. El gobierno se encarga de hacer un seguimiento permanente del consumo de yodo en la población.

La disminución del consumo de yodo que se produjo en Estados Unidos a partir de la década de los setenta del siglo pasado puede tener que ver con los cambios en los hábitos dietéticos. La ley no obliga a los fabricantes de sal a añadir yodo, y además, hoy en día, existen en el mercado varios tipos de sal, tal como la sal marina, que no contienen yodo. Gran parte del pan envasado (por ejemplo, el pan de molde) contiene yodo; sin embargo cada vez más personas compran pan fresco del día que no tiene yodo. Los alimentos industriales, a los que tan aficionados son los estadounidenses, contienen mucha sal, pero la mayoría de los fabricantes no utilizan sal yodada.

Hay una serie de alimentos, denominados bociógenos, que interfieren en la absorción del yodo. Sin embargo, para que aumente el riesgo de sufrir una enfermedad de la tiroides, tendríamos que consumir una cantidad muy elevada de estos alimentos. Uno ejemplo de alimento bociógeno es la mandioca, muy consumida en algunas zonas de África (la mandioca, al igual que el ñame, el taro y el plátano macho). También son bociógenos los brotes de bambú, el boniato, las judías verdes, la coliflor, el brécol, el repollo y otras verduras de la familia de las crucíferas.

El exceso de yodo en la dieta también puede provocar problemas en las personas que tienen un riesgo elevado de sufrir una enfermedad de la tiroides o sufren una de estas enfermedades. Cuando la glándula tiroidea esta sana es capaz de controlar la cantidad de yodo que absorbe, incluso cuando está cantidad es excesiva. Sin embargo, si la tiroides es excesivamente reactiva (hipertiroidismo), incluso un pequeño exceso de yodo puede provocar una alteración en el funcionamiento de la glándula. A veces, se puede producir una disminución de corta duración del funcionamiento de la tiroides seguido de un aumento provocado por el efecto supresor del yodo. Si el hipertiroidismo se debe a la tiroiditis de Hashimoto, el paciente es extremadamente sensible a la exposición al yodo leve o moderada, lo cual puede empeorar la enfermedad.

Según las recomendaciones dietéticas de los expertos de Estados Unidos, es necesario consumir aproximadamente 2 gramos de sal yodada al día para satisfacer las necesidades de 150 microgramos (μg) de yodo al día (en adultos), y esto es así sólo cuando no se utilizan otras fuentes dietéticas de yodo distintas a la sal, tales como el pan de molde, la leche y los productos lácteos. La mayoría de la gente toma en la dieta una cantidad adecuada de yodo (véase la tabla 1.2, en la que aparecen las cantidades diarias recomendadas de yodo). El Instituto de Medicina,

Tabla 1.2. Cantidad diaria de yodo recomendada

Edad	Cantidad recomendada
Adultos (a partir de los 14 años)	150 µg
Mujeres embarazadas	220 µg
Mujeres que están dando el pecho	290 µg
Niños (9-13 años)	120 µg
Niños (1-8 años)	90 µg

Fuente: referencia de consumo diario de vitamina A, arsénico, boro, cromo, cobre, iodo, hierro, manganeso, molibdeno, níquel, sílice, vanadio y cinc; Instituto de Medicinas, Alimentos y Nutrición y la Academia Nacional de Ciencias, 2002.

Alimentos y Nutrición de Estados Unidos ha informado de que la mediana de la ingesta dietética de yodo en este país es de aproximadamente 240-300 µg al día en el caso de los hombres y de 190-210 µg en el caso de las mujeres. Una mujer embarazada necesita tomar 220 µg de yodo al día. Durante la gestación, es importante comprobar que complemento multivitamínico y de multiminerales que se está tomando contiene al menos entre 150 y 220 µg de yodo, ya que no todos los complementos que están a la venta contienen esta cantidad.

Exposición a la radiación

La exposición a grandes cantidades de radiación durante la infancia puede dañar la tiroides. Las personas que, siendo niños, recibieron tratamiento mediante rayos X para las anginas, las vegetaciones, el agrandamiento de la tiroides, el acné o la tiña durante la década de los cuarenta y los cincuenta del siglo pasado, pueden tener un riesgo más elevado de padecer problemas de tiroides. El nivel de riesgo depende de la frecuencia y la cantidad total de la exposición. El principal riesgo es el de desarrollar nódulos tiroideos que pueden ser cancerosos.

La exposición a la radiación procedente de la lluvia radiactiva también produce

Información importante: verdades y mentiras sobre los complementos nutricionales de kelp

Mentiras: comer el alga kelp o tomar complementos nutricionales que la contienen es una forma muy buena de prevenir las enfermedades de la tiroides.

Verdades: el kelp es un tipo de alga que contiene niveles de yodo muy superiores a los que se recomiendan en la dieta diaria. Si se consume regularmente, puede provocar alteraciones en el funcionamiento de la tiroides si la persona es propensa a sufrir enfermedades tiroideas debido a sus antecedentes familiares o a que ya padece una de estas enfermedades. Si sufre una tiroiditis crónica, puede aparecer hipotiroidismo si se expone a una cantidad excesiva de yodo, mientras que si padece bocio nodular, la exposición al yodo puede producir hipertiroidismo (esto ocurre también a veces cuando se padece la enfermedad de Graves-Basedow). La cantidad de yodo que contienen los complementos nutricionales de kelp puede ser bastante superior a los 150 µg recomendados por los expertos. Además, debe tener en cuenta que el contenido y la pureza de los complementos nutricionales no son controlados por las autoridades sanitarias. Si vive en un país desarrollado, lo más seguro es que no necesite tomar complementos de yodo ya que este mineral está presente en alimentos que solemos tomar todos los días. Sin embargo, si está embarazada, necesita tomar 220 µg diarios de yodo, y es recomendable que tome algún complemento multivitamínico y multiminerales que contenga yodo especial para embarazadas.

un aumento del riesgo de sufrir cáncer de tiroides en la edad adulta cuando la exposición tuvo lugar durante la infancia. Los estudios realizados por el Instituto Nacional del Cáncer de Estados Unidos demuestran que el cáncer de tiroides tiene una incidencia más elevada en las poblaciones afectadas por el accidente nuclear de Chernobil (Ucrania) que ocurrió 1986 y por las pruebas realizadas con la bomba atómica por el gobierno de Estados Unidos durante la década de los cuarenta, los cincuenta y los sesenta del siglo pasado. Cuando una persona sabe o sospecha que ha estado expuesta durante la infancia al tratamiento con rayos X o a radiación nuclear, debe pedirle a su médico que le haga pruebas de función tiroidea. La cantidad de radiación que se utiliza en los rayos X por parte de los dentistas y los médicos para la realización de pruebas diagnósticas es demasiado pequeña y no tiene ningún efecto sobre la tiroides.

Tabaquismo

El tabaquismo es un factor de riesgo bien conocido de enfermedad cardiovascular y cáncer. Sin embargo, hay otra razón más para no fumar: numerosos estudios han demostrado que existe una asociación entre el tabaquismo y la enfermedad de Graves-Basedow en personas genéticamente predispuestas a sufrir enfermedades tiroideas. En un estudio se observó que no sólo la enfermedad de Graves-Basedow era más frecuente entre los fumadores, sino que, además, los pacientes que sufrían esta enfermedad y fumaban tenían una probabilidad entre cuatro y catorce veces más elevada que los no fumadores de tener complicaciones oculares. El tabaquismo ha sido también implicado en el desarrollo y en el grado de gravedad de la tiroiditis *postpartum*.

Medicamentos

Hay ciertos medicamentos que pueden provocar enfermedades de la tiroides; por ejemplo, el litio, que es un fármaco que se utiliza mucho para tratar el trastorno bipolar (denominado también depresión maníaca). Este medicamento interfiere en la producción de hormonas tiroideas y provoca una disminución de la cantidad de estas hormonas secretada en el torrente sanguíneo. El tratamiento a largo plazo con litio produce bocio en el cincuenta por ciento de los pacientes, hipotiroidismo leve (también conocido como hipotiroidismo «subclínico») en el veinte por ciento e hipotiroidismo franco (obvio) también en el veinte por ciento. Con menos frecuencia, provoca una enfermedad específica que es indistinguible de la tiroiditis.

La amiodarona es un medicamento que contiene yodo. Se utiliza para tratar las arritmias cardiacas, y puede afectar a la glándula tiroidea de diferentes formas. Produce tirotoxicosis (exceso de hormonas tiroideas en el organismo) en un veintitrés por ciento de los pacientes, tanto en los que ya tenían una enfermedad tiroidea como en los que no. En algunos casos, la amiodarona da lugar a una pérdida importante de hormonas tiroideas, lo que, a su vez, provoca una tiroiditis de resolución espontánea. En otros casos, puede provocar una producción excesiva de hormonas que no se resuelve espontáneamente. No obstante, hasta en el treinta y dos por ciento de los pacientes tratados con amiodarona por una enfermedad cardiaca, el medicamento puede provocar el problema contrario; es decir, hipotiroidismo. En algunos de estos casos, las cantidades excesivas de yodo inhiben la producción de hormonas tiroideas.

Dos fármacos que se utilizan para tratar la hepatitis, la esclerosis múltiple y algunos tipos de cáncer pueden causar hipotiroidismo. El «interferón» y la «interleucina» son hormonas proteínicas, denominadas «citocinas». Las produce el propio organismo y desempeñan un papel importante en el funcionamiento del sistema inmunitario. Eliminan las células cancerosas, pero, por desgracia, tienen un efecto adverso: producen daño en la tiroides. Si no hay más remedio que usar estos fármacos, el médico debe realizar pruebas de función tiroidea cada cierto tiempo para comprobar el estado de la tiroides.

Hay otros muchos medicamentos que interfieren en el funcionamiento de la glándula tiroidea. El uso continuado de fármacos que contienen niveles elevados de yodo puede producir bien hipotiroidismo o bien hipertiroidismo si el paciente

Tabla 1.3. Contenido en yodo de algunos medicamentos

Medicamento	Contenido en yodo
Expectorantes	
Yofeno	25 mg/ml
Glicerol yodado	15 mg/ml
R-gen	6 mg/ml
Antiasmáticos	
Mudrane	195 mg/comprimido
Teofilina	6,6 mg/ml
Antiarrítmicos	
Amiodarona	75 mg/comprimido
Antiamebianos	
Yodoquinol	134 mg/comprimido
Antisépticos de uso tópico	
Polividona yodada	10 mg/ml
Clioquinol (crema)	12 mg/gr
Medicamentos para irrigación vaginal	
Polividona yodada	10 mg/ml

Fuente: adaptado de J. I. Surks y S. Rubens, «Drugs and Thyroid Function», *New England Journal of Medicine,* 21 de diciembre de 1995.

sufría ya una enfermedad autoinmune. Lo más probable es que el médico nos advierta si estamos tomando un medicamento que puede producir daño en la tiroides; no obstante, siempre es conveniente leer bien el prospecto (véase la tabla 1.3 para una información más detallada sobre los fármacos que contienen yodo). Es importante prestar especial atención a la diferencia que existe entre microgramos (μg) y miligramos (mg). La RDA (que es el organismo que en Estados Unidos recomienda la cantidad de nutrientes que deben tomarse cada día en la dieta) recomienda consumir 150 μg de yodo al día. El problema es que en el prospecto de muchos medicamentos la cantidad de yodo que contienen no viene en μg sino en mg. Recuerde que 1 mg equivale a 1.000 μg.

Si está tomando litio o amiodarona o está siendo tratado con interferón o interleucina, asegúrese de que el médico le realiza pruebas de función tiroidea cada cierto tiempo. Si está tomando alguno de los medicamentos que aparecen en la tabla 1.3, consulte con su médico.

Capítulo 2
EL HIPOTIROIDISMO

Las hormonas tiroideas se encargan de que el organismo funcione a la velocidad adecuada. Si los niveles de estas hormonas disminuyen por debajo de lo normal, se habla de hipotiroidismo. El hipotiroidismo hace que todas las células del organismo funcionen a una velocidad menor de la habitual (figura 2.1). Como consecuencia, muchos sistemas del cuerpo se ralentizan, lo que, a su vez, provoca una serie muy amplia de síntomas, tales como cansancio, depresión, aumento de peso, estreñimiento y piel seca. Dado que los síntomas del hipotiroidismo son vagos e inespecíficos, es difícil diagnosticarlo, ya que, muchas veces, los síntomas se atribuyen a otros problemas médicos.

La mayoría de la gente no relaciona estos síntomas con un problema de tiroides. En Estados Unidos, casi diez millones de personas sufren hipotiroidismo, pero se piensa que un porcentaje muy elevado no lo sabe. En 2000, se realizaron análisis de sangre a 26.000 personas que visitaron una feria de muestras en Colorado (Estados Unidos). Los investigadores encontraron que casi el diez por ciento de estas personas tenían niveles elevados de TSH en la sangre. Gran parte de estas personas no sabían que tenían hipotiroidismo.

El hipotiroidismo se observa en una de cada ocho mujeres entre las edades de 55 y 64 años. Sin en cambio, se trata seguramente de la enfermedad menos detectada de cuantas sufren las personas mayores. Esto se debe a que los síntomas de hipotiroidismo son todavía más vagos e inespecíficos en las personas de más de 60 años.

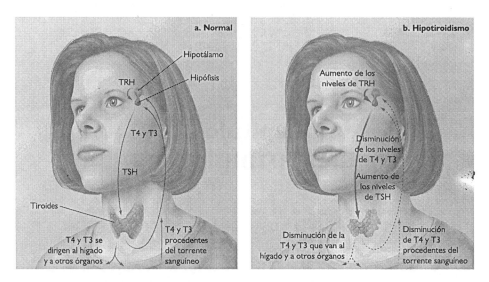

Figura 2.1. Hipotiroidismo. Al contrario de lo que sucede cuando la tiroides es normal (a), en el hipotiroidismo la glándula produce una cantidad demasiado pequeña de las hormonas T4 y T3 (b). Como consecuencia, se produce una serie de cambios en el hipotálamo y en la hipófisis que dan lugar a una aumento de la producción de TSH para que la tiroides fabrique una mayor cantidad de hormonas. Sin embargo, la tiroides enferma no responde a estas señales y continúa produciendo menos hormonas de las que el organismo necesita. Esto hace que el metabolismo se ralentice. Una parte de la glándula tiroidea puede agrandarse, lo que dará lugar a la aparición de un bocio.

Las personas mayores tienen menos probabilidad de experimentar los síntomas típicos del hipotiroidismo que la gente más joven. Los mayores pueden presentar un único síntoma, tal como pérdida de memoria o depresión, que puede ser atribuido fácilmente al envejecimiento normal o a otro tipo de problemas médicos. En el caso de las mujeres de más de 60 años que no tienen los síntomas típicos del hipotiroidismo, tales como cansancio y aumento de peso, la enfermedad puede confundirse fácilmente con los problemas normales de salud que tienen las mujeres entre los 50 y los 60 años. Por tanto, para diagnosticar esta enfermedad en las personas mayores, el médico debe tener un índice de sospecha muy elevado, ya que las enfermedades de la tiroides generalmente presentan síntomas que hacen que se confundan con otro tipo de dolencias.

El hipotiroidismo normalmente se puede confirmar mediante análisis de sangre, por lo que, si tiene más de 60 años y tiene alguno de los factores de riesgo a los que hemos hecho mención (véase el capítulo 1) es importante que esté atento a los síntomas, y, si los tiene, pida a su médico que le haga un análisis de sangre para realizar las pruebas de función tiroidea. Estas pruebas no se realizan habitualmente, a no ser que el médico considere que el paciente está en riesgo o presenta síntomas. Si no se trata adecuadamente, el hipotiroidismo puede tener consecuen-

El hipotiroidismo y el corazón

El hipotiroidismo puede dar lugar a los siguientes problemas cardiovasculares.

- **Frecuencia cardíaca más lenta de lo normal.** Los niveles bajos de hormonas tiroideas pueden hacer que el corazón vaya más despacio.
- **Hipertensión arterial.** Los niveles bajos de hormonas tiroideas hacen que las arterias se vuelvan más estrechas y menos elásticas, lo que puede hacer que aumente la presión necesaria para que la sangre circule por todo el cuerpo.
- **Ateroesclerosis.** Los niveles bajos de hormona tiroideas pueden dar lugar a un aumento de los niveles de colesterol. Esto, a su vez, puede estrechar y endurecer las arterias, aumentando así el riesgo de que se produzca un accidente cerebrovascular o aparezcan problemas de corazón.
- **Disminución de la capacidad de bombeo del corazón.** La combinación de factores tales como la reducción del volumen sanguíneo, las contracciones más débiles del músculo cardíaco y la lentificación de la frecuencia cardíaca hacen que el corazón no bombee la sangre como debería. Esto puede hacer que llegue menos sangre a la piel, los riñones, el cerebro y otros órganos y tejidos vitales.

cias graves a lo largo del tiempo. Aumenta el riesgo de hipercolesterolemia (colesterol alto), de hipertensión arterial, de ateroesclerosis y de ataque al corazón. En algunos casos, puede aparecer una complicación grave del hipotiroidismo llamada «mixedema», que ocurre cuando el organismo funciona tan despacio que los órganos empiezan a dejar de funcionar, momento en el cual el paciente puede entrar en coma.

Lo más difícil es hacer el diagnóstico. Una vez que se ha hecho, el hipotiroidismo es una enfermedad muy fácil de tratar con un medicamento denominado «levotiroxina sódica», que es una versión sintética de la hormona tiroxina (T4). Con un tratamiento adecuado y haciéndose pruebas cada cierto tiempo, los pacientes con hipotiroidismo pueden llevar una vida completamente normal, sin síntomas en la mayoría de los casos.

Síntomas y signos

Los síntomas y signos del hipotiroidismo son muy variables, hasta el punto de que dos pacientes pueden tener síntomas totalmente distintos. Además, el hipotiroidismo puede aparecer bastante rápidamente en cuestión de meses, pero también de forma lenta a lo largo de los años, lo que hace que sea aún más difícil de diagnosticar. Generalmente, cuando más bajos sean los niveles de hormonas tiroideas en la sangre, más intensos serán los síntomas. Algunos pacientes con hipotiroidismo leve progresan a hipotiroidismo grave, pero otros no. Incluso, una persona con hipotiroidismo grave puede no tener síntomas intensos. Esto es especialmente cierto en el caso de las personas mayores.

A continuación, describimos los síntomas y signos típicos del hipotiroidismo y los que suelen observarse en las personas mayores. Si tiene algunos de estos síntomas, vaya al médico para que le haga las pruebas de función tiroidea.

Síntomas y signos típicos de hipotiroidismo

Los siguientes son síntomas y signos típicos de hipotiroidismo:

- **Cansancio**. Si los niveles de hormonas tiroideas en la sangre son muy bajos, el paciente está falto de energía. Uno de los síntomas más característicos del hipotiroidismo es el agotamiento. Algunos pacientes dicen que les gustaría estar todo el día durmiendo, incluso cuando han dormido bien por la noche.
- **Sensación de frío**. Dado que las células funcionan más despacio, necesitan menos energía y, por tanto, el cuerpo produce menos calor. Los personas que tienen hipotiroidismo suelen ser las únicas que quieren que se cierre la ventana cuando todo el mundo tiene mas bien calor. Cuando hace frío, lo pasan muy mal, y, en invierno, tienen que salir a la calle con varias capaz de ropa encima.
- **Pérdida del apetito**. Al disminuir las necesidades energéticas del organismo, se necesitan menos calorías, por lo que se tiene menos apetito. Sin embargo, muchas personas que padecen hipotiroidismo engordan o les cuesta más trabajo de lo habitual adelgazar, incluso cuando comen bastante menos de los normal.
- **Menos pulsaciones de lo normal**. Si tiene hipotiroidismo, probablemente no se dará cuenta de que su pulso es más lento de lo normal, a no ser que tenga la costumbre de tomarse el pulso todos los días. Los niveles bajos de hormonas tiroideas hacen que el corazón vaya más despacio e, incluso, puede aparecer bradicardia; es decir, una frecuencia cardiaca mucho más baja de lo normal de menos de 60 latidos por minuto.
- **Aumento de peso**. Lo normal cuando se tiene hipotiroidismo es engordar. Incluso aunque tenga menos apetito, está tomando más calorías de las que el organismo consume debido a que todos los procesos orgánicos están lentificados, y las células transforman cada vez menos caloría en energía. Como consecuencia, la energía no utilizada por el organismo queda almacenada en forma de grasa. Además, la ganancia puede deberse también en parte a la retención de líquidos. Sin embargo, aunque el hipotiroidismo puede ser el responsable de que el paciente tenga unos kilos de más, esta enfermedad nunca produce obesidad.
- **Agrandamiento de la tiroides**. Si la causa del hipotiroidismo es la tiroiditis de Hashimoto o la deficiencia de yodo, la glándula tiroidea puede aumentar de tamaño, lo que se denomina bocio.

- **Depresión**. El hipotiroidismo y la depresión tienen muchas características en común. El cansancio, la pérdida del apetito y la ganancia de peso suelen ser síntomas de depresión. Algunas personas que padecen hipotiroidismo están siempre tristes, desganadas y sin interés por las cosas, lo cual puede hacer que el médico pase por alto el hipotiroidismo y diagnostique una depresión. Así, no es infrecuente encontrar pacientes que han estado mucho tiempo tomando antidepresivos, cuando, en realidad tenían hipotiroidismo. También puede aparecer dificultad para concentrarse, pérdida de memoria y falta de interés por cosas que antes interesaban mucho al paciente. En un estudio se encontró que la tiroiditis autoinmune, con o sin síntomas de hipotiroidismo, se observa en el veinte por ciento de los pacientes diagnosticados de depresión, pero sólo entre el cinco y el diez por ciento de la población general.
- **Piel seca y uñas frágiles**. Las glándulas sudoríparas proporcionan a la piel la humedad que necesita. Cuando el cuerpo produce menos calor, se suda menos, y, como consecuencia, la piel se seca. Cuando se tiene hipotiroidismo, la piel puede desarrollar sequedad crónica y aparecer escamas parecidas a la caspa del pelo. En los codos y en las rodillas, la piel puede agrietarse. Además, las uñas se vuelven frágiles, y aparecen surcos en su superficie.
- **Caída del pelo**. Se puede caer el pelo en mechones, apareciendo calvas. La alopecia (caída del pelo) puede ser leve, moderada o grave. También se puede perder el vello corporal.
- **Estreñimiento**. Dado que los procesos digestivos se realizan en el contexto de un metabolismo más lento, es probable que aparezcan los síntomas típicos del estreñimiento; es decir, heces duras y secas y dolor abdominal que desaparece o mejora al defecar.
- **Dolores vagos e inespecíficos**. Pueden aparecer dolores y molestias musculares y en las articulaciones, lo que puede hacer que el hipotiroidismo se confunda con la artritis reumatoide.
- **Alteraciones de la menstruación**. Si es una mujer en edad reproductiva y tiene hipotiroidismo, las reglas pueden ser más copiosas y frecuentes. Esto puede producir alteraciones de la ovulación, las cuales, a su vez, pueden provocar dificultades para quedarse embarazada.
- **Hipercolesterolemia**. Los niveles elevados de hormonas tiroideas en la sangre pueden provocar hipercolesterolemia (colesterol alto). Esto ocurre porque los niveles bajos de hormonas hacen que el hígado produzca menos receptores para las lipoproteínas de baja densidad (LDL). Estos receptores son las moléculas que empujan a las LDL (el colesterol «malo») fuera de la sangre. Si tiene más de 60 años, la hipercolesterolemia pueden ser el único signo indicativo de hipotiroidismo, por lo que el médico puede diagnosticarle una dislipidemia en vez de hipotiroidismo.
- **Síndrome del túnel carpiano**. Mucha gente asocia el síndrome del túnel carpiano con estar muchas horas tecleando en el ordenador o realizando cualquier otro trabajo repetitivo con la mano. Sin embargo, este síndrome aparece

en varias enfermedades, entre ellas, el hipotiroidismo. El síntoma principal
es hormigueo en los dedos y en las muñecas, que tiene su origen en la hinchazón de los tejidos blandos y de los ligamentos que rodean los huesos que
están alrededor del nervio mediano (el nervio que pasa por la muñeca).

Síntomas y signos de hipotiroidismo en las personas de más de 60 años

Las personas de más de 60 años que sufren hipotiroidismo tienen más probabilidad de presentar un número menor de los síntomas típicos de esta enfermedad,
incluso puede que no presenten ninguno. A veces, tiene un síntoma que no se considera en absoluto típico del hipotiroidismo, por lo que el diagnóstico es aún más
difícil. Los siguientes son los síntomas y signos que se observan con más frecuencia en las personas mayores.

- **Hipercolesterolemia no explicada**. El colesterol alto es a veces el único síntoma de hipotiroidismo en las personas mayores; por tanto, siempre que aparezca está indicado realizar pruebas de función tiroidea.
- **Insuficiencia cardiaca congestiva**. Los niveles bajos de hormonas tiroideas
  provocan una disminución del volumen de sangre, contracciones más débiles
  del músculo cardiaco y una lentificación de la frecuencia cardiaca. Todo ello
  puede contribuir a la aparición de una insuficiencia cardiaca congestiva, una
  complicación grave que tiene su origen en la disminución del flujo sanguíneo
  en los músculos y otros órganos. La falta de eficacia del bombeo de sangre
  desde el corazón puede hacer que la sangre retroceda en las venas encargadas
  de llevar la sangre de nuevo al corazón. La sangre refluye y se acumula en los
  pulmones, lo que puede provocar una congestión pulmonar (los pulmones se
  llenan de líquido). Los síntomas de la insuficiencia cardiaca congestiva son
  dificultad para respirar, hinchazón de los tobillos y fatiga.
- **Alteraciones intestinales**. Puede aparecer estreñimiento debido a la disminución de los movimiento de las heces en el interior del intestino grueso.
  Menos frecuentemente, se observan episodios de diarrea, que es un síntoma
  típico de hipertiroidismo. No obstante, la diarrea es poco habitual en el hipotiroidismo, por lo que, si aparece, debe llevar al médico a investigar otras
  posibles causas, tales como la malabsorción intestinal (por ejemplo, estoma-
  titis, que se observa con bastante frecuencia en los pacientes que tienen una
  enfermedad autoinmune de la tiroides).
- **Artritis**. Los dolores vagos e inespecíficos en las articulaciones son un síntoma típico de hipotiroidismo, y, a veces, es el único síntoma que se observa en
  las personas mayores. También puede aparecer dolor muscular, especialmente en los grupos musculares más grandes, que no tiene nada que ver con las
  articulaciones.

- **Trastornos psiquiátricos**. Al igual que ocurre en el caso de las personas más jóvenes, la depresión es un síntoma frecuente entre las personas mayores que padecen hipotiroidismo. La diferencia está en que en las personas mayores puede ser el único síntoma de la enfermedad. También puede aparecer psicosis, un trastorno psiquiátrico grave que se caracteriza por la aparición de alucinaciones y delirios.
- **Demencia**. La pérdida de memoria puede aparecer sola o, lo que es más habitual, acompañada de depresión o síntomas psicóticos. Si está siendo evaluado para ver si sufre una demencia, no se olvide de decirle al médico que le haga las pruebas de función tiroidea.
- **Problemas con el equilibrio**. El cerebelo es una estructura que está situada por detrás del cerebro. Su función es ayudarnos a mantener el equilibrio. El hipotiroidismo puede producir alteraciones del cerebelo, que, a su vez, provocan problemas al andar.

La buena comunicación en la familia hace que sea más fácil diagnosticar el hipotiroidismo

Debra es una mujer de Massachussets de 48 años que trabaja como directora de una revista. Gracias a la información que le dio su madre, el hipotiroidismo de Debra se pudo diagnosticar rápidamente. La madre de Debra padece la tiroiditis de Hashimoto además de otras enfermedades autoinmunes relacionadas, tales como lupus eritematoso sistémico, artritis reumatoide y esclerodermia. Como demuestra el caso de Debra, conocer los antecedentes médicos familiares puede ser muy útil a la hora de diagnosticar el hipotiroidismo, ya que los síntomas suelen ser vagos e inespecíficos. Esta es su historia.

«Mi madre fue diagnosticada de hipotiroidismo cuando tenía 40 años. Yo era entonces una adolescente, y me dijo que el médico le había comentado que se trataba de una enfermedad hereditaria, por lo que yo debía estar atenta por si aparecía algún síntoma. Mi madre me dijo que lo más probable era que yo nunca tuviese hipotiroidismo, pero que debía ser consciente de que tenía más riesgo que otras personas.

»Durante años, cada vez que iba al médico le pedía que me hiciera las pruebas de función tiroidea. Los resultados siempre eran negativos, así es que no me preocupaba. Cuando tenía 35 años, empecé a tener problemas ginecológicos y a sentirme muy mal. Me extirparon un fibroma uterino, pero no mejoré. Me seguía sintiendo muy mal y continuaba teniendo una menstruación muy fuerte. Estaba siempre mal, y empecé a engordar. El pelo se me hizo muy fino, aunque no notaba que me hubiesen salido calvas.

»Fue entonces cuando me empecé a obsesionar con las pruebas de función tiroidea. El médico me las hacía siempre que se lo pedía, pero los resultados seguían siendo normales. Hasta que hace dos años me extirparon los ovarios por otra razón, y, no sé si fue casualidad o no, pero después de la operación las pruebas de función tiroidea mostraron por primera vez que los niveles de TSH no estaban dentro del intervalo normal. Me diagnosticaron hipotiroidismo, y desde entonces estoy tomando una dosis pequeña de levotiroxina sódica. Ahora me siento bien».

¿Cuál es la causa?

La mayoría de las veces el hipotiroidismo se debe a una enfermedad de la tiroides o a un tratamiento con algún medicamento que ha hecho que la glándula no sea capaz de funcionar correctamente. A veces es permanente y a veces reversible, dependiendo de la causa.

El hipotiroidismo crónico

Las causas más frecuentes del hipotiroidismo crónico son las siguientes:

- **Las enfermedades autoinmunes**. La causa más común del hipotiroidismo permanente es la tiroiditis de Hashimoto, que es una enfermedad autoinmune crónica en la cual los linfocitos producen anticuerpos que lenta y gradualmente van destruyendo la glándula tiroidea. Hay otra enfermedad autoinmune, denominada tiroiditis atrófica, que también puede provocar hipertiroidismo crónico. En este caso, los anticuerpos hacen que la tiroides disminuya de tamaño.
- **La cirugía**. A veces es necesario extirpar quirúrgicamente parte o la totalidad de la glándula tiroidea, tal como ocurre en algunos pacientes que tienen nódulos tiroideos, bocio, cáncer de tiroides o la enfermedad de Graves-Basedow. Si se extirpa la totalidad de la tiroides, aparece el hipotiroidismo, y el paciente depende de por vida de la terapia hormonal sustitutiva. También puede aparecer hipotirodismo cuando se extirpa sólo una parte de la glándula. Sin embargo, en algunos casos, si la parte de la tiroides que no se ha extirpado funciona correctamente, puede ser capaz de producir una cantidad de hormonas tiroideas suficiente para satisfacer las demandas del organismo.
- **Tratamiento o exposición a la radiación**. Los pacientes con hipertiroidismo suelen ser tratados con yodo radiactivo para destruir parte o la totalidad de la glándula tiroidea. Esto provoca hipotiroidismo. Si tiene la enfermedad de Hodgkin, linfoma o un cáncer de cabeza y cuello y es tratado con radioterapia, puede perder parte o la totalidad de la función tiroidea.
- **Alteraciones de la hipófisis**. La hipófisis es el mensajero que envía señales a la tiroides diciéndole qué cantidad de hormonas tiroideas tiene que producir.

Esto lo hace secretando en la sangre una hormona llamada TSH. Se pueden producir alteraciones de la hipófisis, lo que hará que la tiroides reciba mensajes erróneos y no produzca la cantidad de hormonas que el organismo necesita. Esto ocurre cuando la hipófisis deja de producir TSH o produce una cantidad menor de lo normal. La causas más comunes de las alteraciones de la hipófisis son los tumores, la radiación y la cirugía.

* **Hipotiroidismo congénito**. Hay niños que nacen sin glándula tiroidea. Otros nacen con una tiroides mal formada o no formada del todo o situada en un lugar que no le corresponde. También hay niños que nacen con una tiroides bien formada, pero que no funciona.

Hipotiroidismo transitorio

El hipertiroidismo transitorio puede deberse a diferentes causas.

* **Tiroiditis**. La tiroiditis es una inflamación de la tiroides causada por el ataque autoinmune de los anticuerpos, y, en algunas ocasiones, por un virus. En un primer momento, se produce un aumento de los niveles de hormonas tiroideas en el organismo, y, por tanto, hipertiroidismo. A continuación, aparece hipotiroidismo. Comparada con la tiroiditis de Hashimoto, que es una forma crónica de inflamación de la tiroides, este tipo de tiroiditis suele durar poco tiempo.
* **Medicamentos**. Algunos fármacos, tales como la amiodarona, el litio, el interferón y la interleucina pueden provocar hipotiroidismo, especialmente si el paciente tiene susceptibilidad genética a sufrir enfermedad autoinmunes de la tiroides.
* **Exceso de yodo**. Si tiene factores de riesgo de enfermedad autoinmune, el exceso de yodo en la dieta o en los medicamentos puede provocar hipotiroidismo o agravar el ya existente (para los medicamentos que contienen yodo, véase la tabla 1.3).
* **Deficiencia de yodo**. La deficiencia de yodo (véanse las páginas 27-29) provoca un hipotiroidismo que puede corregirse aumentando la ingesta de yodo en la dieta. Este tipo de deficiencia es muy poco frecuente en los países desarrollados, pero en los países pobres, en los que es muy frecuente, puede tener efectos muy graves. En los niños, puede provocar problemas de crecimiento y retraso mental.

¿Cómo se diagnostica?

¿Cuándo debemos hacernos las pruebas de función tiroidea? La Asociación Americana de la Tiroides recomienda que todas las personas adultas se sometan a la prueba de la TSH a los 35 años y, luego, una vez cada cinco años. Sin embargo, existe un profundo desacuerdo en la comunidad médica sobre la eficacia de este programa de *screening*, por lo que, si su médico no es partidario de hacer las pruebas de función tiroidea sistemáticamente a todos sus pacientes, no le hará las pruebas cuando vaya a una revisión rutinaria. Incluso, puede que no le haga estas pruebas aunque se queje de cansancio, depresión o aumento de peso, ya que estos síntomas son muy comunes y pueden deberse a muchas causas. Esta es la razón por la que hay tanta gente que sufre un problema de tiroides que no ha sido diagnosticado.

Pídale al médico que le haga las pruebas

Para intentar disminuir el número de personas que sufren un problema de tiroides y no han sido diagnosticadas, la Asociación Americana de la Tiroides y la Asociación Americana de Endocrinólogos Clínicos están haciendo campañas dirigidas directamente a la opinión pública. Estas asociaciones recomiendan a todas las personas de 35 años o más que tienen síntomas sugestivos de enfermedad de la tiroides o factores de riesgo (véase el capítulo 1) que pidan al médico que les haga las pruebas de función tiroidea.

La mayoría de los médicos de atención primaria pueden diagnosticar y tratar el hipotiroidismo. En ciertos casos, sin embargo, la Asociación Americana de Endocrinólogos Clínicos aconseja que el paciente sea visto por un endocrinólogo (es decir, un médico especializado en las enfermedades de las glándulas que forman el sistema endocrino). Incluso, el médico de atención primaria le puede enviar a un tiroidólogo (un endocrinólogo especializado en las enfermedades de la tiroides). Probablemente será enviado al especialista si:

- Está embarazada.
- Tiene problemas de corazón.
- Tiene un nódulo tiroideo o un bocio o cualquier otra alteración estructural de la tiroides.
- Padece alguna otra enfermedad.
- El tratamiento no ha tenido éxito.
- Tiene menos de 18 años.

El mejor indicador de los problemas de tiroides es una prueba que mide los niveles de TSH. Esta prueba se realiza a través de un análisis de sangre. Además, es posible que el médico quiera evaluar el tamaño de la tiroides, para lo cual le hará una palpación del cuello. También buscará cualquier signo indicativo de hipotiroidismo, tal como alteraciones del pelo, alopecia, piel seca, pálida o de color amarillento y aspecto hinchado. Asimismo, es posible que evalúe los reflejos para ver si están disminuidos. También comprobará el peso corporal, los niveles de colesterol y la presión arterial. Si los niveles de TSH son anormalmente altos, el médico le hará un análisis de sangre para la prueba de T4. Si los niveles de T4 están bajos, le diagnosticará hipotiroidismo. Algunos pacientes tienen niveles elevados de TSH, pero normales de T4. Esto indica que el hipotiroidismo es leve. Este tipo de hipotiroidismo puede progresar o no a hipotiroidismo franco. Si el médico quiere averiguar la causa del hipotiroidismo, puede hacerle un análisis de sangre para ver si tiene anticuerpos, lo cual indicaría que se trata de una tiroiditis.

Hipotiroidismo leve

Si va a hacerse una revisión médica de rutina, es posible que el médico le haga las pruebas de función tiroidea. Usted se siente bien y no tiene ningún síntoma de hipotiroidismo, pero las pruebas muestran que tiene altos los niveles de TSH; sin embargo, los niveles de T4 son normales. Esto significa que tiene un hipotiroidismo leve o subclínico; es decir, una enfermedad que no satisface los criterios diagnósticos del hipotiroidismo franco. Actualmente, existe bastante discusión entre los médicos con respecto a si los pacientes con hipotiroidismo subclínico deben ser tratados o no con medicación.

Se trata de una cuestión muy importante, ya que un gran número de personas son diagnosticadas de hipotiroidismo leve. De hecho, hay estudios que indican que el 20% de las mujeres de más de 60 años y entre el 4% y el 8,5% de los hombres de cualquier edad tienen hipotiroidismo subclínico.

Las diferentes directrices que se han elaborado en los últimos años sobre el tratamiento del hipotiroidismo subclínico dirigidas a los médicos de atención primaria han sido bastante contradictorias. Algunos médicos defienden las pruebas de *screening* (es decir, pruebas de función tiroidea que se realizan a toda la población a partir de una determinada edad aunque no tengan síntomas de hipotiroidismo). Sin embargo, los médicos que están en contra de esta práctica argumentan que el *screening* serviría para descubrir muchos casos de hipotiroidismo leve que no requieren tratamiento. Además, muchos pacientes con hipotiroidismo subclínico nunca progresan a hipotiroidismo franco. Cada año, sólo el 2,6% de todas las personas que tienen un hipotiroidismo leve y dan negativo en las pruebas para los anticuerpos anti-TPO (es decir, no tienen una enfermedad autoinmune) progresa a hipotiroidismo franco. El riesgo de progresión es más elevado en el caso de los pacientes que dan positivo en la prueba de los anticuerpos anti-TPO. Entre estos pacientes, cada año progresa a hipotiroidismo franco el 4,6%.

El exceso de tratamiento (es decir, tratar a alguien que, en realidad, no necesita tratamiento o dar una dosis mayor de la que es necesaria) presenta ciertos riesgos. En algunos casos, puede aparecer tirotoxicosis, que significa «tiroides tóxica», o un exceso de hormonas tiroideas en la sangre (véase «Información importante: diferencia entre tirotoxicosis e hipertiroidismo» en el capítulo 3).

Las complicaciones a largo plazo del exceso de tratamiento pueden afectar al corazón y a los huesos. La mayoría de los médicos están de acuerdo que los pa-

Información importante: diferencia entre tirotoxicosis e hipertiroidismo

Si los niveles de hormonas tiroideas están anormalmente elevados en el organismo, puede ser que el médico hable de tirotoxicosis, en vez de hipertiroidismo. Estrictamente hablando, el término *tirotoxicosis* se refiere a la existencia de una cantidad excesiva de hormonas tiroideas en el organismo, con independencia si se debe a la existencia de una glándula tiroidea hiperreactiva, a la pérdida de hormonas en el torrente sanguíneo o a un medicamento que contiene una cantidad elevada de yodo, mientras que el término *hipertiroidismo* se refiere al exceso de hormonas tiroideas en el organismo causado únicamente por la presencia de un glándula tiroidea hiperreactiva. Sin embargo, estos dos términos suelen utilizarse como si fuesen sinónimos.

cientes que tienen hipotiroidismo subclínico y presentan síntomas deben ser tratados con terapia hormonal sustitutiva. Sin embargo, lo pacientes que no presentan síntomas plantean un dilema. Algunos estudios que han durado varios años han demostrado que el tratamiento de los pacientes con hipotiroidismo leve es necesario para proteger a estas personas de las consecuencias que pueden derivarse de no tratar la enfermedad (por ejemplo, hipercolesterolemia, problemas cardiacos y trastornos psiquiátricos) y para prevenir la progresión a hipotiroidismo franco.

En 2000, un grupo de investigadores de Rotterdam (Holanda) publicó los resultados de un estudio muy extenso realizado en la población general con 1.149 mujeres de 55 años o más. Los autores del estudio recomiendan tratar a esta población, ya que encontraron que las mujeres que tenían ateroesclerosis aórtica o antecedentes de ataque al corazón tenían más probabilidad de padecer hipotiroidismo subclínico que las que no tenían estos problemas cardiovasculares. La prevalencia de problemas de corazón más elevada se encontró entre las mujeres que dieron positivo, tanto en la prueba para la detección del hipotiroidismo subclínico, como en la prueba de los anticuerpos anti-TPO. Los autores señalan también que el hipotiroidismo leve es un factor de riesgo de dolencias cardiacas tan importante como otros más conocidos, tales como la hipercolesterolemia, la hipertensión arterial, el tabaquismo y la diabetes.

Con el objetivo de llegar a un consenso sobre qué hacer con los pacientes que presentan hipotiroidismo subclínico, la Asociación Americana de la Tiroides, la Asociación Americana de Endocrinólogos Clínicos y la Sociedad de Endocrinología convocaron a un grupo muy amplio de expertos para revisar todo lo que se había publicado sobre este tema y elaborar una serie de directrices dirigidas a los médicos de atención primaria. El informe final elaborado por los expertos se publicó en la revista *Journal of the Anmerican Medical Association (JAMA)* en enero de 2004. Los expertos observaron que los estudios que establecen una relación entre hipotiroidismo subclínico, por un lado, y ataques al corazón y otros problemas cardiacos, por otro, están sesgados o llegan a resultados que no pueden considerarse concluyentes. Por ejemplo, los expertos encontraron que en el estudio de Rotterdam antes citado no se pudo establecer una relación causa-efecto entre el hipotiroidismo subclínico y la ateroesclerosis aórtica. Dicho de otra forma, el estudio no permite saber si otros factores, tales como el nivel socioeconómico, hábitos (estilo de vida) y la posibilidad de acceder a los servicios médicos, desempeñaron o no un papel importante. Los expertos dicen también que no hay datos concluyentes que indiquen que el tratamiento de los pacientes con hipotiroidismo leve mejora los síntomas, reduce los niveles de colesterol o previene la progresión a hipotiroidismo franco.

Por tanto, ¿qué pacientes con hipotiroidismo leve deben ser tratados? La respuesta a esta pregunta depende de las circunstancias específicas de cada paciente. Uno de los factores que hay que tener en cuenta es hasta qué punto es leve el hipotiroidismo. Si los niveles séricos de TSH están dentro de un intervalo de entre 4,5 y 10 mU/litro y los niveles de T4 son normales, los expertos recomiendan no realizar tratamiento, a no ser que haya otros factores que aconsejen realizarlo, pero dicen que el paciente debe ser controlado con pruebas de función tiroidea cada seis o doce meses (véase la tabla 4.1 en la que figuran los intervalos normales de los resultados de los análisis de sangre). Si el nivel sérico de TSH es superior a 10 mU/litro y los niveles de T4 son normales, el hipotiroidismo sigue siendo leve, pero el riesgo de progresión a hipotiroidismo franco es más elevado que en el caso de los pacientes que tienen niveles de TSH más bajos. Los expertos consideran que es razonable tratar a los pacientes que tienen más de 10 mU/litro.

Las mujeres embarazadas merecen una consideración especial. Los expertos dicen que, dado que el hipotiroidismo en una mujer embarazada, aunque sea leve, puede producir alteraciones en el cerebro del feto, es recomendable tratar a todas las embarazadas con hipotiroidismo leve; sin embargo, los expertos no recomiendan hacer las pruebas de función tiroidea de *screening* a todas las embarazadas. Lo que recomiendan es hacer estas pruebas a todas las mujeres gestantes que tengan antecedentes familiares de enfermedad tiroidea, antecedentes personales de enfermedad autoinmune o de la tiroides o cualquier síntoma o signo de enfermedad de la tiroides.

Por otro lado, los expertos son contrarios a la realización de pruebas de *screening* de función de tiroidea a toda la población, ya que dicen que no hay evidencia suficiente para sostener que sería beneficioso desde el punto de vista de la prevención. Sin embargo, recomiendan realizar las pruebas a todas las personas que tengan factores de riesgo, lo que incluiría a todas las mujeres de más de 60 años. El informe de estos expertos fue revisado por la Comisión de Trabajo del Servicio de Prevención de las Enfermedades de Estados Unidos. Esta comisión publicó su propio informe en 2004. En él se dice que hay evidencia «insuficiente» tanto para recomendar como para no recomendar las pruebas de *screening* en la población adulta.

Estos dos informes no han sido la última palabra sobre este tema. La Asociación Americana de Endocrinólogos Clínicos, que fue una de las patrocinadoras de la reunión de expertos, publicó un informe en 2002 que, en algunos cuestiones, no está de acuerdo con el informe de los expertos, y da sus propias recomendaciones. Aconseja a los médicos tratar a todos los pacientes con niveles de TSH superiores a 5 mU/litro que tengan bocio o anticuerpos antitiroideos (el grupos de expertos no recomienda someter a la prueba de anticuerpos a los pacientes que presentan hipotiroidismo leve, si bien los resultados positivos en esta prueba indican que el paciente tiene una probabilidad más elevada de progresar a hipotiroidismo franco; sin embargo el grupo de expertos dice que la presencia de anticuerpos no cambia ni el diagnóstico de hipotiroidismo subclínico ni las recomendaciones de tratamiento). La Asociación Americana de Endocrinólogos Clínicos recomienda no basarse únicamente en los resultados de los estudios clínicos sino también en los datos clínicos que presenta cada paciente y en la experiencia del médico, y aconseja realizar siempre una anamnesis exhaustiva y una exploración completa.

Si nunca le han realizado las pruebas de función tiroidea, tenga en cuenta que, dado que no se recomienda realizar las pruebas de *screening* en la población general, depende de usted decirle a su médico que le haga estas pruebas si tiene síntomas sugestivos de un problema de tiroides o factores de riesgo de enfermedad tiroidea.

¿En qué consiste el tratamiento?

Si ha sido diagnosticado de hipotiroidismo subclínico, no debe preocuparse, ya que el tratamiento es sencillo. La parte más difícil ya se ha hecho: el diagnóstico, debido a la dificultad para reconocer los síntomas y signos vagos e inespecíficos que suelen acompañar a esta enfermedad. Ahora, debe sentirse satisfecho porque por fin ha conseguido ponerle nombre a todas esas molestias y padecimientos que ha venido sufriendo durante un tiempo, y, además, ahora ya sabe que tienen tratamiento.

El médico le prescribirá un medicamento que sustituye a las hormonas tiroideas que su organismo no tiene o las tiene en una cantidad excesivamente pequeña. El objetivo de la terapia hormonal sustitutiva es acercarse lo más posible a la situación normal que existía cuando la tiroides funcionaba correctamente. La tiroxina pura sintética, llamada levotiroxina sódica, funciona igual que las hormonas tiroideas. Si el hipotiroidismo es crónico, tendrá que tomar este medicamento el resto de su vida. Esto representa un pequeño sacrificio, pero no es nada comparado con el malestar y los sufrimientos que provoca el hipotiroidismo. Una vez que los niveles vuelven a ser normales, se produce una mejoría drástica de los síntomas. Con una sola dosis al día podrá llevar una vida normal y la enfermedad estará perfectamente controlada. No tiene que seguir ninguna dieta especial ni cambiar sus hábitos de vida.

Dado que la hormona tiroidea sintética va a sustituir a las hormonas naturales que fabrica el organismo, es muy raro que se produzcan reacciones alérgicas o efectos adversos. Si tiene bocio provocado por la tiroiditis de Hashimoto, la terapia hormonal sustitutiva hará que éste disminuya de tamaño e impedirá que crezca más.

Determinar la dosis

La dosis inicial de levotiroxina sódica se establece con mucho cuidado en función de la edad y del peso corporal del paciente. También se tiene en cuenta si existe alguna otra enfermedad. Las directrices para la terapia hormonal sustitutiva completa indican que se debe empezar con una dosis de entre 1,6 y 1,8 µg de levotiroxina por cada kilogramos de peso corporal. Sin embargo, el médico puede decidir empezar con una dosis más baja o más alta en función de las características y circunstancias de cada paciente.

Si tiene más de 60 años, el tratamiento empezará gradualmente debido a que el riesgo de que exista una enfermedad del corazón es más alto. Cuando se alcanza de forma demasiado rápida la dosis final de la terapia hormonal sustitutiva, puede verse afectado el corazón o el sistema nervioso central. Si se va subiendo la dosis gradualmente, el corazón y el sistema nervioso central tienen tiempo de adaptarse poco a poco al ritmo más elevado de funcionamiento del organismo. Por ejemplo, el médico puede empezar con una dosis de entre 12,5 y 25 µg de levotiroxina sódica al día, y, luego, aumentar la dosis cada cuatro o seis semanas hasta que las pruebas de laboratorio muestren que los niveles de TSH y de T4 están dentro del intervalo normal. Sin embargo, en el caso de los pacientes que presentan síntomas de insuficiencia cardiaca congestiva, angina de pecho o ansiedad, la dosis se va aumentando de forma más lenta.

La dosis también se basa en la gravedad del hipotiroidismo. Por ejemplo, si padece hipotiroidismo inducido por una enfermedad autoinmune, es posible que el médico le prescriba terapia hormonal sustitutiva parcial, ya que la tiroides está todavía produciendo cierta cantidad de hormonas. Por el contrario, si el problema es que le han extirpado la glándula tiroidea mediante una intervención quirúrgica, es necesario proceder a una terapia hormonal sustitutiva total, lo que, generalmente, significa que la dosis tendrá que ser más alta. Si tiene cáncer de tiroides, una dosis más alta servirá también para prevenir la recidiva.

Otro factor importante que debe tenerse en cuenta a la hora de determinar la dosis es si el paciente está tomando o no otros medicamentos que pueden interferir en la absorción o en el metabolismo de la levotiroxina. Por ejemplo, si está siendo tratada con estrógenos, antidepresivos o anticonceptivos orales, probablemente la dosis de levotiroxina tendrá que ser más elevada. (Véase la tabla 2.1 para comparar la dosis de las diferentes marcas comerciales de levotiroxina.) Por este motivo, es importante que le diga a su médico si está tomando o no otros medicamentos o si tiene pensado empezar a tomar algún medicamento una vez comenzada la terapia hormonal sustitutiva con levotiroxina.

Tenga en cuenta que la dosis inicial representa una estimación de sus necesidades hormonales. Se trata de algo parecido a un juego de prueba y error. Dado que la cantidad de hormonas tiroideas presentes en el organismo tiene que ser muy precisa, habrá que ir probando con diferentes dosis hasta conseguir que los niveles de TSH estén en el intervalo normal. El médico probablemente empezará con una dosis baja, ya que una dosis excesivamente elevada puede provocar síntomas de hipertiroidismo, tales como nerviosismo, ansiedad y aumento de la frecuencia cardiaca. Si tiene alguno de estos síntomas mientras está tomando levotiroxina, debe ponerse en contacto con su médico inmediatamente.

Una vez que se ha establecido la dosis inicial, tenga en cuenta que deben pasar varias semanas para notar algún cambio. La tiroxina es una hormona de acción lenta, por lo que lo más probable es que no note los efectos inmediatamente. Generalmente, entre seis y ocho semanas después de empezar el tratamiento, el médico le hará una prueba para comprobar cómo están los niveles de TSH, y ajustará la dosis en función de los resultados de la prueba. Si los niveles de TSH no están todavía dentro del intervalo normal, el médico procederá a ajustar la dosis hasta que los niveles sean normales y los síntomas hayan mejorado. Una vez que se ha establecido la dosis precisa, el médico le hará una prueba para la TSH, y, a veces, también para la tiroxina libre (la T4 que no se une a las proteínas, pero está disponible para su uso por parte de las células) cada 6 meses o una vez al año. (Véase la «Prueba de la TSH [Hormona estimuladora de la tiroides]» y «Prueba de la T4 [Tiroxina] en el capítulo 4).

La dosis precisa. ¿Por qué es importante usar siempre la misma marca comercial?

Las versiones sintéticas de la tiroxina natural son muy utilizadas en la actualidad. Fueron desarrolladas en los años 20 del siglo pasado y comercializadas en la década de los sesenta, pero no fue hasta hace poco cuando los fabricantes de estos fármacos fueron obligados por el gobierno a solicitar la autorización de la Food and Drug Administration (FDA) de Estados Unidos. La razón era que el desarrollo de estos medicamentos tuvo lugar antes de que se aprobara la Ley sobre Alimentos, Medicamentos y Productos Cosméticos de 1938. En esta ley, por primera vez, se exigía que todas los medicamentos nuevos fueran sometidos a pruebas para ver si eran dañinos y comprobar qué efectos adversos tenían. Ocurrió que cuando las versiones sintéticas de la hormona tiroxina se comercializaron en 1961 no se consideró que fueran medicamentos nuevos y, por tanto, la FDA no les exigió a los fabricantes que demostrasen que eran eficaces y que no producían efectos adversos graves. En lugar de esto, se les permitió permanecer en el mercado sin tener que pasar ningún proceso de evaluación.

En las últimas décadas, se han presentado ante la FDA varias denuncias sobre algunas marcas comerciales de levotiroxina. En estas denuncias se decía que la

Efectos adversos

Si toma más tiroxina de la que su organismo necesita, pueden aparecer efectos adversos, con el consiguiente riesgo de tirotoxicosis, que puede tener efectos negativos sobre el corazón. Estos efectos adversos pueden ser especialmente peligrosos si tiene algún problema de corazón. Los médicos generalmente prefieren empezar con una dosis pequeña y, luego, la van aumentado gradualmente. Esto sirve para que los sistemas cardiovascular y nervioso puedan adaptarse al aumento que se produce en el metabolismo cuando se incrementan los niveles de hormonas tiroideas en la sangre. Si nota alguno de los siguientes síntomas, póngase en contacto con su médico de inmediato:

- Dolor en el pecho;
- dificultad para respirar;
- latidos irregulares (arritmia cardíaca);
- síntomas de hipertiroidismo (véanse las páginas 63-66).

Si es alérgico a los tintes que se utilizan para colorear las pastillas de la medicación tiroidea, el médico puede prescribirle pastillas de 50 µg, que suelen ser de color blanco y, por tanto, no llevan tintura.

dosis no era siempre la misma en las diferentes pastillas, incluso dentro de un mismo envase. En 1997, la FDA concluyó que ninguna de las marcas de levotiroxina que estaban en el mercado habían demostrado la coherencia y estabilidad de la dosis, y, por tanto, no podían considerarse «seguras ni eficaces». Teniendo en cuenta esto, la FDA publicó una norma que obligaba a todos los fabricantes de levotiroxina a solicitar el permiso de comercialización. Por tanto, desde 1997, todas las marcas comerciales y genéricos de levotiroxina han tenido que someterse a pruebas para comprobar la dosis.

Todas las marcas comerciales de levotiroxina que existen actualmente en el mercado son igualmente buenas. Sin embargo, puede haber problemas cuando se cambia de marca. Cada marca está fabricada de forma ligeramente diferente. Por ejemplo, todas contienen el mismo principio activo (levotiroxina sódica), pero los ingredientes inactivos que determinan la consistencia del medicamento pueden variar de una marca a otra. Estas pequeñas diferencias pueden tener un efecto importante sobre la biodisponibilidad del principio activo (la biodisponibilidad se refiere a la cantidad de principio activo que absorbe el organismo). Las necesidades del organismo son tan precisas que incluso un ligero cambio en los niveles del medicamento absorbido pueden afectar al estado general del organismo. Por ejemplo, si está tomando 100 µg de una determinada marca, sus niveles de hormonas tiroideas pueden ser normales, pero si por cualquier motivo cambia a otra marca y sigue tomando 100 µg, los niveles podían pasar a un intervalo elevado tirotóxico o, por el contrario, a un intervalo demasiado bajo, dependiendo de qué cantidad del medicamento absorba su organismo. Por tanto, no es recomendable cambiar de marca. No obstante, por diferentes razones, a veces no hay más remedio que cambiar. Si ha tenido que cambiar, no se olvide de decírselo al médico para que compruebe los niveles de TSH después de dejar transcurrir un tiempo. En función de los resultados de esta prueba, si es necesario, el médico hará los ajustes necesarios en la dosis.

Además, hay que tener en cuenta que, cada cierto tiempo, se producen cambios en las marcas comerciales. Por ejemplo, los pacientes que tomaban Levothroid fueron avisados por el fabricante (Forest Pharmaceuticals) para que se realizaran una prueba cada ocho o doce semanas cuando empezaran a tomar la nueva versión del medicamento que apareció en el mercado en 2004. La versión anterior ya no se fabrica. Si está tomando la nueva fórmula, lo sabrá porque ha cambiado la forma de la pastilla (antes era redonda y ahora es oval) y, además, el color de las pastillas es un poco diferente.

¿Qué son los medicamentos genéricos?

En general, los medicamentos genéricos suelen ser más baratos que las marcas comerciales y ofrecen la misma calidad. Sin embargo, éste no es el caso de los medicamentos que se utilizan para la tiroides. No se trata de un problema de calidad, ya que los genéricos deben pasar las mismas pruebas que las marcas comerciales (incluyendo las pruebas para determinar la dosis). El problema está en la cantidad de hormona tiroidea que queda disponible para su uso por parte del organismo. Esto depende de la dosis, pero también de la capacidad de absorción. Si toma una versión genérica de levotiroxina, es posible que no esté comprando con cada receta siempre el mismo producto, ya que los genéricos pueden intercambiarse. Esto puede alterar los niveles de TSH y de T4. El producto dispensado por el farmacéutico puede depender de lo que la farmacia tenga en la estantería y del coste económico. Por tanto, debe pedir el medicamento por el nombre para asegurarse de que siempre le dan la misma fórmula. La Asociación Americana de la Tiroides y la Asociación Americana de Endocrinólogos Clínicos recomiendan elegir una determinada marca de un genérico y utilizar siempre esta marca, sin cambiar a otra.

Código de colores

La levotiroxina sódica está disponible en el mercado en una serie muy amplia de dosis, desde 25 μg hasta 300 μg. Cuatro marcas comerciales y algunos genéricos utilizan un código de colores para diferenciar las dosis (tabla 2.1). Puede ser más fácil de recordar que se está tomando la pastilla amarilla que recodar que se están tomando 100 μg. Sin embargo, no es recomendable basarse únicamente en el color de la

Tabla 2.1. ¿De qué color son las pastillas de la medicación tiroidea que toma?

Dosis (µg)*	Levothroid	Levoxyl	Synthroid	Unithroid
25	Naranja	Naranja	Naranja	Melocotón
50	Blanco	Blanco	Blanco	Blanco
75	Violeta	Morado	Violeta	Morado
88	Verde menta	Aceituna	Aceituna	Aceituna
100	Amarillo	Amarillo	Amarillo	Amarillo
112	Rosa suave	Rosa suave	Rosa suave	Rosa suave
125	Marrón	Marrón	Marrón	Marrón
137	ND**	Azul oscuro	Turquesa	ND**
150	Azul	Azul	Azul	Azul
175	Lila	Turquesa	Lila	Lila
200	Rosa fuerte	Rosa fuerte	Rosa fuerte	Rosa fuerte
300	Verde	Verde	Verde	Verde

* A veces la dosis no viene indicada en microgramos (µg) sino en miligramos (mg). 1 mg equivale a 1.000 µg, por lo tanto 0,137 mg es lo mismo que 137 µg.

** No disponible en esta dosis.

pastilla al ir a la farmacia. Se puede cometer un error, por ejemplo, si el cliente o el farmacéutico confunden el azul claro con el azul o el verde con el verde menta.

Cómo tomar la medicación

Tomar una sola pastilla al día de levotiroxina provoca niveles muy estables de hormonas tiroideas en el torrente sanguíneo. El mejor momento para tomar la pastilla es nada más levantarse por la mañana con el estómago vacío, pero si en este momento no le viene bien, recuerde que lo importante es ser coherente y tomar la pastilla todos los días y siempre a la misma hora. Si se olvida de tomar una pastilla, generalmente lo mejor es tomársela inmediatamente. La mejor forma de no saltarse ninguna dosis es utilizar un organizador de pastillas de los que venden en las farmacias.

Algunos medicamentos, tales como los complementos de hierro o de calcio, los antiácidos y los que se utilizan para bajar el colesterol pueden interferir en la absorción de la levotiroxina (tabla 2.2). Por este motivo, deber recordar que siempre tiene que decirle al médico qué medicamentos está tomando, para que él vea si pueden interferir o no con la levotiroxina. El médico probablemente le aconsejará que tome los demás medicamentos varias horas antes o después de la pastilla de levotiroxina.

Tabla 2.2. Interacciones farmacológicas

Los fármacos que aparecen en esta tabla pueden afectar a la eficacia de los medicamentos para la tiroides, a través de uno o varios de los siguientes mecanismos: interferencia en la absorción de la hormona tiroidea, unión a la hormona tiroidea para unirse a las proteínas e interferencia en el metabolismo de la hormona tiroidea.

Antineoplásicos (medicamentos para el cáncer)	Medicamentos cardiovasculares	Medicamentos para el colesterol
Fluorouracilo Asparaginasa Tamoxifeno Bexaroteno* Interferón* Interleucina*	Amiodarona* Furosemida Heparina Anticoagulantes orales	Secuestradores de los ácidos biliares, incluyendo la colestiramina*, el colestipol* y el clofibrato (ácido nicotínico de liberación retardada)

Medicamentos para el aparato digestivo	Medicamentos hormonales	Psicofármacos y medicamentos neurológicos
Antiácidos, tales como el hidróxido de aluminio Sucralfato Resinas de intercambio de cationes Carbón	Andrógenos / esteroides anabólicos Estrógenos Somatotropina (hormona del crecimiento) Glucocorticoides (por ejemplo, prednisona) Fármacos dopaminérgicos (por ejemplo, bromocriptina y cabergolina)	Sertralina* Litio* Otros antidepresivos y neurolépticos (incluyendo quetiapina, clomipramina y metadona) Anticonvulsivos (incluyendo fenitoína*, fenobarbital* y carbamazepina*)

Complementos nutricionales	Otros medicamentos
Carbonato cálcico Sulfato ferroso (hierro) Complementos multivitamínicos / multiminerales (probablemente debido a que contienen hierro y calcio) Yodo* (incluyendo los complementos nutricionales que contienen kelp) Soja*	Sulfonilureas Antinflamatorios no esteroideos (AINE), tales como meclofenamato, ácido mefenámico y fenilbutazona Agentes radiográficos, tales como los medios de contraste que contienen yodo, ácido ipodático* y ácido iopanoíco* Salicilatos (dosis altas de ácido salicílico y salsalato) Sulfonamidas, tales como acetazolamida y sulfisoxazol Antituberculosos, tales como rifampicina y etionamida Propranolol Orfenadrina

*Puede disminuir de forma importante la eficacia de los medicamentos para la tiroides.

La soja se ha convertido en los últimos años en una alternativa muy popular como fuente de proteínas. Debe tener en cuenta que el exceso de soja en la dieta también puede interferir en la absorción de la levotiroxina.

Hormonas tiroideas procedentes de animales

Mucho antes del desarrollo de la tiroxina sintética, los pacientes con enfermedades tiroideas eran tratados con extractos de glándula tiroidea de animales. Este tratamiento se utilizó por primera vez en 1891, y se consideró uno de los primeros remedios que realmente curaba la enfermedad, antes de que apareciera la penicilina. Al principio, se inyectaba a los pacientes extractos de la glándula tiroidea de la oveja. Después, en vez de inyectar el extracto de la glándula, se dio a los pacientes extractos molidos o fritos para que los comieran. Finalmente, se consiguió desecar y convertir en polvo la glándula del animal. Con estos polvos se hacían unas pastillas, conocidas con el nombre de tiroides desecada. Esta fue la forma de tratamiento más utilizada hasta que se descubrió la estructura de las hormonas tiroideas, lo que abrió el camino para el desarrollo de las versiones sintéticas de estas hormonas (levotiroxina sódica). Sin embargo, la tiroides desecada siguió siendo la principal forma de tratamiento del hipotiroidismo, y la levotiroxina no se comercializó hasta 1962, una vez que los médicos comprobaron que tenía importantes ventajas para los pacientes.

Actualmente, la tiroxina sintética es la forma de tratamiento preferida por los médicos ya que proporciona niveles estables de la hormona y se absorbe bien en el organismo. No obstante, se sigue prescribiendo tiroides desecada (actualmente se fabrica fundamentalmente a partir de la glándula tiroidea del cerdo), pero sólo por algunos médicos. Sus defensores dicen que es una alternativa «natural» a la levotiroxina sódica. Algunos pacientes comentan que se sienten mejor con la tiroides desecada que con la T4 sintética. Sin embargo, los preparados de tiroides desecada presentan una serie de problemas.

En primer lugar, la potencia de la tiroides desecada puede variar de un lote a otro dependiendo de varios factores, tales como la influencia del entorno y la dieta que sigue el animal. Además, las pastillas fabricadas a partir de la tiroides de un animal no están purificadas. Contienen hormonas y proteínas que normalmente no existen en la glándula tiroidea. Algunos pacientes tienen reacciones alérgicas debido a la presencia de proteínas animales. Por otro lado, las pastillas hechas con tiroides de un animal no son del todo naturales. Contienen sustancias químicas no naturales, denominadas aglutinantes, que se utilizan para dar forma a la pastilla. Las reacciones alérgicas son mucho menos frecuentes entre los pacientes que toman T4 sintética.

Otra diferencia es que las pastillas de tiroides desecada contienen T4 y también T3 (triyodotironina). La T3 es la más activa de las dos hormonas tiroideas, y, en situaciones normales, en su mayor parte, es fabricada por el organismo a partir de

T4. La conversión de T4 a T3 se produce principalmente en el hígado, pero también en otros órganos y tejidos. El organismo es capaz también de fabricar T3 a partir de T4 sintética. Por esta razón, la T3 que contienen las pastillas de tiroides desecada pueden producir toxicidad y algunos pacientes pueden desarrollar síntomas transitorios de hipertiroidismo. Estos síntomas son transitorios porque la T3 tiene una vida corta, aunque muy poderosa, en el interior del organismo. Por otro lado, el refuerzo de T3 puede ser la razón de que algunos pacientes prefieran las pastillas de tiroides desecada y de que digan que sienten más energía y se sientan mejor que cuando toman T4 sintética.

Combinaciones sintéticas T4/T3

Existen versiones sintéticas de las pastillas que contienen T3 pura (el componente activo de la liotironina sódica), pero no se recomiendan como único tratamiento porque pueden producir tirotoxicosis. Sin embargo, recientemente, los médicos se han empezado a interesar por una combinación de las versiones sintéticas de T4 y T3. Bien una combinación de T4 y T3 o bien una sola pastilla que contenga tanto T4 como T3 (llamada *liotrix*) se prescribe a veces a los pacientes que no se sienten bien a pesar de haber sido tratados con T4 pura. No obstante, hay algunos problemas con la potencia y la vida corta de T3. Liotrix, que se vende en Estados Unidos con el nombre comercial de Thyrolar, contiene T4 y T3 en una relación de 4 a 1, lo que supone una cantidad de T3 superior a la que organismo produce de forma natural. Después de tomar liotrix, los niveles de T3 son muy elevados durante un periodo corto de tiempo, y, luego, disminuyen rápidamente. Este aumento súbito de hormonas tiroideas puede provocar síntomas transitorios de hipertiroidismo.

Aún no está claro si los pacientes realmente mejoran añadiendo T3 al tratamiento. Algunos estudios indican que ciertos pacientes se sienten mejor cuando toman la combinación T4-T3. Uno de estos estudios, publicados en el *New England Journal of Medicine (NEJM)* en febrero de 1999, encontró que la combinación T4/T3 mejoraba el estado de ánimo, la depresión, la energía, el mal humor y el funcionamiento cognitivo en el cincuenta por ciento de un total de 33 pacientes que fueron asignados aleatoriamente a recibir un tratamiento combinado T4/T3. Estos síntomas no mejoraron en la otra mitad del grupo que fue tratado con T4 pura.

Sin embargo, los estudios más recientes no han podido confirmar los hallazgos del estudio publicado en el *NEJM*. En un estudio publicado en *JAMA* en diciembre de 2003, un grupo de cuarenta y seis pacientes fue dividido dos subgrupos. Uno de los subgrupos fue tratado con una combinación de T4 y T3, y el otro sólo con T4. Al final del estudio, el subgrupo que había tomado la combinación T4/T3 no mostraba ninguna mejoría en los síntomas medidos mediante las puntuaciones de un cuestionario específico para las enfermedades de la glándula tiroidea y mediante tests neuropsicológicos. Hay al menos otros dos estudios en los que se han obtenido resultados similares.

El mayor problema que presenta la combinación T4/T3 es el de replicar la proporción que existe entre estas dos hormonas de forma natural en el organismo. Algunos estudios recientemente realizados han sido criticados por no haber administrado a los pacientes la verdadera proporción existente entre T4 y T3 en el organismo. Replicar esta proporción en los estudios con animales requiere una infusión continua tanto de T4 como de T3, según el estudio del *JAMA*, lo que indica que una preparación de liberación retardada de T3 se aproximaría mucho a la proporción natural que existe en el organismo entre estas dos hormonas tiroideas. Este fármaco de liberación retardada de T3 aún no existe, pero los laboratorios farmacéuticos están trabajando en ello. Por ahora, la forma más eficaz de aproximarse a la proporción natural existente en el organismo es tomar T4, a partir de la cual el cuerpo fabricará T3 a una velocidad constante que no puede imitarse con una dosis de T3.

Si bien la terapia combinada puede ser beneficiosa en algunos pacientes, también puede tener sus riesgos y, desde luego, no se trata de ninguna pastilla mágica para todos aquellos pacientes que todavía sufren cansancio o depresión a pesar de que sus niveles de hormonas tiroideas están dentro del intervalo normal. Si todavía tiene síntomas y sus niveles hormonales son normales, hable con el médico y quizás le prescriba una combinación de T4 y T3. Es posible que el médico le recomiende tomar la porción de T3 de la combinación en varias dosis para suavizar el aumento brusco de los niveles de T3 que se produce cuando se toma de una sola vez una cantidad importante de T3.

Tenga en cuenta también que es posible que los síntomas que tiene no estén relacionados con la tiroides. Quizás, necesite hacer algunos cambios en su estilo de vida para mejorar el estado de ánimo y cambios en la dieta y en el ejercicio físico para mejorar su nivel de energía.

Los medicamentos para la tiroides: verdades y mentiras

Hay una serie de mitos sobre los medicamentos para la tiroides que no son ciertos. Conviene, por tanto, ver qué es verdad y qué es mentira en todo este asunto.

Medicamentos para la tiroides y osteoporosis: ¿existe alguna relación?

Mentira: tomar medicación para la terapia hormonal sustitutiva, con independencia de cuál sea la dosis, aumenta el riesgo de osteoporosis. Las mujeres menopáusicas que toman levotiroxina tienen que tomar también estrógenos.

Verdad: si hay una cantidad excesiva de hormonas tiroideas en el organismo, aumenta el riesgo de osteoporosis, que es una enfermedad que generalmente se observa en mujeres después de la menopausia y en hombres mayores. La osteoporosis provoca debilidad de los huesos, por lo que aumenta el riesgo de que se produzcan fracturas. El exceso de hormonas tiroideas acelera la actividad de ciertas células del hueso, denominadas osteoclastos, que son las responsables de eliminar las células viejas del hueso. Los niveles normales de hormonas tiroideos mantienen el equilibrio entre las células que forman el nuevo hueso, denominadas osteoblastos, y los osteoclastos. Si está tomando hormonas tiroideas para la terapia hormonal sustitutiva y los niveles de función tiroidea son normales, no tiene un mayor riesgo de osteoporosis que el que tendría si no estuviese tomando la medicación.

Antes, algunos médicos recomendaban a las mujeres seguir un tratamiento hormonal sustitutivo con estrógenos para compensar cualquier daño que pudieran sufrir los huesos causado por el exceso de hormonas tiroideas. Sin embargo, la terapia estrogénica ya no se recomienda para este propósito porque los estudios recientes han encontrado una asociación entre este tipo de terapia y el cáncer de mama. Los estudios también demuestran que la terapia con estrógenos no protege frente a las enfermedades cardiacas como se creía antes. Mientras los niveles de hormonas tiroideas sean normales, la medicación para la tiroides no producirá ningún tipo de pérdida ósea, por lo tanto, es importante hacerse las pruebas de función tiroidea regularmente. Otras medidas para prevenir la osteoporosis, tales como tomar calcio y vitamina D y hacer ejercicio, son siempre recomendables a cualquier edad.

Hipotiroidismo y obesidad: ¿existe alguna relación?

Mentira: el hipotiroidismo produce obesidad, y a la gente que tiene problemas de tiroides les cuesta más trabajo adelgazar, incluso cuando tienen un nivel adecuado de hormonas tiroideas.

Verdad: hay mucha gente que cree que el hipotiroidismo provoca obesidad. Sin duda esta idea errónea proviene del hecho de que los pacientes que tienen hipotiroidismo suelen engordar unos kilos. Aunque nadie discute hoy en día que existe una relación entre el hipotiroidismo y engordar unos kilos, la obesidad es una cuestión totalmente diferente. El metabolismo es más bajo cuando se tiene hipotiroidismo, por que el cuerpo utiliza menos energía, y las calorías no transformadas en energía (es decir, no utilizadas) se almacenan en forma de grasa, pero, al disminuir el metabolismo, disminuye también el apetito. Si sufre hipotiroidismo puede ganar engordar entre dos y ocho kilos, o puede que no engorde ni un solo gramo, pero, el hipotiroidismo no es el responsable de la obesidad, que es una enfermedad en la que seguramente están implicados muchos factores, tales como la genérica, la dieta, la psicología, los hábitos (estilo de vida) y el ejercicio físico.

En Estados Unidos, la obesidad es uno de los problemas más graves de salud pública y afecta tanto a las personas que tienen problemas de tiroides como a las que no los tienen. El porcentaje de personas obsesas aumenta cada año. No es nada nuevo decir que muchos estadounidenses se alimentan exclusivamente de comida rápida y llevan una vida sedentaria. Aproximadamente el sesenta y cuatro por ciento de los estadounidenses tienen sobrepeso, y el treinta por ciento son obesos, según un informe publicado recientemente por los Centros para el Control y la Prevención de las Enfermedades de Estados Unidos. La FDA, por su parte, informa de que la obesidad está a punto de alcanzar al tabaquismo como primera causa de muerte evitable en los Estados Unidos.

Si bien es cierto que a algunas personas les cuesta más trabajo adelgazar que a otras, no existe ninguna prueba científica que demuestre que los pacientes con problemas de tiroides que siguen un tratamiento adecuado tengan problemas para perder peso.

Medicamentos para la tiroides para adelgazar: no es una buena idea

Mentira: una forma de perder peso puede ser aumentando la dosis de la medicación tiroidea.

Verdad: la dificultad para perder peso es una queja muy frecuente de los pacientes con hipotiroidismo que, gracias a la medicación para la terapia hormonal sustitutiva, han conseguido niveles normales de hormonas tiroideas. Se podría pensar que es la tiroides la culpable de que uno no pueda adelgazar tan rápido como le gustaría. A continuación, es fácil dar el siguiente paso y pensar que si se toma más dosis de la medicación tiroidea será más fácil adelgazar. Cuanta más alta sea la dosis, más hormonas tiroideas habrá y más calorías quemará el cuerpo. A fin de cuentas, en la mayoría de la gente que tiene hipertiroidismo, uno de los síntomas del exceso de hormonas tiroideas es la pérdida de peso. Esto puede ser cierto a corto plazo. En un estudio de nueve pacientes que tomaban medicación para la tiroides, se encontró que los cambios pequeños en la dosis de T4 podían tener una influencia importante sobre lo que se conoce como gasto energético en reposo, que es la energía que utiliza el organismo cuando está en reposo. Sin embargo, los expertos creen que este efecto no duraría mucho tiempo debido a la capacidad que tiene el organismo de adaptarse a los cambios. Dicho de otra forma, los pequeños incrementos de T4 probablemente producirán un aumento del apetito, y, si bien se puede perder peso al principio, el mayor consumo de energías y otros tipos de adaptaciones, tales como la disminución del ejercicio, finalmente anularán cualquier aumento que se haya producido en el metabolismo basal.

Además, no es sólo la grasa lo que desaparece cuando T4 aumenta. Del hipertiroidismo también puede provocar una pérdida de masa muscular. El exceso de hormonas tiroideas es peligroso, y es más probable que provoque tirotoxicosis que pérdida de peso.

Tanto en Internet (en la sección de este libro «Dónde conseguir más información» sólo citamos páginas web que dan información seria y científica) como en la prensa sensacionalista hay una cantidad increíble de información falsa sobre el hipotiroidismo, su tratamiento y su relación con el aumento de peso. Antes de meterse en lo que parece un pozo sin fondo de ideas erróneas o interesadas, consulte con su médico, que es la persona que mejor puede informarle. Si ha leído algo sobre nuevos tratamientos o descubrimientos increíbles que van a revolucionar todo lo relacionado con las enfermedades de la tiroides, coménteselo a su médico.

Capítulo 3
EL HIPERTIROIDISMO

La palabra *hiper* quiere decir en griego «por encima, alto, excesivo», y también «de tono agudo, de tono elevado». Ambas definiciones sirven perfectamente para explicar qué es el hipertiroidismo y los efectos que produce sobre el organismo. En palabras de Jerry (un paciente con hipertiroidismo cuya historia se cuenta más adelante en este capítulo): «Tienes constantemente la sensación de estar tenso, frenético e irritable, como si fueras a explotar de un momento a otro. Es como si te hubieses tomado ocho tazas de café y tuvieses ganas de ponerte a dar saltos».

Esta sensación se debe a la presencia de una cantidad excesiva de hormonas tiroideas en la sangre. De la misma forma que una tiroides poco reactiva produce una cantidad muy pequeña de hormonas, lo cual hace que todos los procesos metabólicos se ralenticen, una tiroides demasiado reactiva, por el contrario, produce una cantidad excesiva de hormonas, con la consiguiente aceleración de los procesos metabólicos. En el hipertiroidismo, la tiroides no responde a la presencia de niveles bajos de TSH y continúa produciendo hormonas tiroideas. Si es el típico paciente con hipotiroidismo, tendrá somnolencia, intolerancia al frío, piel seca, aumento de peso, pérdida del apetito, estreñimiento y menos pulsaciones de las normales, mientras que si es el típico paciente con hipertiroidismo tendrá dificultades para dormir, intolerancia al calor, exceso de sudoración, pérdida de peso, aumento del apetito, diarrea y más pulsaciones de lo normal (figura 3.1).

A pesar de que los efectos del hipertiroidismo son justo lo contrario de los del hipotiroidismo, estas dos enfermedades tienen muchos aspectos en común. La

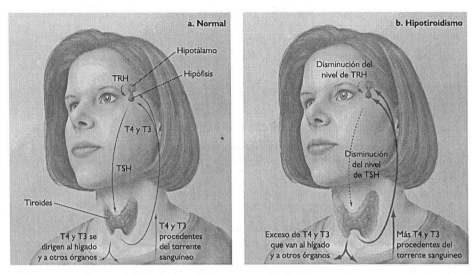

Figura 3.1. Hipertiroidismo. Al contrario de lo que sucede en la tiroides normal (a), en el hipertiroidismo la glándula se agranda y produce una cantidad excesiva de hormonas tiroideas (b). Como consecuencia, aparece una amplia variedad de síntomas, tales como sudoración excesiva, más pulsaciones de las normales y pérdida de peso. Los niveles elevados de hormonas tiroideas en la sangre producen cambios en el hipotálamo y en la hipófisis, lo que da lugar a una disminución en la producción de TSH. Sin embargo, la tiroides hiperreactiva no responde a esta señal y continúa produciendo más hormonas tiroideas.

causa más frecuente de ambas es la presencia de anticuerpos que atacan a la glándula tiroidea. Las enfermedades en las que hay un mal funcionamiento del sistema inmunitario, de tal forma que ataca a los tejidos y órganos normales del cuerpo, se denominan enfermedades autoinmunes.

El hipertiroidismo es bastante menos frecuente que el hipotiroidismo, y ambos son más prevalentes en mujeres que en hombres. El riesgo de padecer hipertiroidismo aumenta con la edad, con una excepción. La enfermedad de Graves-Basedow, que es la causa más frecuente de hipertiroidismo, suele afectar a mujeres en edad reproductiva de entre los veinte y los cincuenta años. Tanto el hipotirodismo como el hipertiroidismo provocan pocos síntomas detectables en las personas mayores. Como en este grupo de edad estas enfermedades se presentan de forma muy sutil, pueden confundirse con otras dolencias, tales como problemas del corazón, alteraciones intestinales y trastornos psiquiátricos.

El hipertiroidismo puede tener consecuencias graves si no se trata adecuadamente. Puede producir osteoporosis y problemas de corazón, debido a que este órgano se ve afectado directamente por los niveles altos de hormonas tiroideas en la sangre.

La mayoría de los pacientes que presentan los síntomas clásicos del hipertiroidismo son tratados con medicamentos que provocan una disminución en la producción de hormonas tiroideas, con yodo radiactivo para destruir una parte de la glándula tiroidea o con cirugía en el caso de los pacientes que presentan complicaciones que ponen en peligro su vida o tienen problemas de corazón graves. En los pacientes mayores, los problemas cardiacos suelen ser el primer signo indicativo de hipertiroidismo.

Síntomas y signos

Los síntomas de hipertiroidismo suelen aparecer lentamente y varían de un paciente a otro. El exceso de sed o el aumento del apetito pueden ser hechos normales en algunas personas, pero también pueden ser síntomas de hipertiroidismo. Esto hace que sea difícil diagnosticar la enfermedad. Muchas personas no van al médico hasta que no sienten palpitaciones o dificultad para respirar. A continuación, se describen los síntomas y signos típicos y los que suelen observarse en las personas mayores.

Síntomas y signos típicos del hipertiroidismo

Los siguientes son los síntomas y signos que aparecen con más frecuencia en los pacientes que tienen hipertiroidismo.

- **Agrandamiento de la glándula tiroidea.** Al producir cantidades cada vez mayores de hormonas, la tiroides se va agrandando, y puede sobresalir del cuello formando un bocio. Si el bocio es lo suficientemente grande, se puede palpar como si fuera un nódulo tiroideo.
- **Intolerancia al calor.** La aceleración del metabolismo da lugar a un aumento de la temperatura corporal. Los pacientes con hipertiroidismo, cuando están en casa con amigos, son los únicos que quieren abrir la ventana, o llevan manga corta cuando todo el mundo se ha puesto un jersey.
- **Agotamiento.** En el hipertiroidismo, el organismo está constantemente acelerado, por lo que todos los sistemas acaban muy cansados. Si padece hipertiroidismo, puede sentirse agotado cuando sube las escaleras o cruza la calle.
- **Alteraciones del estado de ánimo.** El sistema nervioso también está acelerado y sobreexcitado, lo cual puede provocar una serie de alteraciones del estado de ánimo, tales como ansiedad entremezclada con depresión, insomnio e irritabilidad.
- **Sudoración y sed.** Como la temperatura corporal aumenta, las glándulas sudoríparas tienden a producir más sudor del habitual, y el organismo necesita recuperar el líquido perdido a través del sudor, por eso no es extraño que tenga más sed de lo normal.
- **Aumento del apetito.** Dado que el organismo utiliza más energía de la habitual, pide más alimentos, lo que hace que el paciente sienta que nunca ha comido lo suficiente y siempre tenga hambre.

- **Pérdida de peso no explicada.** Incluso aunque se pase todo el día comiendo, puede perder peso (generalmente, entre 2 y 5 kilos). Si sufre una tirotoxicosis grave, la pérdida de peso será mucho mayor.
- **Palpitaciones.** En el hipertiroidismo aumenta la frecuencia cardiaca, por lo que puede notar que el corazón va acelerado y más deprisa de lo normal. Esto se manifiesta como palpitaciones, que pueden aparecer durante el ejercicio físico, pero también cuando está descansando.
- **Más pulsaciones de lo normal.** Si hace ejercicio físico habitualmente y tiene la costumbre de tomarse el pulso, notará que va más rápido de lo normal. Si, por ejemplo, su pulso es normalmente de entre 60 y 70 latidos por minuto, puede aumentar a 80-100.
- **Temblores en las manos.** Puede darse cuenta de que le tiemblan las manos. Puede ser un temblor muy ligero o, por el contrario, puede ser lo suficientemente intenso como para que no pueda llevar un vaso o una taza llena de líquido por el pasillo sin que se le derrame. Estos temblores se deben al exceso de estimulación del sistema nervioso.
- **Debilidad muscular.** El exceso de hormonas tiroideas tiende a producir daño en los músculos. Lo más probable es que note una sensación de debilidad, especialmente en los brazos y en las piernas. Si es una persona a la que le gusta el deporte y el ejercicio físico, probablemente notará que su rendimiento ha disminuido.
- **Diarrea.** La sobreexcitación de la tiroides hace que el aparato digestivo se acelere, lo que da lugar a un aumento de la frecuencia con la que va al váter y a la producción de heces blandas.
- **Problemas oculares.** Especialmente en la enfermedad de Graves-Basedow, los pacientes suelen presentar problemas oculares y pueden ser bastante graves. La complicación ocular más frecuente del hipertiroidismo es la retracción de los párpados, lo que hace que el ojo se proyecte hacia fuera (ojo «saltón») y la mirada parezca perdida. También puede aparecer lagrimeo e hinchazón del ojo, incluso visión doble.
- **Alteraciones de la menstruación y esterilidad.** Si es una mujer y está en la edad reproductiva, las reglas pueden ser más ligeras de lo normal, incluso, puede haber meses en que no la tenga. Esto puede producir alteraciones en el ciclo ovulatorio y esterilidad.
- **Esterilidad, disminución de la libido y aumento del tamaño de las mamas en los hombres.** Si es un hombre y padece hipertiroidismo, la enfermedad puede afectar a la producción de esperma, provocando esterilidad transitoria. La disminución de la libido puede deberse a los efectos debilitadores que provoca el hipertiroidismo y a la reducción en los niveles de testosterona. El aumento del tamaño de las mamas en el hombre (ginecomastia) tiene su origen en la presencia de niveles relativamente elevados de estrógenos.
- **Ronchas.** Es posible que le salga una lesión cutánea pruriginosa (es decir, que pica) que puede mejorar con antihistamínicos.

Síntomas y signos de hipertiroidismo en personas de más de 60 años

El diagnóstico de hipertiroidismo en las personas de más de 60 años es aún más difícil de hacer, ya que esta población suele presentar menos síntomas que las personas más jóvenes, y, además, los síntomas son más sutiles e inespecíficos. En un estudio realizado en Francia y publicado en 1996, se compararon los síntomas y signos de hipertiroidismo en paciente mayores y en pacientes de menos de 50 años. Los autores identificaron seis características (reflejos hiperactivos, aumento de la sudoración, intolerancia al calor, temblores en las manos, nerviosismo, sed excesiva y aumento del apetito) que se observan menos frecuentemente en las personas mayores.

Si bien una persona de más de 60 años puede tener los síntomas típicos del hipertiroidismo, lo más normal es que presente uno o varios de los siguientes síntomas y signos.

- **Depresión.** Las personas mayores con hipertiroidismo tienen más probabilidad de presentar depresión que las personas más jóvenes. A veces, la depresión puede presentarse en forma de apatía. Aunque la depresión se suele considerar un síntoma típico del hipertiroidismo en personas jóvenes, en este grupo de edad lo más habitual es que aparezca entremezclada con ansiedad, mientras que las personas mayores presentan sólo depresión. Si tiene más de 60 años y padece hipertiroidismo, es muy probable que se sienta triste, aletargado y con poco interés por usted mismo y por las personas y las cosas que le rodean.
- **Insuficiencia cardiaca congestiva.** En las personas mayores, el signo más importante de hipertiroidismo puede ser la insuficiencia cardiaca congestiva. Los síntomas de esta enfermedad del corazón son: dificultad para respirar, hinchazón de los tobillos, debilidad y cansancio. El reflujo de la sangre y el bombeo ineficaz por parte del corazón tienen su origen en la dificultad que tiene el corazón para funcionar correctamente cuando los niveles de hormonas tiroideas en la sangre son elevados.
- **Más pulsaciones de las normales.** El estudio realizado en Francia antes citado encontró que un pulso anormalmente acelerado, denominado *taquicardia*, de más de 100 latidos por minuto se observaba en el cincuenta por ciento de los pacientes mayores con hipertiroidismo. Esto mismo ocurría en el noventa por ciento de los pacientes más jóvenes. Este signo puede pasar desapercibo al menos que vaya al médico a hacerse una revisión.
- **Fibrilación auricular (frecuencia cardiaca rápida e irregular).** En el estudio realizado en Francia, se observó que el treinta y cinco por ciento de los pacientes mayores con hipertiroidismo tenía un tipo de arritmia cardiaca denominada «fibrilación auricular», mientras que sólo el dos por ciento de los más jóvenes presentaban este signo.

- **Nerviosismo y agotamiento.** Aproximadamente el veinte por ciento de las personas mayores que tienen hipertiroidismo presentan nerviosismo y ansiedad, que son síntomas que también se observan en los pacientes más jóvenes. En los más mayores, también puede aparecer letargo.
- **Pérdida excesiva de peso.** Las personas mayores con hipertiroidismo pierden bastante más peso que los pacientes más jóvenes, hasta el punto de que pueden parecer que sufren desnutrición.
- **Debilidad muscular.** Cuando se pierde mucho peso, es normal que se produzcan alteraciones musculares que se manifiestan como debilidad de los músculos.

¿Cuál es la causa?

La causa del hipertiroidismo es generalmente una enfermedad de la tiroides. Otras veces, es activada por ciertos medicamentos o por una cantidad excesiva de yodo. A continuación, explicamos todas las causas posibles del hipertiroidismo.

Enfermedad de Graves-Basedow

Esta enfermedad se denomina así en honor del médico irlandés Robert Graves, que fue el primero que la describió hace más de ciento sesenta años. Es con diferencia la causa más frecuente de hipertiroidismo tanto en jóvenes como en personas de más de sesenta años. No se conoce bien la causa, pero parece que se trata de una combinación de factores, tales como la predisposición genética, el sistema inmunitario, la edad, las hormonas sexuales y el estrés. Las alteraciones del sistema inmunitario que se observan en la enfermedad de Graves-Basedow promueven el crecimiento y el exceso de actividad de la glándula tiroidea en grados variables. Por ejemplo, un paciente puede desarrollar una tiroides muy poco agrandada que produce una enorme cantidad de hormonas o un bocio enorme en una tiroides que produce una cantidad de hormonas sólo ligeramente por encima de lo normal. La enfermedad de Graves-Basedow se explica en detalle en el capítulo 5.

Bocio multinodular tóxico

El bocio multinodular tóxico, también conocido como enfermedad de Plummer, es una causa frecuente de hipertiroidismo en personas de más de sesenta años, siendo la segunda causa más frecuente después de la enfermedad de Graves-Basedow en toda la población. Se caracteriza por un agrandamiento de la glándula tiroidea (bocio) acompañado de nódulos que generalmente producen cantidades excesivas de hormonas tiroideas en grados variables. En la mayoría de los casos, este bocio, acompañado de nódulos, se desarrolla a partir de una tiroides agrandada que ha estado presente desde hace muchos años y ha pasado desapercibida. Con el tiempo, la glándula se va haciendo cada vez más reactiva hasta que aparece el hipertiroidismo. Sin embargo, no se sabe qué es lo que hace que aparezca este tipo de bocio.

Nódulos calientes

Los nódulos calientes son un tipo de nódulos tiroideos que producen hormonas de forma independiente y, por tanto, provocan hipertiroidismo.

Tiroiditis

La tiroiditis produce tirotoxicosis transitoria, durante la cual el paciente puede tener síntomas de hipertiroidismo debido a que la tiroides pierde hormonas en el torrente sanguíneo. Cuando la tiroides se queda sin hormonas, comienza a producir una cantidad más pequeña de lo normal, lo que provoca un hipotiroidismo que, generalmente, es transitorio.

Exceso de mediación tiroidea

Si está en tratamiento para el hipotiroidismo y la dosis es demasiado alta, es posible que aparezca tirotoxicosis y síntomas de hipertiroidismo. Si el problema es que está tomando demasiada medicación para la terapia hormonal sustitutiva, la solución es fácil, ya que lo único que hay que hacer es que el médico ajuste la dosis.

Exceso de yodo

Tomar demasiado yodo, ya sea a través de la dieta o en los medicamentos y complementos nutricionales que contienen una cantidad excesiva, puede provocar hipertiroidismo en personas predispuestas. (Véase la tabla 1.3 en la que aparece una lista de medicamentos que contienen cantidades elevadas de yodo.)

¿Cómo se diagnostica?

Al igual que ocurre en el caso del hipotiroidismo, una análisis de sangre para medir los niveles de TSH puede servir para confirmar la presencia de hipertiroidismo. Esta y otras pruebas de función tiroidea se explican en detalle en el capítulo 4. Los síntomas de hipertiroidismo son muchas veces vagos e inespecíficos. Sin

El hipertiroidismo y el corazón

El hipertiroidismo hace que el corazón funcione más deprisa, y puede producir diversas dolencias cardíacas.

- **Arritmias cardiacas.** El hipertiroidismo puede producir diferentes tipos de arritmias (alteraciones del ritmo normal del corazón). Las más frecuentes son la taquicardia sinusal, que consiste en una frecuencia cardiaca muy rápida, que puede alcanzar los cien latidos por minuto y la fibrilación auricular, que es un ritmo desorganizado que se genera en la parte superior del corazón. La fibrilación auricular, a su vez, hace que la parte inferior del corazón (es decir, los ventrículos, que son los encargados de bombear la sangre a todo el cuerpo) lata de forma irregular. La frecuencia cardiaca por encima de lo normal hace que el paciente sienta *palpitaciones*, que es un a sensación súbita que nos hace ser conscientes de las contracciones del corazón, que normalmente pasan desapercibidas.
- **Presión arterial elevada.** La presión sistólica (la tensión máxima) elevada es un signo frecuente en las personas que padecen hipertiroidismo, especialmente en las más mayores.
- **Dolor en el pecho.** El exceso de hormonas tiroideas hace que el corazón lata más deprisa de lo normal. Además, las contracciones son más forzadas, y bombea mayor cantidad de sangre. Esto hace que el músculo cardíaco necesite más oxígeno de lo habitual para poder funcionar. Si están obstruidas, las arterias coronarias no pueden transportar toda la cantidad extra de sangre que necesita el corazón, y como consecuencia, se produce un dolor en el pecho que se conoce con el nombre de *angina*.
- **Insuficiencia cardiaca.** Como el corazón se ve obligado a trabajar de forma más rápida, puede verse superado por el esfuerzo que se le exige, y aparecerá una insuficiencia cardiaca, una situación en la cual el corazón no puede bombear toda la sangre que necesita el organismo.

embargo, si tiene algunos de los síntomas típicos del hipertiroidismo, tales como palpitaciones, ansiedad y dificultad para respirar, merece la pena que vaya al médico. Algunos médicos no realizan pruebas de función tiroidea durante los chequeos periódicos, así es que depende de usted identificar los síntomas y ser consciente de cualquier factor de riesgo de hipertiroidismo que pudiera tener, y, luego, puede pedir a su médico que le haga las pruebas de función tiroidea.

Su médico de atención primaria puede diagnosticar el hipertiroidismo o puede enviarle al endocrinólogo o tiroidólogo (un médico endocrinólogo especializado en las enfermedades de la tiroides). El médico le preguntará qué síntomas tiene, le hará una exploración del cuello para ver si tiene nódulos o bocio y le examinará los ojos para ver si se observa algún signo sugestivo de las complicaciones oculares de la enfermedad de Graves-Basedow. Buscará otros signos de la enfermedad y le preguntará por los antecedentes familiares de enfermedades de la tiroides y de otras enfermedades autoinmunes. Si la prueba de la TSH indica que los niveles son anormalmente bajos, esto querrá decir que la hipófisis está enviando señales a la tiroides para que no produzca tanta cantidad de hormonas. En este caso, a conti-nuación, el médico le hará la prueba de la T4 libre (T4L) o una serie de pruebas que sirven para calcular el nivel de T4L (véase la página 80). Si los niveles de T4L están por encima de lo normal, esto querrá decir que tiene una cantidad excesiva de hormonas tiroideas en el organismo, y, por lo tanto, puede haber hipertiroidismo. Puede ser necesario también realizar la prueba de T3 para ver si el nivel de esta hormona es demasiado alto, junto con un análisis de sangre para comprobar si tiene los anticuerpos que pueden provocar la enfermedad de Graves-Basedow.

Para diagnosticar el hipertiroidismo, el médico le puede hacer pruebas en las que se utilizan pequeñas cantidades de yodo radiactivo. La prueba de captación de yodo radiactivo (PCYR) sirve para comprobar hasta qué punto la tiroides es eficaz a la hora de absorber el yodo. Por su parte, la gammagrafía con yodo radiactivo se utiliza cuando hay alteraciones estructurales de la glándula tiroidea, tales como bocio o nódulos. La gammagrafía muestra si el nódulo es o no «caliente» y si está produciendo hormonas tiroideas de forma independiente.

¿En qué consiste el tratamiento?

El objetivo del tratamiento es detener el exceso de funcionamiento de la tiroides, y esto se puede hacer de tres maneras. En primer lugar, se puede utilizar yodo radiacti-vo para destruir una parte de la glándula tiroidea. En segundo lugar, se pueden usar medicamentos para bloquear la capacidad de la tiroides de producir hormonas. Por último, se puede recurrir a la cirugía para extirpar una parte de la glándula.

Si ha sido diagnosticado de hipertiroidismo por el médico de atención primaria, lo más seguro es que le dé un volante para el endocrinólogo. Al contrario de lo que sucede en el caso del hipotiroidismo, que, generalmente, es tratado por los médi-cos de atención primaria, el hipertiroidismo es menos frecuente y más complicado. El especialista le explicará las diferentes opciones de tratamiento.

La decisión final sobre qué tipo de tratamiento se va a utilizar depende de una serie de factores, tales como la edad del paciente, la causa del hipertiroidismo, la gravedad y la existencia o no de otras enfermedades o problemas médicos. Es importante que conozca las ventajas e inconvenientes de cada una de las opciones de tratamiento. Puede buscar una segunda opinión si no ha quedado convencido con las recomendaciones de su médico. A continuación explicamos las diferentes terapias que se utilizan para tratar el hipertiroidismo.

Beta-bloqueantes

Con independencia de qué solución definitiva se tome sobre el tratamiento, es pro-bable que inicialmente el médico le prescriba un medicamento bloqueante betaadrenérgico (generalmente, a este tipo de medicamentos se les llama *beta-bloqueantes*). No sirve para curar el hipertiroidismo, pero mejora los síntomas.

Los beta-bloqueantes generalmente se prescriben para tratar la hipertensión arterial, la angina de pecho y la arteriopatía coronaria, pero también son útiles para tratar los síntomas del hipertiroidismo. Estos fármacos no producen una disminución de los niveles de hormonas tiroideas en la sangre, pero bloquean la acción de estas hormonas en los tejidos, por lo que pueden producir una mejora de los síntomas en sólo unas cuantas horas. Mientras está esperando que el médico decida cuál va a ser el tratamiento definitivo del hipertiroidismo, los beta-bloqueantes conseguirán que el corazón se relaje. Disminuyen la frecuencia cardiaca, las palpitaciones y los temblores y, a veces, también el nerviosismo.

El primer beta-bloqueante que se puso a la venta fue el propranolol, pero, actualmente, el médico puede elegir entre más de diez tipos distintos de esta clase de medicamentos que se ha desarrollado en los últimos años. Algunos beta-bloqueantes que se han comercializado recientemente permanecen más tiempo en el organismo, por lo que se requiere sólo una o dos dosis al día. Con algunas marcas comerciales de propranolol hay que tomar hasta cuatro pastillas al día.

Si bien los beta-bloqueantes son medicamentos seguros, tiene algunos efectos adversos (tabla 3.1). Pueden reducir la fuerza de la contracción del músculo cardiaco, lo que, a su vez, puede producir cansancio o intolerancia al ejercicio. Si es diabético, los beta-bloqueantes pueden enmascarar algunos de los signos que avisan que se ha producido una bajada de glucosa. También pueden empeorar el asma. Si está tomando un beta-bloqueante, vaya a urgencias inmediatamente si alguno de los siguientes síntomas persiste o es muy intenso: dificultad para respirar, ruidos al respirar, exantema (un tipo de manchas en la piel), frecuencia cardiaca irregular, hinchazón de las piernas o de los pies, dolor en el pecho, vómitos o diarrea intensa. Hay que tener en cuenta que los beta-bloqueantes no se pueden usar durante mucho tiempo durante el embarazo y la lactancia.

Terapia con yodo radiactivo

La administración de yodo radiactivo (un procedimiento también denominado «ablación con yodo radiactivo») es un método seguro y eficaz para resolver el problema del hipertiroidismo. Se trata del procedimiento más utilizado en Estados Unidos para el tratamiento de esta enfermedad. El yodo radiactivo destruye una parte importante de la tiroides, disminuyendo así la producción de hormonas tiroideas. El objetivo del tratamiento es conseguir el eutiroidismo, un término médico que se utiliza para referirse a la tiroides cuando produce la cantidad justa de hormonas que necesita el organismo para funcionar normalmente. Sin embargo, lo más probable, es que después del tratamiento con yodo radiactivo aparezca hipotiroidismo, y el paciente dependerá de por vida de la terapia hormonal sustitutiva, la cual, a largo plazo, hará que el nivel de hormonas tiroideas sea el normal y que el

Tabla 3.1 Medicamentos más utilizados para tratar el hipertiroidismo

Beta-bloqueantes	Efectos adversos
Atenolol Metoprolol Nadolol Propranolol Timolol	Mareo, cansancio, dolor de cabeza, pesadillas, dificultad para dormir, náuseas, pirosis, diarrea o estreñimiento, exantema, aumento rápido de peso, vómitos. En algunos pacientes con problemas del corazón, diabetes o asma, estos medicamentos pueden producir dificultad respiratoria, ruidos al respirar, arritmia cardiaca (latidos irregulares), hinchazón de las piernas y de los pies y dolor en el pecho.
Antitiroideos Tiamazol Propiltiouracilo (PTU)	Exantema, picor, dolor en las articulaciones, pueden disminuir el número de leucocitos que hay en la sangre, lo que produce un aumento de la susceptibilidad a las infecciones; daño hepático (muy rara vez), que se manifiesta por una coloración amarillenta de la piel o los ojos, orina de color oscuro y dolor abdominal.

paciente se sienta bien. El médico calcula cuánto yodo radiactivo necesita cada paciente, pero es imposible fijar la dosis con exactitud. Incluso cuando se consigue encontrar la dosis exacta, la tiroides funcionará con normalidad durante un tiempo, pero lo más probable es que luego se vuelva de nuevo hiperreactiva. Por esta razón, la mayoría de los médicos prefieren utilizar al principio una dosis de yodo radiactivo más alta de lo normal. Si esta dosis no es suficiente, el hipertiroidismo continuará y el paciente tendrá que someterse a otra sesión de tratamiento.

El tratamiento con yodo radiactivo es sencillo. El paciente toma un líquido o una cápsula que contiene yodo radiactivo, igual que se hace cuando se realiza una gammagrafía con yodo radiactivo, sólo que en este caso el yodo procede de un isótopo radiactivo diferente al que se utiliza en la gammagrafía. El isótopo I-123, que es el que suele utilizarse en las gammagrafías, emite un tipo de radiación que puede captarse con la cámara y es inocuo para la tiroides. En el tratamiento, se utiliza una cantidad mayor de I-131 (un isótopo radiactivo más potente que I-123) para destruir las células de la tiroides. La dosis se mide generalmente en unidades de radiactividad, llamadas curios en honor del físico francés Pierre Curie, quién ganó, junto a su mujer Marie, el primer Nobel por el descubrimiento de la radiactividad. Un curio equivale a mil milicurios. La dosis también se puede medir en becquerelios, llamados así en honor de Henri Becquerel, quien también descubrió la radiactividad. Normalmente, la dosis de I-131 para tratar el hipertiroidismo oscila entre cinco y treinta milicurios (mCi) o, lo que es lo mismo, entre 185 y 1.100 megabecquerelios (MBq) (un MBq es igual a un millón de becquerelios. Para pasar de mCi a MBq se multiplica por 37). Puede usarse una dosis más elevada de 30-75 mCi (1.100-2.775 MBq) para disminuir el tamaño de la tiroides cuando está muy agrandada y produce problemas respiratorios. Sin embargo, se prefiere la cirugía cuando el paciente tiene un bocio que provoca·síntomas debido a la presión que ejerce sobre las estructuras adyacentes a la glándula tiroidea, tales como el esófago, la tráquea y las grandes venas del cuello y de la parte superior del tórax. Las dosis más elevadas de yodo radiactivo se reservan para aquellos casos en los que no se puede realizar cirugía, bien porque el paciente no quiere o bien porque se considera demasiado arriesgada, como ocurre a veces en el caso de los pacientes muy mayores o debilitados.

La tiroides está programada para captar el yodo, y, dado que en el hipertiroidismo es hiperreactiva, probablemente captará una cantidad importante de la dosis administrada. Desde una semana antes hasta dos días después de la terapia con yodo radiactivo, tendrá que seguir una dieta baja en yodo o, al menos, evitar los alimentos que contienen más yodo. Esto se hace para que las células de la tiroides estén «hambrientas» de yodo (las directrices para seguir una dieta baja en yodo se explican en el capítulo 8). Esto implica evitar la sal yodada y cualquier alimento que la contenga. Tenga en cuenta que no hay ningún problema con el sodio, siempre y cuando no contenga yodo.

Una vez que ingiere el yodo, las moléculas radiactivas comienzan a destruir las células de la tiroides. Al cabo de unos días de tratamiento, el yodo radiactivo que no ha sido captado por la tiroides se elimina del organismo a través de la orina o es reducido a un estado no radiactivo que es inocuo para el cuerpo. Generalmente, tienen que transcurrir entre seis y doce semanas antes de que los niveles de hormonas tiroideas desciendan hasta el nivel normal. A partir de las doce semanas, puede aparecer hipotiroidismo en cualquier momento, incluso hasta diez años después. Cuando esto ocurre, el paciente tiene que empezar con la terapia hormonal sustitutiva.

El tratamiento con yodo radiactivo es indoloro, aunque el paciente puede sentir algunas molestias en la garganta, especialmente cuando la dosis es elevada. También puede aparecer sequedad en la boca después del tratamiento, ya que las glándulas salivales a veces se ven afectadas; sin embargo, esto pasa muy rara vez cuando se administran las dosis típicas de yodo radiactivo que se utilizan en el tratamiento del hipertiroidismo.

Cuando se utilizó por primera vez esta forma de tratamiento hace más de sesenta años, los médicos y los pacientes estaban preocupados por la posibilidad de que el yodo radiactivo produjera cáncer, esterilidad o alteraciones congénitas en el feto. Sin embargo, los investigadores que llevan estudiando este problema desde entonces están de acuerdo en que el riesgo es muy pequeño. Aún así, se aconseja a las mujeres que esperen seis meses y los hombres por lo menos dos meses después del tratamiento para ser padres. Antes se consideraba que la terapia con yodo radiactivo era demasiado peligrosa para los niños, pero actualmente cada vez es mayor el número de niños tratados con yodo radiactivo. Sin embargo, está contraindicado en mujeres embarazadas o que están dando el pecho.

Dicho así, la terapia con yodo radiactivo parece un tratamiento perfecto, pero no es así, ya que tiene algunos riesgos. Puede producir inflamación de la tiroides inducida por la radiación (tiroiditis). Si esto ocurre, el hipertiroidismo puede empeorar temporalmente, y, a veces, aparece dolor en el cuello. Este tipo de tiroiditis suele durar unos cuantos días, y el médico puede prescribirle algún medicamento para mejorar los síntomas. Si tiene la enfermedad de Graves-Basedow, puede experimentar un empeoramiento de las complicaciones oculares después de la terapia con yodo radiactivo. El riesgo es más elevado si es fumador, tiene complicaciones oculares graves o inestables y los niveles de hormonas tiroideas no están bien regulados.

Una vez terminado el tratamiento con yodo radiactivo, tendrá que adoptar una serie de precauciones durante unos cuantos días (véase el capítulo 8) para prevenir la exposición de otras personas a la radiación que aún está presente en los líquidos del cuerpo. Sobre todo, debe alejarse de las mujeres embarazadas y de los niños pequeños, ya que son más sensibles a los efectos dañinos de la radiación.

Medicamentos antitiroideos

Los fármacos conocidos como antitiroideos bloquean la tiroides, impidiendo así que fabrique más hormonas, y, por tanto, reducen los niveles de hormonas tiroideas en la sangre.

Si tiene la enfermedad de Graves-Basedow, es probable que el único tratamiento que reciba para el hipertiroidismo sea algunos de estos medicamentos. En el caso de esta enfermedad, generalmente no es necesario extirpar la tiroides, a no ser que la glándula esté muy agrandada y ejerza una presión excesiva sobre las estructuras del cuello. Además, no suele haber nódulos problemáticos que requieran extirpación. Al no haber nódulos funcionantes que produzcan hormonas tiroideas, los antitiroideos proporcionan la posibilidad de que tenga lugar una remisión espontánea. Sin embargo, la mayoría de los pacientes que tienen la enfermedad de Graves-Basedow prefieren someterse a la terapia con yodo radiactivo, ya que los resultados a largo plazo son mejores.

Lo mejor de los antitiroideos es que pueden producir una remisión del hipertiroidismo de larga duración sin dañar la glándula tiroidea. El inconveniente es que no se puede saber cuánto tiempo tiene que estar el paciente tomando el medicamento para que se produzca la remisión, y, además, estos medicamentos pueden tener efectos adversos importantes.

El uso de medicación antitiroidea durante 1-2 años conduce a la remisión del hipertiroidismo entre el veinte y el treinta por ciento de los pacientes con enfermedad de Graves-Basedow. Sin embargo, una vez conseguida la remisión, se puede producir una recidiva. Si el tratamiento no tiene éxito al cabo de un cierto tiempo, lo más probable es que el médico le recomiende someterse a la terapia con yodo radiactivo, que tiene muy pocos riesgos y una tasa de efectividad más elevada que los antitiroideos.

La medicación antitiroidea puede utilizarse también antes del tratamiento con yodo radiactivo o cirugía. Esta combinación de tratamientos se recomienda generalmente a los pacientes mayores y a los que tienen problemas cardiacos, ya que el riesgo cardiovascular es más elevado. Debido al efecto negativo que los cambios en los niveles de hormonas tiroideas puede tener sobre el corazón, conviene hacer un seguimiento de la función cardiaca en los pacientes que están tomando antitiroideos y reducir progresivamente los niveles de hormonas tiroideas antes de la terapia con yodo radiactivo o de la cirugía. Esto reduce al máximo el riesgo de que se produzca una tirotoxicosis grave, que puede tener su origen en la inflamación producida por el yodo radiactivo o en la manipulación quirúrgica de la glándula tiroidea.

Los dos antitiroideos más utilizados en Estados Unidos son el tiamazol y el propiltiouracilo (PTU). Una vez que empieza a tomar cualquiera de estos dos fármacos, pueden pasar entre uno y tres meses antes de que se sienta mejor y la función tiroidea vuelva a la normalidad.

El tiamazol y el PTU funcionan de una forma un poco diferente, por lo que el médico puede prescribir uno u otro dependiendo de las características de cada paciente. Si está embarazada, por ejemplo, es preferible prescribir PTU porque es menos probable que atraviese la barrera placentaria y entre en el torrente sanguíneo del feto, y, además, no ha sido asociado con la aplasia cutánea, que es una malformación del cuero cabelludo del feto, ni con la atresia cloanal (una malformación congénita de la nasofaringe, que es la parte superior de la faringe en la que la nariz conecta con la boca). Estas dos malformaciones han sido asociadas con el tiamazol.

Algunos médicos consideran que el PTU es el fármaco de elección para los pacientes que presentan hipertiroidismo grave, ya que inhibe la conversión de T4 en T3, que es la hormona tiroidea más activa. Generalmente, se prescribe a una dosis diaria de 300-400 mg. Debe tomarse en varias dosis, ya que es eficaz sólo durante ocho horas. El tiamazol se suele prescribir a una dosis diaria de 30-40 mg, y generalmente puede tomarse una vez al día porque tiene una acción mucho más prolongada que el PTU. Además, es menos probable que el tiamazol provoque algún efecto adverso, inusual, pero grave.

En algunos pacientes, los antitiroideos provocan reacciones alérgicas, tales como exantema, picor y dolor en las articulaciones. En uno de cada quinientos pacientes, estos fármacos producen una disminución del número de leucocitos en la sangre, lo que hace que disminuya la resistencia a las infecciones. En la forma más extrema de esta complicación, denominada agranulocitosis, desaparecen todos los leucocitos.

Para asegurarse de que la cifra de leucocitos es normal mientras está tomando el medicamento antitiroideo, el médico le hará análisis de sangre, y, si presenta algún síntoma de infección (por ejemplo, fiebre o dolor de garganta), le dirá que debe dejar de tomar el medicamento. Si la cifra de leucocitos es baja debido al PTU o al tiamazol, el médico le dirá que deje de tomarlo.

Otro efecto adverso raro de los antitiroideos es el daño hepático. Si observa cualquier síntoma hepático (coloración amarilla de la piel o de los ojos, orina de color oscuro, cansancio intenso o dolor abdominal) deje de tomar el medicamento y consulte con el médico lo antes posible.

Cirugía

Otra forma del curar el hipertiroidismo es extirpar una parte o la totalidad de la tiroides. Este procedimiento quirúrgico se denomina tiroidectomía. Dado que la terapia con yodo radiactivo tiene una tasa de éxito muy elevada, la cirugía se reserva para los pacientes que tienen un bocio muy grande o nódulos tiroideos que ejercen una presión excesiva sobre las estructuras del cuello y provocan problemas al respirar y al tragar. Es también útil en el caso de los pacientes que presentan resistencia a la terapia con yodo radiactivo. La cirugía puede también estar indicada en el caso de las mujeres embarazadas en las que el hipertiroidismo no puede controlarse con dosis conservadoras de antitiroideos y en los pacientes que son alérgicos a estos medicamentos. Debido a la preocupación por los efectos adversos de la radiación (terapia con yodo radiactivo), la cirugía como procedimiento para tratar el hipertiroidismo es más popular en Japón y en algunos países europeos que en Estados Unidos.

A veces se administra un antitiroideo o unas gotas de yodo (que funcionan igual que un medicamento antitiroideo) antes de la intervención quirúrgica para ayudar a controlar el hipertiroidismo. Las gotas de yodo se suelen reservar para los casos en los que el hipertiroidismo es más grave o necesita ser controlado rápidamente, tal como ocurre en los pacientes que presentan un problema cardiaco grave o tienen que ser operados de urgencia. Durante la intervención quirúrgica, se extirpa la tiroides a través de una incisión en el cuello. A veces se emplean técnicas quirúrgicas mínimamente invasivas que requieren realizar incisiones muy pequeñas, a través de las cuales se insertan unos tubos para pasar el instrumental quirúrgico, pero no es habitual.

La cirugía de la tiroides apenas tiene riesgos y es muy eficaz. Las complicaciones más importantes ocurren en menos del dos por ciento de los pacientes cuando el cirujano tiene experiencia. Las complicaciones que pueden ocurrir durante una operación de tiroides son el daño a las glándulas paratiroideas (que están situadas al lado de la tiroides y controlan los niveles de calcio en la sangre) y el daño a los nervios laríngeos, situados a ambos lados del cuello y cuya función es controlar las cuerdas vocales, lo que puede producir ronquera o pérdida total o parcial de la voz. Si el daño ha afectado a sólo uno de los nervios laríngeos, la pérdida de la voz es generalmente transitoria y parcial; sin embargo, el daño bilateral tiene consecuencias más graves, y es menos probable que se produzca una recuperación espontánea.

Después de la operación, lo más probable es que aparezca hipotiroidismo y el paciente tenga que estar en terapia hormonal sustitutiva de por vida. Si se ha extirpado toda la tiroides, no habrá tejido suficiente para fabricar hormonas tiroideas. Si sólo se ha extirpado una parte de la glándula, el paciente puede tener suerte y conseguir el eutiroidismo, en cuyo caso, no obstante, deberá hacerse pruebas de función tiroidea cada cierto tiempo.

El caso de Jerry

La historia de Jerry es un caso típico de hipertiroidismo, en el cual una serie de síntomas fueron apareciendo poco a poco, muy lentamente, de tal forma que no interferían con su afición favorita, el montañismo. Jerry es un cirujano de la columna vertebral. Está siempre muy ocupado, pero a sus 51 años, tiene tiempo y energía para escalar el Monte Washington, que es la montaña más alta del noreste de Estados Unidos, por lo menos una vez al año, siempre en invierno, cuando los picos están llenos de nieve. Una vez, cuando estaba escalando, notó que le faltaba aire y tenía dificultades para respirar, lo cual le sorprendió mucho. Esta es la historia de Jerry.

«El tiempo era perfecto ese día. Tenía pensado llegar a la cumbre en tres horas media o cuatro, pero al final tardé más de cinco horas y media. No podía ser. En aquellos momentos no tenía ni idea de cuál era el problema. No sabía por qué había bajado tanto mi rendimiento.

»Así es que decidí hacer un repaso a mi vida y ver si había alguna otra cosa que no funcionara como era debido. Había otras cosas que me parecían raras. Una era que siempre tenía sed. Llegaba a casa todas las noches, y me bebía de golpe tres o cuatro vasos de agua. La otra es que tenía bastante más pulsaciones de lo normal. La mayoría de la gente no se toma el pulso, pero desde que empecé a correr en maratones hace ahora quince años, tengo la manía de tomarme el pulso con mucha frecuencia. Siempre he tenido el pulso típico de los deportistas; es decir, entre cuarenta y cincuenta. Luego, al ir envejeciendo pasé a tener sesenta pulsaciones por minuto. Sin embargo, últimamente, cuando me tomaba el pulso, siempre tenía ochenta, y eso era muy raro. Además, recuerdo que en los últimos meses, de vez en cuando, sentía el corazón muy acelerado. Así es que se trataba de una combinación de sed excesiva, pulso acelerado y baja forma física. Eso es lo que hacía que me preguntara que me estaba pasando.

»En aquellos momentos, yo no tenía ni idea de que la falta de resistencia física podía ser un síntoma de hipertiroidismo. Fue el pulso acelerado lo que llevó a hacerme las pruebas de función tiroidea porque sabía que era un síntoma típico de hipertiroidismo. Tener mucha sed es un síntoma de diabetes. La falta de resistencia física puede deberse a muchas cosas. Como soy médico, me podía hacer mi propio análisis de sangre. Así es que me hice un hemograma, comprobé los niveles de glucosa en la sangre y me hice las pruebas de función tiroidea. Cuando vi los resultados, me pareció que la función tiroidea estaba un poco rara. Fue entonces cuando me decidí a ir al médico. Me dijo que lo mejor era que hiciéramos otra vez las pruebas. El resultado fue el mismo. Resultó que tenía la enfermedad de Graves-Basedow.

»Después del diagnóstico, fue cuando me di cuenta de que tenía otros síntomas, pero no me había fijado antes. Siempre tenía más calor que las personas que estaban conmigo en ese momento, y el último año y medio había empeorado y estaba siempre muerto de calor. Ahora comprendo por qué sudaba tanto en el quirófano cuando estaba operando, tanto, que tuve que comprarme una cinta para el pelo. Y lo curioso es que ningún compañero del quirófano se quejaba de que hiciera demasiado calor. Ahora sé que éste es también un síntoma típico de hipertiroidismo, pero entonces no caí en la cuenta. Además, recuerdo que tenía también temblores en las manos. En el quirófano tengo que manipular instrumentos muy pequeños. Cuando uno no tiene la mano apoyada, siempre hay un poco de temblor, pero lo mío era peor, incluso una enfermera me preguntó que si me sentía mal o me pasaba algo.

»Otro síntoma es que, cuando me levantaba de la cama por la mañana, e iba a la habitación de al lado, sentía que me faltaba la respiración. Es lo mismo que noté cuando estaba escalando el Monte Washington, sólo que en casa me pasaba cuando hacía el más mínimo ejercicio. Tenía mucha hambre también. Soy una persona muy activa, y normalmente como mucho y bien, pero notaba que tenía hambre a cualquier hora del día. Desayunaba, y, luego, a las nueve de la mañana ya tenía hambre otra vez. Me pasaba todo el día picando, y algunas noches me comía tres cuencos de cereales antes de irme a la cama.

»Primero, me trataron con beta-bloqueantes, sólo para que los síntomas mejoraran un poco hasta que pudiera empezar la terapia con yodo radiactivo, que es un tratamiento muy sencillo. Simplemente, tenía que tomarme una cápsula y luego irme a casa. El médico me advirtió de lo del «crash», que quiere decir que de repente, un buen día, varios días o semanas después de terminar el tratamiento con yodo radiactivo, empieza el hipotiroidismo. También me dijo que, antes del «crash», se produciría un empeoramiento de los síntomas de hipertiroidismo. Y eso fue exactamente lo que ocurrió. El médico me hizo un control muy estricto, y un par de semanas después de terminar la terapia con yodo radiactivo, yo estaba más tóxico; es decir, tenía más hipertiroidismo de los habitual. La verdad es que me sentía muy mal. Seguía tomando el beta-bloqueante, pero no me hacía mucho efecto. La frecuencia cardiaca llegó a ser de ochenta latidos por minuto. Seguía perdiendo masa muscular. Cuando intentaba hacer ejercicio, me ahogaba. Era horrible.

»Luego, de repente, entre seis y siete semanas después del tratamiento, empecé a sentirme mejor. Ocurrió de repente, así, sin previo aviso. Ya no sentía tanto calor. ¡Qué felicidad! Disminuyó la sed y también el apetito. Las pruebas de función tiroidea confirmaron que había hipotiroidismo, por lo que tuve que empezar con la terapia hormonal sustitutiva. Desde entonces, me siento muy bien. Ya no siento como si fuera a explotar en cualquier momento. Antes, cuando no sabía que padecía hipertiroidismo, siempre tenía la sensación de estar tenso, frenético e irritable. Tenía que aguantarme para no estallar. Ahora es como si me hubieran dado un tranquilizante. Ya no ando siempre buscando agua y comida. Antes me pasaba el día pensando cuándo iba a comer, dónde iba a comer, qué iba a comer. Estaba obsesionado con tener siempre bebida y comida en el coche. Cuando ya estaba curado, a veces me paraba y pensaba "Increíble, hace ya varias horas que he comido y todavía no tengo hambre". Mi pulso es mucho más normal (entre cincuenta y sesenta pulsaciones por minuto).

»La mejor forma de describir cómo me siento ahora es decir que no me explico cómo me pude sentir tan mal durante tanto tiempo. He engordado tres o cuatro kilos. Y he vuelto a la pista de atletismo y entreno una hora todos los días. Corro, hago bicicleta, kayak, levanto pesas y hago montañismo. Estoy intentado recuperar la resistencia física que tenía antes, sobre todo porque dentro de dos meses me voy al Monte Rainier. Es el pico más alto de Estados Unidos (4.270 metros), así es que tengo mucho trabajo por delante.»

Con independencia si le tratan con cirugía, yodo radiactivo o antitiroideos o una combinación de estas modalidades de tratamiento, el hipertiroidismo requiere un seguimiento a largo plazo. Debe estar atento a los síntomas de hipotiroidismo (véase el capítulo 2) y hacerse pruebas de función tiroidea cada cierto tiempo para ver cómo están los niveles de TSH, T4 y T3, primero a intervalos muy frecuentes y luego cada seis meses o un año (véase el capítulo 4 para más información sobre las pruebas de función tiroidea).

Si aparecen síntomas de hipotiroidismo, como suele ocurrir en la mayoría de los casos, debe ir al médico para que le haga pruebas de función tiroidea, incluso después de que le haya prescrito la medicación, ya que las necesidades del organismo pueden cambiar a lo largo de los años.

Capítulo 4
LAS PRUEBAS DE FUNCIÓN TIROIDEA

Las personas que tienen algún problema de tiroides entran de repente en un mundo de siglas que se parece más a un código secreto que a una serie de pruebas médicas. Sin embargo, dado que las enfermedades de la glándula tiroidea implican un seguimiento continuo durante varios años, pronto se familiarizará con las pruebas para medir la TSH, la T4, la T4L, la T3 y la T3L, por citar sólo algunas.

Las pruebas de función tiroidea se hacen normalmente a partir de un análisis de sangre. Hay otras pruebas en las que se utiliza yodo radiactivo e imágenes. La mayoría de las pruebas sirven para comprobar si la tiroides está funcionando correctamente. Las pruebas de imagen son a veces necesarias para investigar los problemas estructurales de la glándula, tales como el bocio y los nódulos.

Análisis de sangre

Las enfermedades funcionales de la tiroides, tales como el hipotiroidismo y el hipertiroidismo, se caracterizan por un desequilibrio hormonal. Por tanto, existen pruebas para cada uno de los componentes del eje hipotálamo-hipófiso-tiroideo (véase el capítulo 1). Se trata de pruebas hormonales para comprobar si el eje está funcionando correctamente. Observando los niveles en sangre de las diferentes hormonas, generalmente el médico puede saber dónde está el problema y cuál es la causa. Sin embargo, los nódulos tiroideos y el bocio pueden alterar el equilibrio

hormonal, por lo que es necesario realizar pruebas de imagen para evaluar las alteraciones estructurales de la tiroides. A continuación, presentamos algunas de las
pruebas que se realizan a partir de un análisis de sangre cuando existe sospecha de
que el paciente sufre una enfermedad de la tiroides.

Prueba de la TSH (hormona estimuladora de la tiroides)

TSH son las siglas en inglés de «hormona estimuladora de la tiroides». En español,
está hormona suele denominarse «tirotropina», pero los médicos de todo el mundo
utilizan las siglas en inglés. Esta es la primera hormona en la que se va a interesar
el médico si sospecha que puede tener un problema de tiroides. Se trata de una hormona secretada por la hipófisis que determina la cantidad de hormonas tiroideas
que debe producir la tiroides. En los últimos años, ha aparecido una prueba más
sensible para la TSH, que se ha convertido en la prueba de referencia para empezar
a evaluar a un paciente con una posible enfermedad de la glándula tiroidea. Cuando se hace esta prueba, se parte de la base de que el paciente no tiene ninguna alteración de la hipófisis que pudiera interferir con la producción normal de TSH.

Si los resultados de esta prueba son normales, hay que concluir que los niveles
de TSH circulantes en la sangre están dentro del intervalo normal (véase la tabla 4-1
en la que se presentan los intervalos normales). Si la prueba demuestra que los
niveles de TSH están altos, esto quiere decir que la hipófisis está enviando un mensaje muy claro a la tiroides de que debe producir más hormonas tiroideas, o, lo que
es lo mismo, quiere decir que la tiroides no está fabricando la cantidad necesaria
de hormonas, lo cual se conoce como hipotiroidismo. Por el contrario, si la prueba
muestra que los niveles de TSH están por debajo de los normal, hay que concluir
que la tiroides está fabricando una cantidad excesiva de hormonas; es decir, que
hay hipertiroidismo.

Esta interpretación de los resultados es válida en el caso de los pacientes nuevos
que todavía no han sido tratados con medicamentos para la tiroides, pero, si ya está
en tratamiento debido a un hipotiroidismo o a un hipertiroidismo, tendrá que hacerse
esta prueba cada cierto tiempo y los resultados se interpretarán de otra forma. Por
ejemplo, si ha estado tomando una dosis demasiado elevada y se ha procedido a un
ajuste de la dosis hace poco tiempo, durante semanas o, incluso, meses la prueba
puede indicar que los niveles de TSH están bajos. Esto ocurrirá hasta que el organismo se adapte al cambio. Si ha empezado hace poco un tratamiento para el hipertiroidismo, los niveles de TSH pueden también permanecer bajos durante un tiempo.

Pruebas de la T4 (tiroxina)

La tiroxina (T4) es una hormona producida únicamente por la tiroides. Circula de
dos formas. Una vez secretada por la glándula tiroidea, la mayor parte de la T4

Tabla 4.1. Resultados de las pruebas más utilizadas de función tiroidea que se realizan mediante un análisis de sangre (pacientes que no están tomando medicación para la tiroides)

Enfermedad	Nivel de TSH	Nivel de T4L o índice de T4L	Nivel de T3L o índice de T3L
Normal (eutiroidismo)	En el intervalo normal (0,45-4,5 mU / l*)	En el intervalo normal (0,8-2,0 mU / l*)	En el intervalo normal
Hipotiroidismo	Alto	Bajo	No es de utilidad
Hipertiroidismo	Bajo	Alto	Alto
Hipotiroidismo secundario (indicativo de una alteración de la hipófisis)	Bajo	Bajo	No es de utilidad
Hipertiroidismo secundario (indicativo de que existe un tumor hipofisiario que está produciendo TSH)	Alto	Alto	Alto
Hipotiroidismo leve (subclínico)	Alto	Dentro del intervalo normal	No es de utilidad
Hipertiroidismo leve (subclínico)	Bajo	Dentro del intervalo normal	Dentro del rango normal

* El intervalo normal de TSH, T4 y T3 en la sangre varía ligeramente entre un laboratorio y otro. En 2004 se publicó un informe de consenso que indica que el intervalo normal de TSH en la sangre es de entre 0,45 y 4,5 mU / l. Según este informe, el intervalo normal en la sangre de T4 es de entre 0,8 y 2,0 mU / l. No se indica el intervalo normal para T3. Los niveles de TSH, T4 y T3 se indican en mU / l (miliunidades por litro) o en ng / dl (nanogramos por decilitro).

queda ligada a las proteínas de unión protectoras, por lo que no está aún preparada para ser utilizada por las células. Una cantidad muy pequeña de T4 (menos del uno por ciento del total) no se une a las proteínas, y, por tanto, está «libre» y puede ser utilizada de forma inmediata por las células. Es necesario que haya una cantidad suficiente de T4 libre para satisfacer la demanda de las células. La T4 ligada actúa como un depósito en circulación que se rellena continuamente con la hormona que secreta la tiroides, manteniéndose un equilibrio entre la cantidad de T4 libre disponible y la cantidad que necesitan las células. Dado que la T4 ligada representa la gran mayoría (más del noventa y nueve por ciento) de la T4 existente en el organismo, la prueba de T4 total determina fundamentalmente la cantidad de T4 que está circulando por la sangre.

La prueba de la T4 libre (T4L) se considera la más importante para comprobar si la tiroides está funcionando correctamente. Sirve para medir sólo la cantidad de T4 disponible para su uso por parte de las células. En combinación con la prueba de la TSH, la prueba de la T4L nos da una idea precisa de cómo está funcionando la glándula tiroidea y nos ayuda a determinar cuál es la causa del problema que presenta el paciente. Por ejemplo, si los niveles de TSH están elevados y los de T4L bajos, el paciente sufre un hipotiroidismo primario (que es el término que se utiliza cuando el problema está dentro de la tiroides), producido por una enfermedad de la glándula.

Si los niveles, tanto de TSH como de T4L, son bajos, el problema está en la hipófisis, y se habla de hipotiroidismo secundario, que es el término que se utiliza cuando el problema está fuera de la tiroides, en la zona del hipotálamo o de la hipófisis, que son las regiones del cerebro que ·influyen en la producción de TSH.

Cuando los niveles de TSH están bajos y los de T4L elevados significa que hay un exceso de hormonas tiroideas en el organismo. En estos casos, se puede realizar una segunda prueba, denominada prueba de captación de yodo radiactivo (PCYR) (véase «Prueba de captación de yodo radiactivo [PCYR]» en este capítulo), que sirve para determinar si la tiroides está fabricando una cantidad excesiva de hormonas (en cuyo caso hablaremos de hipertiroidismo), o si el exceso de hormonas se debe a otra causa, y, si es así, hablaremos de tirotoxicosis, que es el término médico que se utiliza para referirse al exceso de hormonas tiroideas de cualquier tipo. Por ejemplo, la tiroides pueda estar perdiendo las hormonas que produce o quizás el paciente está tomando demasiado yodo en la dieta o a través de un medicamento.

Los niveles elevados de TSH y los niveles normales de T4L son indicativos de un hipotiroidismo leve (hipertiroidismo subclínico), que puede, o no, ser el causante de los síntomas. No existe acuerdo entre los médicos con respecto a si el hipotiroidismo leve debe o no tratarse.

A veces, se utilizan una serie de pruebas combinadas de función tiroidea más antiguas para calcular la cantidad de T4L que hay en el organismo. Estas pruebas no se utilizan con tanta frecuencia como la prueba de la T4L, simplemente porque, en el método antiguo, hay que hacer dos pruebas en vez de una. Esta combinación de pruebas, que incluye una prueba de captación de T3 (CT3) y una prueba de T4 total, proporciona una estimación del porcentaje de hormona libre, y, por tanto, lista paras actuar sobre los tejidos. Este porcentaje se conoce como índice de T4 libre.

Pruebas de la T3 (triyodotironina)

Al igual que en el caso de la hormona tiroxina, existen varias pruebas que miden la cantidad de triyodotironina (T3) que hay en la sangre. Como ocurre con la T4, la mayor parte de la T3 se une a proteínas protectoras. Una prueba, denominada prueba de T3 total, sirve para medir la cantidad total de T3 que circula por el organismo, y otra prueba, denominada prueba de T3 libre (T3L), mide la cantidad de T3 no ligada a las proteínas; es decir, la cantidad de T3 que circula libremente y, por tanto, puede ser utilizada por el organismo. Otra forma de determinar la cantidad de T3 libre consiste en calcular el índice de T3L. Con este método se combinan los resultados de la prueba de T3 total y los de la prueba de CT3. Es preferible combinar pruebas porque el índice de T3L se puede calcular fácilmente y su intervalo normal es más fiable que el de la prueba de T3L.

Las pruebas de T3 no suelen utilizarse para el diagnóstico del hipotiroidismo porque, si el paciente presenta una tiroides poco reactiva, los niveles de T3 serán los últimos en descender. Así, un paciente puede sufrir un hipotiroidismo grave y tener un nivel normal de T3. No obstante, hay ocasiones en las que las pruebas de T3 pueden ayudar al médico a diagnosticar el hipertiroidismo o a determinar su gravedad. Si un paciente padece hipertiroidismo, es probable que los niveles de T3 libre estén elevados. En algunos casos de hipertiroidismo, la prueba de TSH da resultados bajos, mientras que la prueba de T4L es normal, estando elevado únicamente el índice de T3 libre. Estos resultados son también indicativos de hipertiroidismo, y puede confirmarse realizando la PCYR.

Pruebas para los anticuerpos antitiroideos

Las pruebas para los anticuerpos antitiroideos se hacen para determinar si la causa de los problemas de tiroides que presenta el paciente es o no una enfermedad autoinmune. Si las pruebas de TSH y T4L revelan que existe hipotiroidismo, es posible que el médico quiera saber si hay en el organismo anticuerpos anti-Tg y anti-TPO. Los anticuerpos anti-Tg actúan contra una proteína denominada tiroglobulina que es producida por la tiroides y desempeña un papel muy importante en la producción de hormonas tiroideas. Por otra parte, los anticuerpos anti-TPO actúan contra la peroxidasa tiroidea, que es la principal enzima implicada en la síntesis de las hormonas tiroideas. La presencia continuada de estos anticuerpos indica que la causa del hipotiroidismo es una enfermedad autoinmune denominada tiroiditis de Hashimoto.

Si ha sido diagnosticado de hipertiroidismo, es posible que el médico quiera averiguar si tiene anticuerpos que actúan contra el receptor de la TSH situado en la tiroides. La presencia de estos anticuerpos indica que la responsable de los problemas de tiroides es la enfermedad de Graves-Basedow. Los anticuerpos del receptor de la TSH (conocidos como TRAb, según sus siglas en inglés) se clasifican en dos grupos: los que estimulan la tiroides, conocidos como anticuerpos estimuladores del receptor de la TSH, y los que bloquean la acción del receptor, denominados anticuerpos bloqueantes del receptor de la TSH. Un ejemplo de anticuerpo estimulador del receptor de la TSH es la inmunoglobulina estimuladora del tiroides (IET). Un ejemplo de anticuerpo bloqueante del receptor de la TSH es la inmunoglobulina inhibidora de la unión a la TSH (IIU).

Prueba de la TRH (hormona liberadora de la tirotropina)

TRH son las siglas en inglés de la «hormona liberadora de la tirotropina». En castellano esta hormona se conoce también con el nombre de «tiroliberina», pero los médicos de todo el mundo la conocen por las siglas inglesas. Es secretada por el hipotálamo para estimular la producción de TSH en la hipófisis. En la mayoría de los casos, no es necesario realizar un análisis de sangre administrando previamente TSH. Sin embargo, cuando el médico sospecha que la causa de las alteraciones tiroideas tiene que ver con algún problema en el hipotálamo o en la hipófisis, puede pedir esta prueba, que antes se utilizaba siempre cuando los resultados de la prueba de TSH no estaban claros. Actualmente, disponemos de pruebas de TSH ultrasensibles, por lo que, generalmente, no es necesario confirmar los resultados con una prueba de TRH.

La prueba de TRH es un poco diferente a las demás. Se extrae una muestra de sangre para TSH, y, a continuación, se inyecta TRH por vía intravenosa. Luego, se extraen muestras de sangre para TSH a intervalos regulares.

Pruebas de yodo radiactivo

Las pruebas de yodo radiactivo se basan en la capacidad que tiene la glándula tiroidea de extraer el yodo de la sangre y de utilizarlo para la producción de hormonas tiroideas. Normalmente, estas pruebas se hacen cuando los niveles de hormonas están altos o cuando el paciente presenta un nódulo tiroideo. Se administra por vía oral una pequeña cantidad de yodo radiactivo. Una vez que el organismo ha asimilado el yodo, éste se concentra en las células de la glándula tiroidea igual que ocurre cuando tomamos yodo en la dieta. Sin embargo, en este caso, la radiactividad emitida por la sustancia permite al médico utilizar un aparato especial que sirve para seguir el rastro del yodo en el interior del organismo, y, de esta forma, saber hasta qué punto la tiroides es capaz de concentrar el yodo de forma correcta.

Muchos pacientes están preocupados por el efecto que el yodo radiactivo puede tener en su organismo en general, y, en particular, en la tiroides. En realidad, no hay ninguna razón para preocuparse porque la cantidad es mínima y, además, se utiliza un material radiactivo (I-123) que no produce ningún daño en la tiroides. El

material radiactivo que suele utilizarse para destruir el tejido tiroideo en el tratamiento del hipertiroidismo y del cáncer de tiroides es el I-131, que, cuando se utiliza para tratar las enfermedades de la tiroides, se administra a una dosis mucho más
alta que la dosis que se emplea en la prueba del yodo radiactivo.

Hay sustancias, tales como el yodo, que existen en forma radiactiva y no
radiactiva. Las formas radiactivas emiten radiación, y se conocen como isótopos
radiactivos. I-123 e I-131 son dos isótopos radiactivos diferentes.

I-123 es un isótopo radiactivo que emite rayos gamma que no producen daño
en las células de la tiroides. Es el isótopo más utilizado en las pruebas de yodo
radiactivo, y se usa siempre una cantidad muy pequeña. El isótopo I-131 se utiliza
para destruir el tejido tiroideo anormal. Emite rayos beta de alta energía que producen daño o, incluso, la muerte de las células. Algunos médicos todavía utilizan
I-131 para realizar las pruebas de yodo radiactivo, pero a una dosis muy pequeña
que no produce ningún daño.

Otra diferencia entre los isótopos I-123 e I-131 es que el primero tiene un
periodo de semidesintegración más corto. El periodo de semidesintegración es el
tiempo que tiene que transcurrir para que la mitad de la dosis administrada desaparezca del organismo. El periodo de semidesintegración de I-123 es de 13 horas,
mientras que el de I-131 es de 8 días. Sin embargo, la prueba de yodo radiactivo
con I-123 no debe realizarse a las mujeres embarazadas o lactantes.

No es necesario realizar la prueba de yodo reactivo para el diagnóstico del
hipotiroidismo, porque las pruebas basadas en los análisis de sangre sirven para
confirmar la enfermedad y determinar la causa. Sin embargo, cuando el paciente
presenta tirotoxicosis, el médico puede pedir la PCYR para determinar qué cantidad de yodo se absorbe y se concentra en la tiroides. Esto ayuda al médico a determinar si existe un verdadero hipertiroidismo (sobreproducción de hormonas por
parte de la tiroides), la glándula está perdiendo hormonas (tiroiditis transitoria o de
resolución espontánea), tal como ocurre en la tiroiditis *postpartum,* o si el paciente
está tomando demasiado yodo, bien en la dieta o bien a través de un medicamento.

Si hay una alteración estructural de la tiroides (por ejemplo, un nódulo), el médico puede pedir una PCYR y una gammagrafía tiroidea. Para estas pruebas, el paciente no debe comer nada varias horas antes. Incluso puede que el médico le indique que
no coma nada la noche anterior. Si está tomando medicamentos para la tiroides, debe
decírselo al médico que le va a hacer la prueba, ya que hay que dejar de tomar el
medicamento tres o cinco días antes.

Prueba de captación de yodo radiactivo (PCYR)

Para hacer esta prueba, se administra al paciente una pequeña cantidad de yodo
radiactivo, generalmente dentro de una cápsula fácil de tragar. El médico puede
medir la cantidad de yodo radiactivo que absorbe la tiroides utilizando un aparato
especial que se coloca directamente sobre la glándula tiroidea (figura 4.1). Se trata

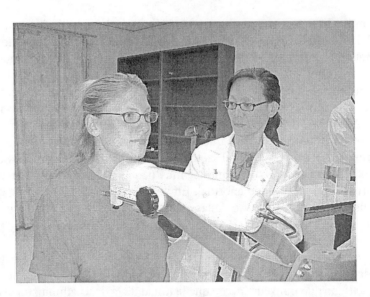

Figura 4.1. Prueba de captación de yodo radiactivo. Para diagnosticar una enfermedad de la tiroides, el médico puede pedirle que se someta a esta prueba. Sirve para determinar si la glándula tiroidea está absorbiendo una cantidad excesivamente elevada o excesivamente baja de yodo.

de una prueba indolora. El paciente permanece sentado, y es muy importante que no mueva el cuello y lo mantenga estirado aproximadamente dos minutos. Se tarda unos diez minutos en hacer la prueba, y generalmente se hace 24 horas después de que el paciente haya tomado la cápsula de yodo radiactivo. En algunos casos, se realizan las mediciones antes de las 24 horas.

El resultado de la prueba se expresa como el porcentaje de la cantidad total de yodo que se ha concentrado en la tiroides. Si la prueba muestra que la tiroides ha captado una cantidad anormalmente baja de yodo, incluso si el paciente tiene niveles elevados de hormonas tiroideas en la sangre, el médico concluirá que la glándula tiroidea está perdiendo una cantidad excesiva de hormonas, pero no está produciendo una cantidad por encima de lo normal. Por otro lado, la prueba puede simplemente mostrar que hay una cantidad excesiva de yodo en el organismo. Esto es así porque para que la tiroides funcione necesita una cierta cantidad de yodo. Cuando la cantidad de yodo presente en el organismo es excesiva, la tiroides sólo capta un pequeño porcentaje de la cantidad total, lo que se reflejará en una captación baja de yodo radiactivo por parte de la glándula, pero esta pequeña cantidad es todo lo que la tiroides necesita para funcionar correctamente.

La captación anormalmente elevada de yodo radiactivo por parte de la tiroides puede significar varias cosas. Si los niveles de hormonas tiroideas en la sangre son altos, esta captación elevada puede querer decir que la tiroides está produciendo cantidades excesivas de hormonas en lugar de estar perdiéndolas en la sangre, y por tanto, el médico llegará a la conclusión de que existe hipertiroidismo. Sin embargo, una captación elevada de yodo radiactivo puede también querer decir que existe una deficiencia de yodo en el organismo, con independencia de cómo estén los niveles de hormonas tiroideas en la sangre.

En el caso de los pacientes que están tomando medicación para la tiroides, la PCYR se hace a veces cuando los niveles de TSH son anormalmente bajos. Esto sirve para saber si el paciente está tomando una dosis demasiado elevada o si tiene un nódulo activo (es decir, un nódulo que está produciendo por su cuenta hormonas tiroideas). Una PCYR con resultados normales o altos realizada junto a una gammagrafía tiroidea que muestra un área en la que se concentra el yodo radiactivo situada en la región en la que está el nódulo indica que existe un nódulo activo.

Gammagrafía tiroidea

Esta prueba se hace a veces para evaluar las alteraciones estructurales de la tiroides. Es parecida a la PCYR. Se administra al paciente una pequeña cantidad de yodo radiactivo, generalmente a través de una cápsula. A veces, en vez de yodo radiactivo, se administra, mediante una inyección, tecnecio, que es también una sustancia radiactiva. En esta prueba, sin embargo, se utiliza una cámara especial para obtener imágenes de la tiroides desde tres ángulos diferentes. Cuando hay una alteración en la tiroides, las imágenes pueden mostrar que la glándula es demasiado pequeña o, por el contrario, demasiado grande. Se pueden también observar áreas en la glándula tiroidea con baja o alta actividad. La gammagrafía tiroidea también se hace para determinar si hay nódulos y ver si son activos (nódulos «calientes») o inactivos (nódulos «fríos») (los nódulos fríos producen poca o ninguna cantidad de hormonas tiroideas). La prueba dura aproximadamente media hora. El paciente no debe moverse y tiene que mantener el cuello estirado, lo cual puede ser un poco molesto.

Ecografía

La ecografía tiroidea se hace cuando el paciente presenta un bocio o nódulo o la tiroides tiene una forma irregular, lo que hace difícil examinarla en la exploración física. Durante la ecografía, se utilizan ondas sonoras de alta frecuencia (ultrasonidos) para obtener una imagen de la tiroides. El paciente se tumba en una camilla. El médico o el técnico en radiología pone un gel en el cuello del paciente justo en el lugar donde está situada la glándula tiroidea, y, a continuación, coloca sobre el gel un instrumento, denominado transductor, que transmite las ondas sonoras. De esta forma, se puede obtener una imagen de la tiroides. La prueba es totalmente indolora.

Los médicos utilizan pruebas, pero también se basan en su experiencia clínica a la hora de diagnosticar una enfermedad de la tiroides, especialmente cuando la enfermedad es leve y las decisiones terapéuticas dependen de otros factores (por ejemplo, de si hay o no síntomas). Cada vez que vaya al médico, le hará una exploración física, le preguntará por los síntomas que tiene y evaluará cualquier signo indicativo o sospechoso de enfermedad tiroidea (por ejemplo, presión arterial anormal, cambios en la frecuencia cardiaca, cambios en el tamaño de la tiroides y alteraciones de los reflejos).

Capítulo 5
LAS ENFERMEDADES DE LA TIROIDES Y EL SISTEMA INMUNITARIO

Cuando está activo durante el día y también cuando duerme, el sistema inmunitario está constantemente, de forma discreta, patrullando para detectar y destruir cualquier invasor que se atreva a entrar en el organismo. Es el protector más poderoso que tenemos. Trabaja incansablemente las 24 horas del día para mantener la seguridad de nuestro cuerpo. Sin embargo, a veces, por razones que aún no conocemos bien, el sistema inmunitario se equivoca y empieza a atacar al organismo en vez de protegerlo. Esto da lugar a un tipo de enfermedades que se conocen con el nombre de enfermedades autoinmunes.

La tiroiditis de Hashimoto y la enfermedad de Graves-Basedow son la causa más frecuente de hipotiroidismo e hipertiroidismo, respectivamente, y son dos ejemplos de enfermedad autoinmune que afectan a la glándula tiroidea. Si sufre hipotiroidismo o hipertiroidismo y vive en Estados Unidos o en cualquier otro país en el que la deficiencia de yodo es rara, existe una probabilidad muy elevada de que padezca una de estas dos enfermedades. Las enfermedades autoinmunes están relacionadas con algún defecto genético, y, dado que los genes pasan dentro de la familia de una generación a otra, es muy probable que en su familia haya alguna otra persona (quizás su hijo, uno de sus padres o, incluso, un tío o una tía) que sufra un problema de tiroides o una enfermedad autoinmune que afecte a un órgano o sistema distinto a la tiroides.

Sin embargo, no todas las personas con antecedentes familiares de enfermedad tiroidea o con algún otro problema relacionado desarrollan una enfermedad autoinmune. No siempre se hereda la enfermedad o la predisposición a sufrirla. Si bien no cabe duda de que hay un componente genético implicado en este tipo de enfermedades, se trata sólo de uno más de los muchos factores que intervienen. Es necesario también que haya un activador de la enfermedad. Aún no se han podido descubrir los activadores específicos, pero existen una serie de teorías que explicaremos en este capítulo. Por ejemplo, dado que las mujeres, especialmente las menopáusicas, son afectadas con una frecuencia unas tres veces superior a los hombres, los investigadores sospechan que las hormonas desempeñan un papel importante, pero todavía no sabemos cómo. Las infecciones bacterianas y víricas, la exposición a toxinas o a ciertos medicamentos, el estrés durante mucho tiempo, el envejecimiento y el embarazo también influyen en la susceptibilidad a desarrollar una enfermedad autoinmune.

¿Qué es y cómo funciona el sistema inmunitario?

Para entender qué son las enfermedades autoinmunes de la tiroides, es necesario conocer algunas cosas básicas sobre el sistema inmunitario.

En situaciones normales, el sistema inmunitario nos protege de los incesantes asaltos de las bacterias, los virus, los hongos y los parásitos; es decir, de los organismos patógenos o gérmenes que producen enfermedades a los seres humanos. El sistema inmunitario nos protege gracias a una respuesta coordinada que se denomina «respuesta inmunitaria» y consiste en un conjunto muy complejo de interacciones bioquímicas.

Para poder provocar una enfermedad, los gérmenes que entran en el organismo tienen que reproducirse en cantidad suficiente con el fin de superar y vencer a la respuesta inmunitaria que se produce desde el momento mismo en el que el germen ha entrado en el organismo. Una vez que ha comenzado la batalla entre los gérmenes y la respuesta inmunitaria, el resultado de esta lucha determinará si el organismo va continuar estando sano o, por el contrario, enfermará. La mayoría de las veces, no nos damos cuenta de que esta batalla se está librando en el interior de nuestro cuerpo.

La primera línea de defensa del organismo es la piel. Se trata del órgano más extenso de nuestro cuerpo, y constituye una formidable barrera frente a las infecciones. La piel está repleta de bacterias «buenas» que contribuyen a crear un entorno inhóspito para los gérmenes dañinos. Sin embargo, la piel no nos proporciona una protección perfecta. Si un germen consigue atravesar esta primera barrera formada por la piel y las mucosas, activa un plan muy complejo y bien orquestado, conocido como «sistema inmunitario innato». Este sistema utiliza varias estrategias para proteger al organismo frente a los invasores. Una de estas estrategias consiste en la acción de un grupo de leucocitos denominados «fagocitos». En realidad, se trata de una familia de células que incluye a los «neutrófilos», «macrófagos» y «células dendríticas». Su función consiste en rodear a los gérmenes, englobarlos en su interior y destruirlos mediante una especie de masticación química, pero ésta no es la única función de los fagocitos, además, envían mensajes pidiendo ayuda a otras células del sistema inmunitario. Hacen esto de dos maneras: enviando señales de peligro y cortando los gérmenes en trozos muy pequeños que colocan allí donde puedan ser vistos por las otras células del sistema inmunitario. Estos trocitos de los gérmenes se denominan «antígenos». Los antígenos son expuestos en la superficie de los fagocitos acompañados de una molécula del «complejo principal de histocompatibilidad» (CPH). Estas moléculas son para los fagocitos una especie de etiqueta de identificación.

Ahora es cuando entran en acción los «linfocitos», que son otro tipo de leucocitos. Existen varios tipos de linfocitos, pero los principales son los «linfocitos B» y los «linfocitos T». forman parte de lo que se conoce como «sistema inmunitario adaptativo». Se llama así porque se adapta cuando se produce la primera exposición al germen, de tal forma que pueda destruir el mismo patógeno la próxima vez que aparezca. Los linfocitos B y T tienen formas diferentes de luchar contra la infección. Además, hay varios tipos de linfocitos T, cada uno de los cuales se enfrentan a los patógenos de una manera diferente (figura 5.1).

Comportamiento de los linfocitos B y T

Los linfocitos B y T son producidos por la médula ósea. Los linfocitos B son muy hogareños y se quedan en la médula ósea hasta que maduran, mientras que los linfocitos T abandonan la médula ósea y emigran al timo, que es un órgano muy importante del sistema linfático situado en la parte superior del tórax. Los linfocitos T jóvenes maduran en el timo (la T es por la inicial de la palabra timo). Una vez que han madurado, los linfocitos B y T viajan a través del torrente sanguíneo hasta llegar a los tejidos linfoides periféricos: los ganglios linfáticos, el bazo, las amígdalas, la amígdala faríngea de Luschka, las glándulas de Peyer (situadas en el intestino delgado), el apéndice, etc. Una vez que han llegado a estas zonas, algunos se quedan allí y el resto circula en la sangre, pasando de un órgano linfoide a otro.

Reconociendo al enemigo

Hay miles de tipos diferentes de linfocitos T, y cada uno de ellos está preparado para reconocer un antígeno diferente. El reconocimiento de un antígeno específico por parte de un único linfocito T es sin duda uno de los aspectos más sorprendentes del sistema inmunitario adaptativo. El sistema inmunitario humano puede reconocer una cantidad inmensa de antígenos cuando están colocados sobre la superficie de los fagocitos. Gracias a este reconocimiento, el sistema inmunitario adaptativo puede crear estrategias específicas para cada antígeno.

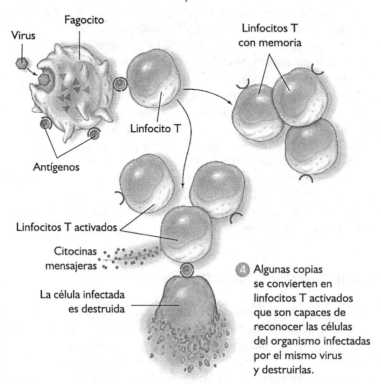

1 El fagocito envuelve el virus invasor y muestra su antígeno.

2 El linfocito T reconoce su antígeno específico, se une a él y empieza a hacer copias.

3 Algunas copias se convierten en linfocitos con memoria.

Fagocito

Virus

Linfocitos T con memoria

Linfocito T

Antígenos

Linfocitos T activados

Citocinas mensajeras

La célula infectada es destruida

4 Algunas copias se convierten en linfocitos T activados que son capaces de reconocer las células del organismo infectadas por el mismo virus y destruirlas.

Figura 5.1. Respuesta inmunitaria adaptativa: linfocitos T. Los linfocitos T atacan y destruyen los gérmenes invasores; luego, se multiplican para prepararse para la siguiente invasión del mismo germen.

Dado que cada tipo de linfocito T está preparado para reconocer un antígeno determinado, el organismo dispone de un repertorio inmenso de células cuya única función es reconocer los gérmenes que han entrado en el cuerpo, pero ¿cómo es activado y copiado cada uno de los linfocitos T cuando su germen correspondiente ha entrado en el organismo? Los linfocitos T buscan dos tipos de señales en los fagocitos que forman el sistema inmunitario innato. La primera señal se denomina señal de reconocimiento. Como ya hemos dicho, los fagocitos (es decir, los neutrófilos, los macrófagos y las células dendríticas) engloban el germen, lo trocean en piezas muy pequeñas llamadas «péptidos» y, finalmente, colocan estas piezas en su superficie celular para que actúen como señal (antígenos). Esta es la razón por la cual a los fagocitos se les denomina «células presentadoras de antígenos». Una vez que el antígeno ha quedado situado en la superficie celular de los fagocitos, estos viajan hasta llegar cerca de un órgano linfoide, donde el linfocito T adecuado reconocerá el antígeno como señal.

La segunda señal que buscan los linfocitos T es la señal de peligro. Esta señal se emite gracias a los cambios que se producen en las células presentadoras de antígenos y a la liberación de mensajeros químicos. Esta segunda señal le dice al linfocito T que debe multiplicarse y preparar sus instrumentos de combate. Con esta señal, un fagocito (por ejemplo, una célula dendrítica) viene a decirle al linfocito T: «mira, te estoy mostrando un extraño que no debería estar aquí». Sin esta señal de peligro, no se produciría el contraataque del sistema inmunitario.

Una vez que el antígeno ha sido presentado al linfocito T con el que está emparejado en un órgano linfoide, el antígeno selecciona y activa el linfocito T uniéndose a un receptor antigénico que está situado en la superficie del linfocito. La unión se produce de una forma similar a la de una llave cuando entra en una cerradura. La unión con el antígeno hace que el linfocito T empiece a fabricar clones (copias idénticas de sí mismo que son capaces de reconocer únicamente ese antígeno específico). Durante entre tres y cinco días, un pequeño ejército de linfocitos T clonados entra en acción. Este ejército se organiza en subunidades, cada una de las cuales tiene asignada una tarea específica. Algunos están preparados para eliminar las células que han sido infectadas por el germen, otros para activar más linfocitos y hacer que se multipliquen, y otros para recordar el antígeno y esperar tranquilamente a que vuelva a introducirse en el organismo. Dado que estos linfocitos T son tan específicos, una vez que reconocen a su antígeno, pueden lanzar un ataque especialmente pensado para adaptarse a la forma en la que ese germen en particular opera. El linfocito T puede saber de antemano, por ejemplo, si el germen va a operar dentro o fuera de la célula, por lo que puede lanzar su ataque basándose en esta información.

Los linfocitos B, por su parte, reconocen su antígeno específico en la superficie del germen invasor. A partir de ese momento, el proceso es similar al que se produce en el caso de los linfocitos T. Algunos linfocitos B se clonan, produciendo linfocitos B que pueden recordar el antígeno específicos del que se trate, mientras que otros se multiplican formando «células plasmáticas», que, a su vez, generan moléculas denominadas «anticuerpos», cuya función es unirse a los gérmenes para bloquearlos y evitar que entren en las células del organismo.

Este enorme aumento del número de linfocitos T y B, pasando de unos pocos a millones de clones, se denomina «expansión clonal», y es lo que da al sistema inmunitario humano ese extraordinario poder y especificidad.

Memoria: protección a largo plazo

La expansión clonal de los linfocitos no sirve sólo para eliminar a los genes invasores, sino también para asegurarse de que el sistema inmunitario recordará y reconocerá al invasor la próxima vez que ose entrar en el organismo. Cuando los linfocitos se multiplican durante la expansión clonal, algunos de ellos pasan a ser linfocitos B o T con «memoria». Estos clones constituyen un subconjunto de linfocitos T y B que se desarrollan desde la primera vez que tiene lugar la exposición al germen, y sirven paras protegernos de posteriores ataques de ese germen. Gracias a la presencia de estas células con memoria, la respuesta del sistema inmunitario a los siguientes ataques de un mismo germen es más rápida y de mayor magnitud que la primera, y, por tanto, también más eficaz. Esto explica por qué una vez que hemos tenido una determinada enfermedad infecciosa, ya no enfermamos cuando nos exponemos por segunda vez al patógeno que causó la enfermedad. Podemos tener la gripe otra vez, pero tendrá que ser producida por una forma distinta del virus de la gripe. No podemos enfermar por segunda vez por culpa del mismo patógeno que nos hizo enfermar la primera vez.

Cuando el sistema inmunitario se equivoca

La respuesta inmunitaria se activa cuando el sistema inmunitario alerta al organismo de la presencia de un microorganismo extranjero, es decir de una sustancia que no pertenece al organismo. Por tanto, un sistema inmunitario normal nuca ataca a las células del cuerpo.

Normalmente, cuando las células del organismo muestran algunos fragmentos de proteínas en su superficie (lo cual forma parte del proceso normal de reciclaje que la célula realiza continuamente), el sistema inmunitario no presta atención a estos fragmentos, y, por lo tanto, no entra en acción. Sin embargo, cuando el sistema inmunitario no funciona correctamente ataca a las células, y el resultado puede ser catastrófico. Cuando esto ocurre, hablamos de enfermedad autoinmune. Estas enfermedades pueden afectar a la tiroides o a cualquier otro órgano del cuerpo. El lupus eritematoso sistémico y la artritis reumatoide son ejemplos de enfermedades autoinmunes que no afectan a la glándula tiroidea.

Por tanto, es muy importante que el sistema inmunitario reconozca las células del cuerpo y no las ataque. La principal garantía de que el sistema inmunitario normal no ataque a las células del organismo es el rigurosos proceso de selección de los linfocitos T que tiene lugar mientras se encuentran madurando en el timo. Se calcula que menos del cinco por ciento de los linfocitos T pasan la prueba y pueden así pasar al sistema inmunitario una vez que han madurado en el timo.

Una política de muerte celular programada elimina los linfocitos T que podrían no reconocer a las células del cuerpo y, por tanto, atacarlas. Después de esta selección, el sistema inmunitario debe contener únicamente linfocitos T que sean capaces de reconocer sólo los antígenos mostrados por las células presentadoras de antígenos y respetar las células normales del organismo.

¿Qué es una enfermedad autoinmune?

Cuando la respuesta de los componentes del sistema inmunitario adaptativo (es decir, los linfocitos T y B) no aciertan a distinguir entre lo que es propio del organismo y lo que es extraño a él, empiezan a atacar a los tejidos del cuerpo como si se tratase de gérmenes. Normalmente, los linfocitos T que no son capaces de aprender a distinguir entre las células normales y los gérmenes son eliminados, por lo que, en teoría, el organismo no debería contener ningún linfocito que no sea capaz de hacer esta distinción, pero el proceso de selección no es perfecto. Algunos linfocitos que no están preparados para aprobar el proceso de selección se las apañan para colarse en la circulación sanguínea, lo que significa que, llegado el momento, pueden producir autoanticuerpos y linfocitos T autorreactivos que producirán estragos en los tejidos normales del organismo.

Si estas células atacan al sistema nervioso, el resultado puede ser la aparición de una esclerosis múltiple, mientras que si atacan al páncreas pueden producir una diabetes de tipo 1. En el caso del lupus eritematoso sistémico y de la artritis reumatoide, las células atacan a muchos órganos a la vez y al tejido conjuntivo, respectivamente. Si el ataque se produce en la glándula tiroidea, puede aparecer algún tipo de tiroiditis o la enfermedad de Graves-Basedow. Los expertos creen que en Estados Unidos puede haber unos cincuenta millones de personas (es decir, una de cada cinco) que sufren algún tipo de enfermedad autoinmune.

¿Qué son las enfermedades autoinmunes de la tiroides?

En el caso de las enfermedades autoinmunes de la tiroides, la respuesta inmunitaria antitiroidea empieza con la activación de los linfocitos T que han sido específicamente programados para enfrentarse a ciertos antígenos tiroideos. Los investigadores no están seguros de cómo se desarrollan estos antígenos, pero existen una serie de teorías. Una de estas teorías dice que la activación de los linfocitos T tiene su origen en una infección producida por un virus que posee una proteína similar a otra que existe en la tiroides. La proteína de la tiroides se parece tanto a la proteína vírica que los linfocitos T se confunden y empiezan a atacar a la tiroides. Esta teoría se conoce con el nombre de «teoría del mimetismo molecular», pero aún no se ha podido demostrar.

Otra teoría sostiene que algunos antígenos tiroideos son generados por las células de las tiroides, más concretamente por las células que forman el revestimiento de las unidades productoras de hormonas tiroideas, denominadas folículos. Según esta teoría, este tipo de células, al igual que los fagocitos, pueden presentar sus propias proteínas intracelulares en forma de antígenos a los linfocitos T. Este punto de vista viene avalado por el hecho de que las células tiroideas de los pacientes con tiroiditis autoinmune expresan moléculas del CPH. Estas son las moléculas

Ejemplos de enfermedades autoinmunes y sus órganos diana

Sangre
Anemia hemolítica autoinmune
Trombocitopenia autoinmune
Anemia perniciosa

Vasos sanguíneos
Síndrome antifosfolípidico
Enfermedad de Behçet
Arteritis transitoria
Uveítis
Granulomatosis de Wegener

Glándulas endocrinas
Enfermedad de Addison
Ovaritis y orquitis autoinmunes
Enfermedad de Graves-Basedow
Tiroiditis de Hashimoto
Hipoparatiroidismo
Diabetes tipo 1

Aparato digestivo
Hepatitis autoinmune
Enfermedad celiaca
Enfermedad de Crohn
Hepatitis crónica activa
Cirrosis biliar primaria
Colitis ulcerosa

Varios órganos / tejido conjuntivo
Espondilitis anquilosante
Dermatomiositis
Polimiositis
Artritis reumatoide
Lupus eritematoso sistémico
Esclerodermia
Síndrome de Sjögren

Sistema nervioso
Neuropatías autoinmunes (por ejemplo, síndrome de Guillain-Barré)
Esclerosis múltiple
Miastenia grave

Piel
Dermatitis herpetiforme
Pénfigo vulgar
Psoriasis
Vitíligo

que normalmente se unen a los fagocitos que presentan los antígenos a los linfocitos T. En las personas que no sufren una tiroiditis autoinmune, las células tiroideas no expresan estas moléculas.

Cualquiera que sea el misterioso mecanismo de presentación de los antígenos, una vez que los linfocitos T reconocen un antígeno como propio, se activa la respuesta inmunitaria y tiene lugar la expansión clonal. Durante este proceso, la acción de los linfocitos T hace que los linfocitos B secreten anticuerpos tiroideos.

En los pacientes con enfermedad tiroidea autoinmune, tras numerosos estudios, se han identificado tres antígenos diana principales para los anticuerpos tiroideos. Éstos son la peroxidasa, que es una enzima que interviene en la síntesis de las hormonas tiroideas, la conocida tiroglobulina (una proteína tiroidea que se encarga de almacenar las hormonas tiroideas) y el receptor de la TSH, que es un complejo proteínico situado en la superficie de las células de la tiroides. El receptor de la TSH posee algunos sitios de unión a la TSH, lo que permite a la tiroides recibir las señales de la TSH procedentes de la hipófisis.

En los análisis de sangre, los anticuerpos que se encuentran con más frecuencia en los pacientes que sufren diferentes formas de tiroiditis son los que actúan contra la peroxidasa. Estos anticuerpos se denominan anticuerpos peroxidasa antitiroideos (anti-TPO). La presencia de niveles elevados de estos anticuerpos está muchas veces asociada con hipotiroidismo franco, y, en otros casos, sirve para predecir que aparecerá un hipotiroidismo más adelante. Los anticuerpos que atacan a la tiroglobulina se llaman anticuerpos antitiroglobulina (anti-Tg), y contribuyen a la aparición de la tiroiditis, pero no son la causa directa.

Los anticuerpos que atacan al receptor de la TSH y estimulan la sobreproducción de hormonas tiroideas suelen encontrarse en los pacientes con enfermedad de Graves-Basedow, y se conocen con el nombre de anticuerpos del receptor de la tirotropina (TRAb). Son una mezcla de estimuladores y bloqueadores de la TSH. En la gran mayoría de los casos en los que se observan estos anticuerpos, los estimuladores son dominantes, y el paciente presenta hipertiroidismo debido a que la tiroides se confunde y cree que tiene que producir más hormonas tiroideas. Sin embargo, en el diez por ciento de los pacientes con tiroiditis de Hashimoto, los anticuerpos bloqueantes son los que dominan, por lo que la tiroides produce menos hormonas tiroidea de lo normal. Además, estos anticuerpos pueden hacer que la glándula tiroidea disminuya de tamaño más que agrandarse, lo que explica por qué algunos pacientes con enfermedad autoinmune de la tiroides sufren tiroiditis atrófica, una enfermedad en la que no se observa bocio, pero sí una tiroides más pequeña de lo normal.

Las enfermedades a las que nos referimos a continuación son distintos tipos de tiroiditis provocada por estos anticuerpos, con una excepción. Sólo en una enfermedad, la tiroiditis subaguda (que generalmente aparece después de una infección de las vías respiratorias superiores), parece que estos anticuerpos no están implicados.

Tiroiditis de Hashimoto

La tiroiditis de Hashimoto es la causa más frecuente de hipotiroidismo en Estados Unidos. Lo normal es que las personas que han sido diagnosticadas de este tipo de hipotiroidismo nunca hayan oído antes el nombre de este médico japonés, que fue el primero en describir la enfermedad en 1921. Es importante distinguir la tiroiditis de Hashimoto de otros tipos de hipotiroidismo debido a la importancia que tiene para el paciente y para su familia.

El doctor Hakaru Hashimoto describió por primera vez la enfermedad que lleva su nombre en cuatro mujeres que presentaban un bocio que parecía que se había transformado en tejido linfoide. Los médicos sabemos ahora que este aspecto inusual de la tiroides de estas mujeres se debía al ataque de los linfocitos, pero no fue hasta la década de los cincuenta del siglo pasado cuando se descubrieron los anticuerpos antitiroideos en los pacientes que padecían la tiroiditis de Hashimoto. Conforme se iba conociendo mejor la enfermedad, se propusieron una serie de nombre alternativos que sonaran más científicos, tales como tiroiditis linfocítica crónica (el término linfocítico se refiere a la acumulación de linfocitos) y tiroiditis autoinmune crónica. Actualmente, estos y otros nombres pueden verse en la revistas médicas, pero se sigue utilizando el término tiroiditis de Hashimoto.

Si usted o algún miembro de su familia tiene antecedentes de tiroiditis o de otra enfermedad autoinmune de las que aparecen en este capítulo en el cuadro «Ejemplos de enfermedades autoinmunes y sus órganos diana», está predispuesto a padecer la tiroiditis de Hashimoto. Además, aparte de los genéticos, hay otros factores que determinan quién sufrirá la enfermedad y quién no. Uno de estos factores es la cantidad de yodo que tomamos en la dieta. Si los anticuerpos antitiroideos están presentes en su organismo y toma todos los días complementos nutricionales de kelp o un medicamento que contenga una cantidad elevada de yodo (véase la ta-bla 1.3), está en riesgo de desarrollar hipotiroidismo. Si consume mucha sal o alimentos que contienen yodo (tales como el pescado y la leche), no tiene porque preocuparse.

En principio, parece extraño que el yodo pueda ser un activador del hipotiroidismo, ya que es un elemento importante para la producción de hormonas tiroideas, y, de hecho, la deficiencia de yodo es la principal causa de hipotiroidismo en los países subdesarrollados. Sin embargo, los estudios poblacionales han demostrado que, si una persona está predispuesta a sufrir hipotiroidismo debido a la presencia de autoanticuerpos en su organismo, el exceso de yodo refuerza la actividad de estos anticuerpos. Además, los estudios demuestran que la tiroiditis de Hashimoto y otras formas de tiroiditis son más prevalentes en los países donde la gente consume suficiente yodo (por ejemplo, Estados Unidos) que en los países en los que hay una incidencia elevada de deficiencia de yodo.

El sexo es también un factor determinante. La incidencia de la tiroiditis de Hashimoto es entre cinco y siete veces más elevada en mujeres que en hombres, sobre todo a partir de los 45 años, edad a partir de la cual parece que aumenta la concentración de anticuerpos. Si bien aún no conocemos bien el efecto de los estrógenos sobre la enfermedad, no cabe duda de que estas hormonas refuerzan la respuesta del sistema inmunitario.

Para diagnosticar la tiroiditis de Hashimoto, se realiza un análisis de sangre para detectar la presencia de anticuerpos, además de otras pruebas de función tiroidea (véase el capítulo 4). En algunos estudios se ha observado que los anticuerpos anti-TPO están presentes hasta en el sesenta por ciento de los pacientes que dan positivo en la prueba para los anticuerpos anti-Tg. Cuando se está intentado diagnosticar la tiroiditis de Hashimoto, los médicos prefieren hacer la prueba para los anticuerpos anti-TPO en vez de la de los anticuerpos anti-Tg porque la primera da resultados positivos con más frecuencia que la segunda en estos pacientes.

La mayoría de las personas que tienen hipotiroidismo y viven en Estados Unidos sufren una forma leve que puede que no progrese a enfermedad grave. El 4,6% de los estadounidenses sufre hipotiroidismo, con un 4,3% que tiene enfermedad leve y sólo un 0,3% con enfermedad grave. Si sufre una forma leve de hipotiroidismo y da resultados positivos en la prueba para los anticuerpos antitiroideos, tiene un riesgo más elevado de progresar a enfermedad grave, por lo que es conveniente que el médico le haga esta prueba cada cierto tiempo.

Una vez que el hipotiroidismo es grave, el tratamiento de elección es la terapia hormonal sustitutiva. Sin embargo, este tipo de terapia se usa a veces para tratar a pacientes con hipotiroidismo leve que tienen una concentración elevada de anticuerpos antitiroideos debido a que estos pacientes tienen un riesgo elevado de progresar a enfermedad grave. En este caso, el objetivo del tratamiento debe ser normalizar los niveles de TSH.

En el caso de los pacientes que presentan un bocio grande, se prescriben dosis elevadas de hormonas tiroideas sustitutivas para reducir el tamaño de la tiroides, pero, generalmente, se tardan varios meses en conseguir que la glándula disminuya de forma apreciable. La dosis necesaria y el tiempo que debe durar el tratamiento varían mucho de un paciente a otro.

Tiroiditis postpartum

Todas las mujeres que han tenido hijos saben que los primeros meses después del parto es un momento estresante debido a que hay que responder al llanto del bebé las 24 horas del día. El efecto combinado de los cambios hormonales, la privación de sueño, las emociones asociadas con tener un bebé y la preocupación por las nuevas responsabilidades que hay que asumir como madre puede hacer que las mujeres que acaban da dar a luz terminen agotadas, ansiosas o deprimidas. Por este motivo, es muy probable que el diez por ciento de estadounidenses que sufren tiroiditis *postpartum* no se hayan dado cuenta de los síntomas de esta enfermedad, y hayan pensado que las subidas y bajadas en el estado de ánimo y en el nivel de energía se debían al estrés asociado con la maternidad.

La tiroiditis *postpartum* puede aparecer entre uno y seis meses después de dar a luz. Se caracteriza por una fase en la que la tiroides pierde hormonas, por lo que hay una cantidad excesiva en el organismo. Esta fase va seguida de un periodo de hipotiroidismo cuando la tiroides se ha quedado sin hormonas.

Durante la fase tirotóxica inicial, que dura entre uno y tres meses, pueden aparecer algunos de los síntomas y signos típicos del hipertiroidismo (véase el capítulo 3), aunque no suelen ser muy intensos. Entre estos síntomas se encuentran las alteraciones de la frecuencia cardiaca, la intolerancia al calor y la ansiedad. Dado que se trata de una fase que dura poco tiempo, lo normal es que no aparezcan los síntomas típicos del hipertiroidismo de larga duración, tales como la pérdida importante de peso y la debilidad muscular intensa.

Cuando los niveles de hormonas tiroideas pasan de ser muy altos a muy bajos, aparece cansancio, malestar general y dificultad para concentrarse. Estamos, por tanto, en la fase de hipotiroidismo. El desinterés por las cosas y la depresión también son frecuentes, si bien, por lo general, la depresión no tiene su origen en el hipotiroidismo provocado por la tiroiditis *postpartum,* suele coincidir con él. Estos síntomas pueden durar entre cuatro y seis meses.

La mayoría de las mujeres (en torno al ochenta por ciento) recupera el funcionamiento normal de la glándula tiroidea al cabo de un año, pero tienen un riesgo más elevado de desarrollar hipotiroidismo permanente en el futuro, por lo que deben ir al médico cada cierto tiempo para someterse a pruebas de función tiroidea. Si ha tenido tiroiditis *postpartum,* existe una probabilidad del setenta por ciento de volver a tenerla cuando dé a luz otra vez.

La tiroiditis *postpartum* se da con más frecuencia en mujeres que tienen otra enfermedad autoinmune, sobre todo en las que sufren diabetes de tipo 1. Sin embargo, al igual que ocurre en el caso de otras enfermedades de la tiroides, intervienen otros factores. Los cambios que se producen durante el embarazo pueden activar la enfermedad. Durante la gestación, el sistema inmunitario tiene que adaptarse al crecimiento del feto. Se piensa que la función de los linfocitos T y B queda suprimida debido a los altos niveles de estrógenos circulantes. Después del parto, se produce un efecto rebote en estos linfocitos, y parece ser que éste es el factor que activa la enfermedad. Hay varios factores del entorno que también pueden desempeñar algún papel en la tiroiditis *postpartum.* El tabaquismo es uno de ellos, y el exceso de yodo en la dieta o en los medicamentos influye en la gravedad de la enfermedad.

En muchos casos, la tiroiditis *postpartum* no requiere ningún tipo de tratamiento, siempre y cuando sea de carácter leve. Cuando los síntomas son muy molestos, se puede tratar con unos fármacos denominados beta-bloqueantes, que reducen la intensidad de los síntomas durante la fase tirotóxica, y con terapia sustitutiva de hormonas tiroideas durante la fase de hipotiroidismo. El tratamiento se mantiene hasta que el endocrinólogo considera que el problema ha quedado resuelto.

Si tiene antecedentes familiares de enfermedad de la tiroides, es conveniente que el ginecólogo le haga las pruebas para la detección de anticuerpos antitiroideos durante el primer trimestre del embarazo. Si los resultados son positivos, existe una probabilidad muy elevada de que sufra una tiroiditis *postpartum* después de dar a luz, por lo que el médico debe vigilarla durante y después del embarazo.

Tiroiditis esporádica silente

Como su propio nombre indica, la tiroiditis esporádica silente (también se conoce como tiroiditis esporádica indolora) aparece sin avisar y se desarrolla silenciosamente. Es tan leve que el paciente no sabe que la tiene. Al igual que ocurre con la tiroiditis *postpartum,* la tiroiditis esporádica silente se considera «indolora» para distinguirla de la tiroiditis subaguda que produce fiebre y dolor en el cuello. Dado que es indolora, leve, esporádica y transitoria, es difícil para los médicos estudiarla, pero sabemos algunas cosas de esta enfermedad.

Sigue exactamente el mismo curso clínico que la tiroiditis *postpartum,* con una fase tirotóxica seguida de una fase de hipotiroidismo. La única diferencia entre dos tipos de tiroiditis es que la tiroiditis *postpartum* aparece después del parto, mientras que la esporádica silente puede desarrollarse también en hombres, aunque es más frecuente en mujeres. Algunos pacientes con tiroiditis esporádica silente presentan un bocio indoloro de pequeño tamaño.

Aunque normalmente se resuelve por sí misma, el veinte por ciento de los pacientes desarrollan una forma de hipotiroidismo crónico. Puede recidivar (es decir, aparecer otra vez), pero actualmente no se conoce con exactitud el porcentaje de pacientes que recidivan.

Tiroiditis subaguda

Cuando está resfriado generalmente no piensa en la tiroides. Sin embargo, en la tiroiditis subaguda (también conocida con el nombre de tiroiditis de Quervain), puede aparecer fiebre, dolor de garganta, cansancio y un dolor en el cuello que, por lo general, se hace más intenso al tragar y al girar la cabeza. Este tipo de tiroiditis suele aparecer después de una infección de las vías respiratorias superiores, y los investigadores creen que la causa está en una combinación de virus no identificados que atacan a la tiroides, provocando la pérdida de hormonas tiroideas en el torrente sanguíneo. En esta fase tirotóxica aparece el dolor en el cuello y dura varias semanas. A continuación, puede aparecer una fase de hipotiroidismo leve. Los síntomas de hipertiroidismo se pueden tratar con beta-bloqueantes y antiinflamatorios no esteroideos (AINE), tales como el ácido acetilsalicílico (aspirina). Los antiinflamatorios reducen la inflamación, el dolor y la fiebre. Si la aspirina no le hace efecto o no puede tolerarla, puede tomar ibuprofeno o cualquier otro AINE. Otra posibilidad es que el médico le prescriba un glucocorticoide (por ejemplo, prednisona). La fase de hipotiroidismo suele ser leve y se resuelva sola. En casos raros, aparece un hipotiroidismo crónico que requiere tratamiento de por vida con terapia hormonal sustitutiva.

¿Qué es la enfermedad de Graves-Basedow?

Se calcula que la probabilidad de que un hombre y su mujer desarrollen los dos la enfermedad de Graves-Basedow es de una entre diez mil y un millón. Por esta razón, cuando los medios de comunicación de Estados Unidos informaron de que al presidente Bush (padre) le habían diagnosticado esta enfermedad justo dos años después de habérsela diagnosticado a su mujer Bárbara, la comunidad médica de este país quedó muy sorprendida. Los médicos se sorprendieron aún más cuando se enteraron de que Millie, el perro de la familia Bush, tenía lupus eritematoso, que es una enfermedad autoinmune. Esta extraña coincidencia sugiere que en este caso actuaron otros factores distintos a la genética.

En aquel momento, los periódicos informaron de que los expertos estaban buscando un factor del entorno que pudiera explicar la causa de la enfermedad de Graves-Basedow en la familia Bush. El médico del presidente dio órdenes de que se analizará el agua de la Casa Blanca y se examinará la residencia del vicepresidente (en la que Bush había vivido ocho años antes de mudarse a la Casa Blanca) y la casa en la que el presidente pasaba las vacaciones. Lo que se buscaba era alguna sustancia química o germen que pudiera ser causante de la enfermedad. En la residencia del vicepresidente se encontraron niveles elevados de plomo, pero está claro que el plomo no causa la enfermedad de Graves-Basedow. Al final, no se ha podido averiguar por qué ocurrió esta extraña coincidencia.

La causa de la enfermedad de Graves-Basedow es un misterio. No se conoce ningún factor del entorno que esté implicado en esta enfermedad. Se cree que la causa podría residir en una combinación de factores genéticos, internos y del entorno, que cuando se juntan producen una autorreactividad de los linfocitos B y T que atacan el receptor de la TSH. En las personas genéticamente predispuestas a sufrir una enfermedad autoinmune, especialmente las mujeres, el tabaquismo, según los resultados de algunos estudios, es un factor que puede contribuir a la aparición de la enfermedad de Graves-Basedow, aunque se trata de un asociación débil. Sin embargo, no cabe ninguna duda de que el tabaco contribuye a agravar las complicaciones oculares (véase más adelante) de esta enfermedad. Algunos medicamentos (por ejemplo, el litio) pueden tener también alguna responsabilidad en la aparición de la enfermedad. El interferón alfa (un medicamento que se utiliza para tratar la hepatitis C y el cáncer) también puede estar implicado, pero es más probable qué este medicamento provoque tiroiditis. Algunos pacientes desarrollan la enfermedad de Graves-Basedow cuando reciben un tratamiento para el sida con terapia antirretrovírica de gran actividad (TARGA). En estos casos, no obstante, la enfermedad de Graves-Basedow no es un efecto adverso del medicamento, más bien parece que es el resultado de la recuperación del sistema inmunitario, que, gracias a la TARGA, comienza a funcionar igual de bien que antes de producirse la infección por el virus del sida. Así, algunos pacientes que desarrollan la enfermedad de Graves-Basedow después de la terapia con TARGA pueden haber tenido ya antes esta enfermedad o estar predispuestos a sufrirla. Otra teoría sostiene que, en algunos pacientes con sida que están siendo tratados con TARGA, el proceso de recuperación por sí mismo activa una respuesta autoinmunitaria que es la que induciría la enfermedad de Graves-Basedow.

El estrés puede también desempeñar algún papel. En algunos estudios, se ha encontrado que la enfermedad de Graves-Basedow puede aparecer después de un acontecimiento estresante, tal como la muerte de un ser querido, un divorcio o la pérdida de un empleo. Sin embargo, lo más probable es que en la mayoría de los casos (por ejemplo, en el del matrimonio Bush) no exista una sola causa sino varias.

Generalmente, cuando alguien va al médico y le diagnostica la enfermedad de Graves-Basedow, ya lleva algún tiempo sufriendo múltiples síntomas de hipertiroidismo y se siente bastante mal. Sin embargo, el caso del presidente Bush (padre) es un buen ejemplo de cómo funciona la enfermedad en las personas mayores. La enfermedad se diagnostico unos días después de que el presidente, que por entonces tenía 66 años, fuese hospitalizado por problemas respiratorios y una arritmia cardiaca. Se dio cuenta de estos síntomas cuando estaba practicando el *jogging*. Se le hicieron muchas pruebas para el corazón, cuyos resultados demostraron que no tenía ningún problema cardiaco grave. Se le prescribió medicación para tratar la arritmia cardiaca, y se llegó a la conclusión de que padecía hipertiroidismo, por lo que se inició un tratamiento con yodo radiactivo y continuó tomando la medicación para la arritmia hasta que la frecuencia cardiaca se normalizó.

Complicaciones oculares de la enfermedad de Graves-Basedow

La hiperactividad de la glándula tiroidea puede controlarse bastante fácilmente con el tratamiento adecuado; sin embargo, algunos pacientes, en ciertas ocasiones, que tienen la enfermedad de Graves-Basedow tienen la desgracia de desarrollar complicaciones oculares.

Las complicaciones oculares de la enfermedad de Graves-Basedow reciben distintos nombres, tales como «enfermedad ocular tiroidea» y «oftalmopatía de Graves-Basedow». Lo único bueno que tienen estas complicaciones es que permiten saber al médico que el paciente tiene un problema de tiroides, lo cual, a su vez, permite empezar el tratamiento rápidamente. En este sentido, las complicaciones oculares de la enfermedad de Graves-Basedow son claras y no dejan ningún lugar a la duda, al contrario de lo que sucede con los otros síntomas, que, al ser vagos e inespecíficos, pueden retrasar el diagnóstico de forma considerable. De hecho, la enfermedad se diagnostica mucho antes cuando el paciente presenta el síntoma más típico de la oftalmopatía de Graves-Basedow, que consiste en lagrimeo en el ojo, que tiene un aspecto «saltón» y con la mirada perdida, y, a veces, duele (figura 5.2). Estos síntomas suelen estar relacionados con la enfermedad de Graves-Basedow, aunque no siempre, y suelen aparecer dieciocho meses después de haber aparecido los primeros síntomas de hipertiroidismo.

Si bien estos síntomas oftalmológicos suelen acompañar a la enfermedad de Graves-Basedow, pueden constituir una enfermedad separada y aparecer en ausencia de hipertiroidismo, en cuyo caso se habla de «enfermedad ocular eutiroidea de Graves-Basedow». En algunos casos, se observa incluso varios meses después de que el hipertiroidismo se haya resuelto. Algunos pacientes con tiroiditis de Hashimoto presentan también estas complicaciones oculares, pero, cuando los síntomas oculares son más graves, el paciente tiene casi siempre la enfermedad de Graves-Basedow. Algunos investigadores creen que el factor que une la enfermedad de Graves-Basedow y la oftalmopatía de Graves-Basedow (y, a veces, una tercera enfermedad de la piel, denominada «dermopatía de Graves-Basedow») es la presencia de antígenos autoinmunes similares o idénticos que están presentes en el tejido tiroideo y en las células de la piel y del ojo. Las complicaciones oculares están muchas veces relacionadas con un ataque autoinmune específico a los ojos, aunque veces son el resultado de una tiroides hiperfuncionante.

Un antígeno común a la enfermedad de Graves-Basedow, a la oftalmopatía de Graves-Basedow y a la dermopatía de Graves-Basedow parece ser el antígeno del receptor de la TSH. Se cree que este es el antígeno que activa la producción de un anticuerpo que se une al receptor de la TSH, lo cual, a su vez, induce la sobreproducción de hormonas en la glándula tiroidea. En los pacientes que presentan síntomas oculares relacionados con un ataque autoinmunitario a los ojos, se producen anticuerpos que atacan a los tejidos que rodean el globo ocular.

Para comprender las complicaciones oculares de la enfermedad de Graves-Basedow, es necesario conocer la anatomía del ojo. El globo ocular es una bola que está situada en el interior de la cuenca de los ojos, que está formada por un hueso duro que ejerce resistencia a la expansión del globo ocular (figura 5.3). Cuando los anticuerpos atacan a los tejidos situados por detrás del ojo, se hinchan y se expanden, y esto, a su vez, puede hacer que el ojo salga hacia fuera y los párpados se retraigan. Si la hinchazón es importante, se puede producir una presión excesiva sobre el nervio óptico, que es el nervio que lleva los estímulos visuales hasta el cerebro. Por este motivo, pueden aparecer alteraciones visuales. Los músculos que controlan los movimientos de los ojos también se ven afectados por el ataque de los anticuerpos, lo que puede producir visión doble y falta de alineación entre los dos ojos.

A continuación, explicamos las características más importantes de las complicaciones oculares de la enfermedad de Graves-Basedow. La causa de estos síntomas, que, a veces, pueden ser muy molestos y provocar muchos problemas al paciente, es la inflamación de los músculos y de la grasa situados por detrás del globo ocular. En algunos casos, la inflamación puede ser los suficientemente in-

Ojo normal

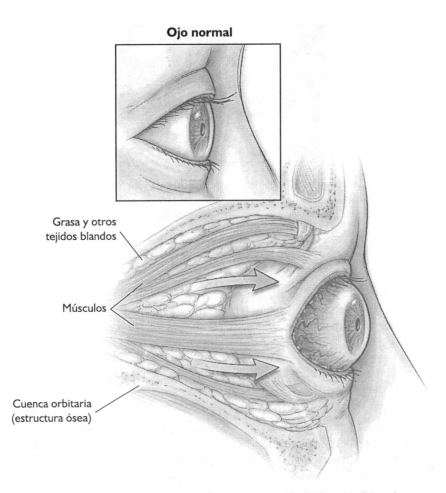

Grasa y otros
tejidos blandos

Músculos

Cuenca orbitaria
(estructura ósea)

Ojo afectado por la enfermedad de Graves-Basedow

Figura 5.2. Anatomía del ojo normal y del ojo afectado por la enfermedad de Graves-Basedow. En la enfermedad ocular de Graves-Basedow, los músculos que controlan los movimientos del ojo se tensan, lo que puede provocar una falta de alineación entre los dos ojos, así como visión doble. Los tejidos blandos situados detrás del globo ocular se hinchan, empujando el ojo hacia delante. Esto se denomina proptosis o exoftalmos.

tensa como para empujar el globo ocular, por lo que éste hará protrusión; es decir, parecerá que se sale de la órbita, por lo que tendrá el aspecto de ojo «saltón». Además, una inflamación intensa hará también que los músculos del ojo se retraigan. Los síntomas pueden aparecer en un solo ojo, y, cuando aparecen en los dos, pueden ser más graves en uno que en otro.

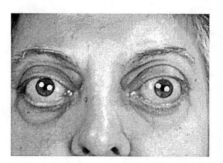

Figura 5.3. Complicaciones oculares de la enfermedad de Graves-Basedow. Los pacientes con enfermedad de Graves-Basedow a veces presentan enrojecimiento e irritación en el ojo. Además, la mirada puede parecer extraviada y los ojos «saltones».

Síntomas más frecuentes

- **Sequedad, enrojecimiento y/o lagrimeo.** Estos síntomas pueden aparecer cuando la inflamación es tal, que hace que no sea posible abrir y cerrar el ojo del todo, ni siquiera cuando el paciente duerme. Si el paciente está en la fase tirotóxica de la enfermedad, estos síntomas pueden agravarse debido al efecto de la tiroides hiperreactiva sobre la contracción de los músculos que controlan la elevación de los párpados, lo que hará que el ojo se mantenga siempre elevado.
- **Irritación.** El paciente puede también tener la sensación de que tiene arena en el ojo. Esto se debe a la imposibilidad de cerrar el ojo completamente.
- **Mirada perdida.** Puede parecer que el paciente tiene la mirada perdida. Esto se debe a la retracción de los párpados, que generalmente se debe únicamente al exceso de hormonas tiroideas en el organismo; es decir, no se trata del resultado de un ataque autoinmune que afecte a los ojos.
- **Aspecto de ojos «saltones».** El aspecto de ojos «saltones» se debe a la retracción de los párpados, pero también puede ocurrir que los ojos están de verdad proyectados hacia fuera debido a que los autoanticuerpos hacen que los tejidos situados por detrás del ojo se hinchen, lo que hace que empujen el globo ocular hacia delante. Los médicos llaman a esto «protrusión», y puede parecer más pronunciada de lo que realmente es cuando los párpados están retraídos. La protrusión del ojo se denomina *proptosis* o *exoftalmos*.
- **Sensibilidad a la luz.** La apertura y el cierre incompletos del ojo pueden hacer que el paciente sea más sensible a la luz de lo normal.

Síntomas más graves que se observan con menos frecuencia

- **Visión doble y falta de alineación de los dos ojos.** Para que podamos ver correctamente, es necesario que los músculos que controlan el funcionamiento de un ojo funcionen de forma coordinada con los músculos que controlan el movimiento en el otro ojo. Si estos músculos están muy hinchados, el movimiento de un ojo puede estar desincronizado con el del otro, y, por tanto, veremos doble. Cuando una persona ve doble, parece como si cada ojo estuviese mirando en una dirección diferente.

- **Visión borrosa o pérdida de la visión del color.** Si la inflamación provoca una presión excesiva sobre el nervio óptico, pueden aparecer alteraciones de la visión.
- **Erosión de la córnea.** Si el paciente no puede cerrar los ojos del todo, la córnea puede quedar dañada debido al exceso de exposición al aire. Esta sobrexposición provoca sequedad, lo que, a su vez, hace que el ojo sea más susceptible a la inflamación.
- **Pérdida total de la visión.** Ocurre muy rara vez; y se debe a una presión excesiva sobre el nervio óptico.

Exploración del ojo. Si le han diagnosticado la enfermedad de Graves-Basedow, lo más probable es que el médico le haga una exploración del ojo. Si encuentra signos de afectación ocular, le enviará al oftalmólogo (que es el médico especializado en las enfermedades de los ojos). El oftalmólogo puede medir el grado de protrusión del ojo utilizando un instrumento denominado exoftálmetro. Otro instrumento, llamado lámpara de rendija, que se parece a un microscopio, se utiliza para examinar la córnea. Se puede utilizar una combinación de pruebas de imagen para evaluar la inflamación de los tejidos situados por detrás del ojo. Estas pruebas de imagen son la ecografía, la tomografía axial computarizada (TAC) y la resonancia magnética nuclear (RMN).

Tratamiento. El tratamiento de las complicaciones oculares de la enfermedad de Graves-Basedow depende de la gravedad de los síntomas. La mayoría de los pacientes presentan síntomas leves o moderados que suelen mejorar espontáneamente, pero, incluso, en estos casos, pueden transcurrir entre dieciocho meses y dos años hasta que desaparecen totalmente. Durante este tiempo, el grado de inflamación va variando.

El oftalmólogo seguramente le recomendará una serie de medidas sencillas que pueden servir para hacer que los síntomas sean menos molestos; por ejemplo, utilizar unas gafas oscuras para evitar la luz solar demasiado intensa, dormir con la cabeza ligeramente elevada para disminuir la hinchazón, utilizar gotas o pomadas para lubricar el ojo y evitar que se seque y tapar el ojo mientras duerme. Si es fumador, el oftalmólogo le recomendará que deje de fumar, ya que se sabe que el tabaco agrava las complicaciones oculares de la enfermedad de Graves-Basedow.

Los casos más graves, especialmente cuando hay alteraciones visuales, se tratan con corticoesteroides a dosis elevadas bien solos o bien en combinación con rayos X. Los rayos X se aplican sobre el ojo, y este tipo de tratamiento se denomina «irradiación orbital». Sin embargo, aún no está claro hasta qué punto es eficaz el tratamiento con rayos X. Por ejemplo, en un estudio muy conocido, los investi-

Información importante: tratamiento con yodo radiactivo y complicaciones oculares de la enfermedad de Graves-Basedow

La terapia con yodo radiactivo, que es el tratamiento más utilizado para la enfermedad de Graves-Basedow, puede empeorar o exacerbar las complicaciones oculares de esta enfermedad, especialmente en el caso de los fumadores. Esta reagudización suele ser transitoria y se puede prevenir con corticoesteroides. Si tiene la enfermedad de Graves-Basedow y va a recibir tratamiento con yodo radiactivo, puede que su médico le prescriba prednisona. La dosis de este medicamento se va reduciendo progresivamente durante un periodo de tres meses.

gadores observaron que los síntomas oculares en un grupo de pacientes mejoraron sólo ligeramente después de un año de tratamiento con irradiación orbital, y, además, los autores del estudio dicen que no están seguros de si esta pequeña mejoría se debió al tratamiento o a una remisión espontánea de los síntomas.

El tratamiento quirúrgico más habitual, realizado por un cirujano oftalmólogo especializado en la enfermedad ocular de Graves-Basedow, es la reparación del párpado para corregir la retracción. Existe otro procedimiento quirúrgico cuyo objetivo es crear un espacio para la protrusión del ojo. Esto puede lograrse mediante un procedimiento conocido como «descompresión orbitaria», durante el cual se extirpa parte del tejido situado detrás del globo ocular o algún hueso de la cuenca orbitaria.

Hay otros procedimientos quirúrgicos que pueden realizarse al mismo tiempo que la descompresión orbitaria. Uno de ellos se conoce con el nombre de «aumento orbitario», y consiste en empujar los huesos de la cara hacia delante. Los otros consisten en una intervención quirúrgica en la nariz: la «septoplastia» consiste en modificar el tabique nasal; es decir, la porción de la nariz que separa los dos orificios nasales; y la «reducción de los cornetes» consiste en la extirpación de un parte de las paredes laterales de la cavidad nasal.

Además, se puede realizar una intervención quirúrgica en los músculos oculares para corregir la falta de alineamiento entre los dos ojos. A veces, se utiliza cirugía plástica para corregir la caída de los párpados cuando ésta no se resuelve una vez que el paciente ya se ha curado de la enfermedad.

Complicaciones cutáneas de la enfermedad de Graves-Basedow

Las complicaciones cutáneas de la enfermedad de Graves-Basedow se denominan «dermopatía de Graves-Basedow». La causa es el ataque autoinmune a la piel, generalmente a la piel que recubre la parte inferior de las piernas. Estas complicaciones se observan con mucha menos frecuencia que las oculares, y son distintas a las alteraciones típicas que produce el hipertiroidismo en la piel, tales como humedad y piel tersa. La dermopatía de Graves-Basedow provoca un engrosamiento de la piel, denominado «mixedema pretibial», que, generalmente, afecta a las espinillas. La piel aparece hinchada o protruida. Algunos pacientes desarrollan un síntoma bastante menos frecuente denominado «acropaquia», que consiste en la elevación del lecho de las uñas e hinchazón de las manos y los pies. A veces, se observa un agrandamiento bulboso en las puntas de los dedos, conocido como «dedos en palillo de tambor».

Si tiene la enfermedad de Graves-Basedow y presenta estos síntomas cutáneos, el médico le mandará al dermatólogo, que es el médico especialista en las enfermedades de la piel. El tratamiento suele consistir en corticoesteroides en crema. Los síntomas más graves se pueden tratar con inyecciones de corticoesteroides. Aunque este tipo de tratamiento puede mejorar los síntomas, no se conoce todavía ninguna terapia que pueda revertirlos totalmente. Por desgracia, se sabe poco sobre el curso clínico de la dermopatía de Graves-Basedow, aunque parece ser que se resuelve de forma espontánea, al menos esto es lo que parecen indicar los resultados de un estudio realizado en la Clínica Mayo (Minnesota, Estados Unidos). Los resultados de este estudio se publicaron en 2002, y participaron cuarenta pacientes que habían sido diagnosticados de acropaquia en la Clínica Mayo durante un periodo de 26 años. Ningún paciente se quejó de los síntomas cutáneos durante el seguimiento que se realizó a largo plazo mediante visitas y entrevistas.

La enfermedad autoinmune en tres frentes: los ojos, la tiroides y la glándula suprarrenal

Años después de haber sido tratada de la enfermedad ocular de Graves-Basedow, Kathryn, una psicóloga de 64 años, desarrolló hipotiroidismo. Una vez que se controló el hipotiroidismo, lo que menos esperaba Kathryn es que apareciera la enfermedad de Addison, que es una enfermedad rara, de carácter grave, que se observa con más frecuencia en las personas que tienen problemas de tiroides que en la población general. Puede ser incluso más difícil de diagnosticar que las enfermedades de la tiroides, y, cuando se complica con otra enfermedad o lesión, puede ser mortal si no se trata adecuadamente. De hecho, la enfermedad de Addison estuvo a punto de costarle la vida a Kathryn. Esta es su historia.

«El primer síntoma del problema de tiroides apareció en 1967. Tenía un ojo que salía hacia fuera y los párpados estaban retraídos. Cuando me iba a dormir por las noches, me costaba mucho trabajo cerrar el ojo, y sentía mucha presión dentro. Resultó que tenía la enfermedad de Graves-Basedow, aunque leve, y el único síntoma que tenía era el problema del ojo. Un oftalmólogo me prescribió un medicamento para el ojo, y el problema se resolvió. Sin embargo, varios años después, empecé a sentirme muy cansada todo el tiempo. Además, tenía ansiedad y me sentía deprimida. Estuve así algunos meses, y, luego, la piel se me empezó a secar mucho. Mi madre tenía hipotiroidismo, y llevaba tomando medicación para la tiroides desde que yo era niña, pero nunca pensé que yo podía tener riesgo de desarrollar también la enfermedad.

»No fui al endocrinólogo hasta que mi marido notó que tenía un nódulo en el cuello. Esto fue a principio de los años ochenta. Me hicieron muchas pruebas, y, al final, me dijeron que tenía un nódulo frío. Me hicieron una biopsia mediante aspiración con aguja y, afortunadamente, resultó que el nódulo era benigno. Luego, me hicieron análisis de sangre que demostraron que tenía hipotiroidismo leve. Empecé con la terapia hormonal sustitutiva, y noté un cambio importante en mi estado de ánimo. Fue un cambio maravilloso. Me quedé muy sorprendida cuando el médico me dijo que mi depresión se debía a un problema de tiroides y no a problemas psicológicos. Como soy psicóloga, trato a pacientes con depresión, y ahora estoy mucho mejor informada de los problemas médicos que pueden provocar depresión.

»Iba al médico a revisión cada cierto tiempo. Todo iba bien, hasta que en 1995, cuando me acababa de divorciar, empecer a tener ansiedad y me sentía siempre muy estresada. Tuve que abrir una nueva consulta en otra ciudad, y estaba dando clases en la Universidad. Me tenía que quedar por las noches hasta muy tarde preparando las clases, y me sentía agotada. Dos años después, empecé una relación sentimental con un hombre, que resultó ser emocionalmente muy inmaduro. Empecé a tener reflujo gastroesofágico, lo cual, seguramente, tuvo que ver con el estrés. Empecé un tratamiento y desapareció totalmente. Sin embargo, el cansancio no se me quitó.

»Me sentía cansada a cualquier hora. Yo lo atribuía a que me estaba haciendo vieja y a la vida tan ajetreada que llevaba, pero, un día, me di cuenta de que la piel se me estaba poniendo muy morena. La gente me decía "¡Qué morena que estás!". Yo lo atribuía a una buena pigmentación de la piel. Ahora sé que era uno de los signos de la enfermedad de Addison. No le dije nada al médico porque pensé que lo de la piel no tenía importancia y que no podía tratarse de un problema médico.

»Todo empezó a cambiar justo el día antes del Día de Acción de Gracias, en el otoño de 1999. Estaba haciendo la compra para la cena y, de repente, sentí dolor en el estómago. No era un dolor demasiado intenso. Sentí que me mareaba. No lo sabía, pero todo se debía a un problema de la vesícula biliar. Me fui a casa y me puse a vomitar. Yo lo atribuí a la gripe, pero, enseguida, el problema de la vesícula biliar hizo que la enfermedad de Addison apareciera con toda su crudeza (la enfermedad de Addison es una insuficiencia aguda de la glándula suprarrenal). Me tumbé en el sofá. Me sentía como si me estuviera muriendo. Tenía que haber llamado a urgencias, pero la verdad es que el cerebro no me funcionaba bien en ese momento. Pensé que los médicos estarían de vacaciones, ya que era el Día de Acción de Gracias, y que era mejor esperar un par de días. Empecé a deshidratarme. Una amiga vino a casa a traerme un poco de sopa, y ahora me arrepiento de no haberle dicho que me sentía muy mal, como si me estuviese muriendo. Al día siguiente, cogí un taxi y me fui al médico. Hable con mi médico de atención primaria, y no podía ni tenerme en pie. Vomité en la consulta un líquido transparente. Lo primero que hizo el médico fue enviarme directamente al hospital. Estuve hospitalizada dos o tres días. Aparentemente, tenía una infección muy grave y algo que parecía un absceso en el hígado. Los médicos se pusieron a analizar de dónde podía venir la bacteria, y llegaron a la conclusión de que se trataba de una infección de la vesícula biliar. Yo veía que los médicos estaban muy preocupados. Me dieron antibióticos en dosis muy altas y líquido por vía intravenosa para combatir la deshidratación. Me hicieron un montón de pruebas y me enviaron a casa. Me sentía muy débil. No tenía apetito y estaba mareada todo el tiempo. Me sentía tan mal que me fui al hospital otra vez. De nuevo, me empezaron a hacer un montón de pruebas, pero, por lo visto, nadie sabía qué es lo que me pasaba. Me quedé en el hospital un par de días, me rehidrataron y me mandaron para casa. Los médicos me llamaban la señora misteriosa, porque no sabían porque no había mejorado después del tratamiento al que me sometieron.

»Luego, fui a mi médico de atención primaria porque no podía ni siquiera subir las escaleras. Me dijo: "vas a ir al hospital y no vas a salir de allí hasta que te hagan un diagnostico". Por tercera vez, me vieron en el servicio de urgencias del hospital. Esta vez resultó que había por allí un endocrinólogo y me parece que, en cuanto me vio, empezó a sospechar que podría tratarse de la enfermedad de Addison. Parece ser que el médico de atención primaria también lo había sospechado porque me hizo una prueba para ver el nivel de cortisol (un glucocorticoide). Sin embargo, el resultado de esta prueba fue muy confuso porque yo estaba siguiendo un tratamiento hormonal sustitutivo con estrógenos, y parece que esto alteró los resultados. En el hospital, el endocrinólogo me hizo una prueba que consiste en inyectar una hormona que estimula la glándula suprarrenal para ver si produce cortisol. A partir de ahí, en el hospital, empezaron a tener claro cuál era esa misteriosa enfermedad que me había hecho ir tres veces a urgencias. Por fin, me diagnosticaron la enfermedad de Addison. Para mí fue un gran alivio saber qué es lo que tenía, y me quedé aún más tranquila cuando me dijeron que era una enfermedad tratable. Me dieron la primera pastilla de cortisol, y en menos de una hora ya podía levantarme de la cama y pasear por el pasillo de la planta.

»Ahora, además de hormonas tiroideas, tengo que tomar hormonas esteroideas para sustituir a las que mi glándula suprarrenal no puede producir. He aprendido a cuidarme y a vivir con la enfermedad. A los dos años de empezar el tratamiento para la enfermedad de Addison, tanto la tiroides como la glándula suprarrenal se habían estabilizado. La enfermedad de Addison me ha obligado a hacer algunos cambios en mi forma de vida. Ya no tengo el mismo nivel de energía que cuando era joven, y he aprendido a descansar cuando lo necesito. Ya no veo a un paciente detrás de otro. Cuando no tengo más remedio cancelo las citas o cualquier otro compromiso. Como bien y hago ejercicio regularmente. Sobre todo, descanso mucho. Doy gracias a Dios por sufrir una enfermedad que se puede controlar fácilmente con medicación y haciendo unos cuantos cambios en tu forma de vida.»

¿Qué papel desempeñan los antecedentes médicos familiares?

Las enfermedades de la tiroides representan una proporción muy pequeña de todas las enfermedades autoinmunes que pueden afectar a tejidos y órganos específicos del organismo. Si algún miembro de su familia tiene o ha tenido una enfermedad autoinmune (del tipo que sea), tiene un riesgo más elevado de padecer una de estas enfermedades. Sin embargo, si un miembro de su familia sufre una enfermedad autoinmune de la tiroides, la probabilidad de que tenga un problema de tiroides de cualquier tipo no es tan alta. No obstante, muchos pacientes que tienen un problema de tiroides descubren que hay otras enfermedades en su familia, pero no puede saberlo si no lo pregunta. Varios pacientes con enfermedad tiroidea que fueron entrevistados para este libro dijeron que no sabían que un tío o un primo tenían una enfermedad autoinmune de la tiroides u otro tipo de enfermedad autoinmune hasta que le diagnosticaron el problema de tiroides. Si lo hubiesen sabido antes, el diagnóstico se habría hecho más rápidamente. Una buena forma de saber qué enfermedades ha habido en su familia es hacer un árbol genealógico, poniendo debajo de cada nombre el problema de salud que tuvo o tiene esa persona. Luego, puede enseñarle el árbol genealógico a su médico. A continuación, presentamos algunos ejemplos de enfermedades autoinmunes que suelen darse en las familias de los pacientes con problemas de tiroides (véase también en este capítulo el cuadro «Ejemplos de enfermedades autoinmunes y sus órganos diana»).

Enfermedad de Addison

La enfermedad de Addison se caracteriza por debilidad extrema, pérdida de peso, hipotensión arterial, problemas gastrointestinales y pigmentación oscura de la piel. Esta enfermedad se debe a veces al ataque autoinmune a las glándulas suprarrenales. Estas glándulas producen hormonas glucocorticoideas que ayudan al organismo a combatir el estrés, especialmente cuando éste se debe a una enfermedad o a un traumatismo. Si no se trata con corticoesteroides, la enfermedad de Addison puede poner en peligro la vida del paciente. Se trata de una enfermedad muy poco frecuente, pero, cuando aparece, generalmente hay antecedentes familiares de enfermedad tiroidea.

Enfermedad celiaca

Es causada por un ataque autoinmune al intestino, que hace que el intestino delgado no pueda absorber los nutrientes. Esto se denomina malabsorción intestinal. Es activada por el gluten, que es una proteína que se encuentra en el trigo, en el centeno, en la avena y en la cebada. Los síntomas son diarrea con muy mal olor y heces de color grisáceo, hinchazón abdominal y pérdida de peso.

Varios estudios han demostrado que la enfermedad celiaca es más prevalente en los pacientes que padecen una enfermedad autoinmune de la tiroides que en la población general. En un estudio se compararon noventa y dos pacientes que tenían una enfermedad autoinmune de la tiroides con noventa y nueve pacientes que tenían problemas estructurales de la glándula tiroidea (nódulos, bocio y cáncer de tiroides) que no tenían un origen autoinmune. En el primer grupo, el 4,3% tenía enfermedad celiaca, y sólo el 1,1% en el segundo grupo.

Diabetes

La diabetes tipo 1, también conocida como diabetes de inicio precoz, es una enfermedad autoinmune en la cual el sistema inmunitario ataca a las células del páncreas que secretan insulina. Esto hace que el organismo no tenga suficiente insulina para funcionar correctamente. La insulina es una hormona que es necesaria para la absorción de la glucosa por parte de las células. Si sufre una enfermedad autoinmune de la tiroides, sus hijos y nietos tienen un riesgo más elevado de padecer este tipo de diabetes. Y a la inversa, los pacientes con diabetes tipo 1 tienen una incidencia de problemas de tiroides entre dos y tres veces más elevada que la población general. Por esta razón, los médicos recomiendan siempre a los pacientes con diabetes tipo 1 que se hagan las pruebas de función tiroidea una vez al año.

Hipoparatiroidismo

La paratiroides (glándula paratoidea) está situada muy cerca de la tiroides. Su función consiste en regular la cantidad de calcio que circula en el torrente sanguíneo. El hipoparatiroidismo es una enfermedad que provoca un descenso por debajo de lo normal de los niveles de calcio en la sangre, debido a que la paratiroides no produce suficiente cantidad de hormona para mantener estables los niveles de calcio.

Lupus eritematoso sistémico

Se trata de una enfermedad poco frecuente, en la que los anticuerpos autoinmunes siguen una estrategia sistémica, provocando inflamación en muchas partes del cuerpo, incluyendo las articulaciones, el corazón, los riñones, los pulmones y la piel. Si bien el lupus no suele observarse en los pacientes con problemas de tiroides, las enfermedades tiroideas son más prevalentes entre los pacientes con lupus que en la población general. Por tanto, si sufre lupus eritematoso sistémico, debe hacerse las pruebas de función tiroidea cada cierto tiempo.

Anemia perniciosa

La anemia perniciosa es una forma grave de anemia que se observa con cierta frecuencia en los pacientes mayores que padecen la enfermedad de Graves-Basedow o la tiroiditis de Hashimoto. Es provocada por un error en la respuesta inmunitaria que hace que el aparato digestivo no pueda absorber la vitamina B_{12}. Esta vitamina es esencial para producir glóbulos rojos, que son las células sanguíneas que se encargan de transportar el oxígeno a través del torrente sanguíneo desde los pulmones a las células. La enfermedad se origina en las células que recubren una parte del estómago que produce una sustancia denominada factor intrínseco, que es el responsable de la absorción de la vitamina B_{12} en el intestino delgado.

Artritis reumatoide

La artritis reumatoide es una enfermedad autoinmune en la cual los anticuerpos provocan una inflamación de las articulaciones y los tendones. Se observa en el 1,7% de la población general y en el 6,7% de los pacientes que padecen una enfermedad de la tiroides. El tratamiento de la enfermedad tiroidea puede hacer que mejoren los síntomas de la artritis reumatoide que son comunes a ambas enfermedades. Otras enfermedades que se caracterizan por inflamación o dolor en los músculos, articulaciones o tejido fibroso que se observan en algunos pacientes con enfermedad de la tiroides son las siguientes:

- **Síndrome de Sjögren.** Se trata de una enfermedad autoinmune crónica que se observa fundamentalmente en mujeres de más de 65 años. Se caracteriza por sequedad de las mucosas, especialmente de los ojos y de la boca.
- **Polimialgia reumática.** Es una enfermedad que afecta fundamentalmente a las personas mayores. Se caracteriza por dolor y rigidez en los hombros, cuello y pelvis.
- **Policondritis recidivante.** Es una enfermedad que afecta al cartílago, y provoca inflamación de las orejas, la nariz, la laringe, la tráquea, los ojos, las articulaciones, los riñones y el corazón.

Síndrome poliglandular autoinmune de tipo 1

La tiroiditis autoinmune crónica se observa en entre el diez y el quince por ciento de los pacientes que tiene este síndrome, que se caracteriza por al menos dos de los siguientes problemas: hipoparatiroidismo, enfermedad de Addison o candidiasis mucocutánea crónica (que es un infección micótica de la piel y de las mucosas, generalmente de la boca, la vagina y el intestino).

Síndrome poliglandular de tipo 2

Los componentes principales del síndrome poliglandular de tipo 2 son las enfermedades autoinmune de la tiroides, la diabetes de tipo 1 y la enfermedad de Addison. Para hacer el diagnóstico, es necesario que estén presentes al menos dos de estos tres componentes. También pueden observarse las siguientes enfermedades: insuficiencia ovárica prematura, hipofisitis linfocítica (destrucción autoinmune de la hipófisis), vitíligo, alopecia areata (caída repentina del pelo con calvas en forma de parches), esprue (que es una enfermedad crónica del aparato digestivo, que se denomina también enfermedad celiaca y provoca malabsorción intestinal), anemia perniciosa, serositis (que es una inflamación del tejido que recubre los pulmones, el corazón y los órganos abdominales) y miastenia grave (una enfermedad autoinmune de origen neurológico que provoca debilidad muscular).

Además de estar asociada frecuentemente con el síndrome poliglandular de tipo 2, la tiroiditis autoinmune crónica se observa muchas veces en cualquiera de estas enfermedades cuando aparecen aisladas.

Vitíligo

El vitíligo se observa con frecuencia en las familias en las que uno o más miembros padecen una enfermedad de la tiroides. Se caracteriza por la aparición de parches blancos indoloros en la piel, generalmente en los nudillos de los dedos, la muñeca y el cuello.

El caso de Florence

Florence se había pesado la vida pensando que de un momento a otro le iban a diagnosticar una diabetes, ya que su padre y su tío eran diabéticos. Nadie de su familia había padecido nunca un problema de tiroides, por lo que no parecía que le fuesen diagnosticar de hipotiroidismo o enfermedad celiaca, dos enfermedades autoinmunes que aparecieron bastante antes de que un hecho estresante activara la diabetes de Florence. Mientras tanto, tuvo que enfrentarse con enfermedades que nada tenían que ver con la tiroides, tales como el cáncer y una enfermedad del corazón. Y aún así, a la edad de 82 años, con la enfermedad ya controlada, Florence todavía ejerce como profesional del Derecho, encuentra tiempo para jugar al bridge con sus amistades y la mayoría de los días va a un gimnasio a hacer ejercicio. Esta es su historia.

«Mi padre era diabético y mi tío murió de diabetes. Yo sabía perfectamente lo que significaba tener esta enfermedad porque cuidé a mi padre desde que yo tenía once años cuando mi madre se quedó incapacitada por culpa de la artritis.

»Tuve que pasar mi infancia con padres que estaban muy enfermos. Quería asegurarme de que yo no iba a tener nunca diabetes, así es que siempre le preguntaba al médico y él me hacía la pruebas. Crecí con el temor de que cualquier día me dijeran que era diabética, pero la enfermedad no apareció hasta que ya era bastante mayor.

»Hace más de cincuenta años, después de mi primer embarazo, los médicos descubrieron que tenía hipotiroidismo. El niño nació muerto, probablemente debido al problema de tiroides que yo tenía. Empecé con la terapia hormonal sustitutiva antes de quedarme embarazada otra vez, y, aunque todos mis embarazos fueron difíciles, mis hijos nacieron bien. Cuando ya había tenido tres hijos, el médico me dijo que ya no tenía que seguir con la terapia sustitutiva con hormonas tiroideas. Me sentía bien, pero, hace unos veinticinco años, empecé a sentirme muy cansada. Además, siempre tenía náuseas. No estoy segura de si tenía otros síntomas aparte de éstos, pero recuerdo que no me sentía nada bien. Resultó que era el hipotiroidismo otra vez, por lo que volví a empezar con la terapia hormonal sustitutiva.

»Desde niña, tengo la enfermedad celiaca, pero no me la diagnosticaron hasta hace treinta años. Recuerdo los ataques de la enfermedad, incluso cuando tenía sólo diez años. Por ejemplo, recuerdo que le preguntaba a la profesora si podía ir al baño, y ella me decía que no, y yo me iba muy preocupada a mi pupitre porque no podía aguantarme. Conforme me fui haciendo mayor, me fui dando cuenta de que los ataques de la enfermedad celiaca solían coincidir con las situaciones de estrés que sentía cuando tenía que cuidar a mi padre. Mi médico pensaba que yo ya debía haber superado los problemas de la enfermedad celiaca (las diarreas intensas y dolorosas generalmente asociadas con el estrés) teniendo en cuenta la edad que tenía. Así es que me mandó a un hospital en Manhattan para participar en un programa de una semana que se estaba realizando con el fin de descubrir a pacientes con enfermedades no diagnosticadas. Al final de la semana, los médicos no habían conseguido hacerme ningún diagnóstico. Se me olvidaba decir que también tuve anemia, que es una complicación muy frecuente de la enfermedad celiaca. En aquella época, los médicos no sabían todavía que el gluten, que está presente en el trigo, la avena y la cebada, podía producir un ataque de la enfermedad. Luego, se produjo un descubrimiento médico muy importante. Durante la Segunda Guerra Mundial, el trigo era muy escaso en Holanda, y un médico holandés se dio cuenta de que los niños con enfermedad celiaca, que normalmente tienen problemas de creci- miento, mejoraban cuando seguían una dieta sin trigo. Sin embargo, no fue hasta la década de los setenta cuando este descubrimiento médico me sirvió de ayuda. Yo estaba siempre muy ocupada porque trabajaba y, además, tenía tres hijos. Un día vi una receta para preparar de forma rápida un desayuno muy nutritivo. Lo que yo quería era ahorrar tiempo. Se trataba de un batido de leche, que tenía, entre otros ingredientes, germen de trigo. De repente, me salió una dermatitis que se observa en algunas personas que sufren la enfermedad celia- ca. El médico me mandó al dermatólogo, que me hizo un montón de pruebas y me mandó al gastroenterólogo. Me hizo una biopsia intestinal que confirmó la enfermedad celiaca.

»A todo esto, todavía no había desarrollado diabetes, hasta que hace unos veinte años, yo estaba muy estresada porque iba a vender a un cliente el piso más caro de toda mi carrera profesional (trabajaba en una agencia inmobilia- ria). Creo que todo este estrés fue lo que activó la diabetes. Por suerte, estaba bastante familiarizada con los síntomas de esta enfermedad, así es que no me cabía la menor duda de que la tenía. Me hicieron las pruebas, y resultó que mis sospechas eran ciertas. No quería insulina, porque a mi padre le producía unas reacciones espantosas. Además, nos costó mucho trabajo determinar cuál era la dosis exacta que necesitaba, y, muchas veces, mi padre se administraba más do- sis de la que en realidad necesitaba. Por tanto, le dije al médico que me diera medicamentos por vía oral. Así, lo hicimos, y todo marchó bien. Mis niveles de glucosa en la sangre fueron normales durante quince meses. Luego, tuve un accidente con el coche. Fue muy estresante, y los niveles de glucosa subie- ron mucho. Mi médico probó con todo tipo de medicamentos por vía oral, pero con ninguno conseguía que me bajara el nivel de glucosa. Así es que tuve que empezar con las inyecciones de insulina, y así sigo hasta el día de hoy. Sin embargo, como ahora hay dispositivos para controlar los niveles de glucosa en casa, no tengo tantos problemas como mi padre. Además, la insulina que hay ahora es mucho mejor que la de antes.

»A mi hijo, que tiene ahora cuarenta y siete años, le diagnosticaron la enfer- medad de Graves-Basedow cuando tenía quince años. Le trataron con yodo radiactivo, y le dijeron que, probablemente, en el plazo de cinco años, desarro- llaría una tiroides poco reactiva y tendría que empezar a tomar medicación. Sin embargo, todavía no tiene hipotiroidismo. Mi hija, que tiene ahora cincuenta y dos años, y mi otro hijo, que tiene quince, no padecen ninguna enfermedad autoinmune, ni tampoco mis cuatro nietos.»

Florence también tuvo cáncer de mama, de pulmón y de piel, y superó con medicación una arteriopatía coronaria. Su madre y su hermano murieron de un ata- que al corazón cuando tenían poco más de cincuenta años. Un hermano gemelo de

Florence murió cuando era muy pequeño de unas fiebres reumáticas que le afectaron al corazón, y su padre murió a los setenta y dos años de una enfermedad del hígado. Florence concluye: «Tengo que tomar un montón de medicamentos todos los días, pero, a la edad de ochenta y dos años y teniendo en cuenta mis antecedentes familiares y todo lo que he tenido que pasar, me siento muy afortunada de haber llegado hasta aquí. Y creo que todo se debe a los grandes avances que ha hecho la medicina en los últimos años».

Capítulo 6
LA GLÁNDULA TIROIDEA
Y EL EMBARAZO

El embarazo es una etapa muy importante en la vida de toda mujer, llena de emociones y esperanza, pero, por desgracia, es también un periodo propicio para la aparición o agravamiento de los problemas de tiroides, que puede afectar tanto a la madre como al feto. Incluso antes de la concepción, las enfermedades tiroideas no diagnosticadas pueden afectar negativamente a la capacidad reproductiva de las mujeres, ya que pueden dificultar el embarazo y producir abortos espontáneos. Afortunadamente, la mayoría de los problemas de tiroides que afectan al embarazo son fácilmente tratables. Lo difícil es diagnosticar el problema en un periodo en el que algunos de los síntomas principales de la enfermedades tiroideas (cansancio, estreñimiento, intolerancia al calor, ansiedad) se pueden confundir con los efectos normales de la gestación.

Detectar los problemas de tiroides durante el embarazo es importante. Asimismo, es fundamental que las mujeres embarazadas que ya padecían un problema de tiroides sean vigiladas atentamente por el médico durante toda la gestación. Cuando una mujer sabe que tiene un problema de tiroides y quiere quedarse embarazada, debe consultar con su médico y realizarse cada cierto tiempo las pruebas de función de tiroidea. Si ya estaba en tratamiento cuando se quedó embarazada o ha sido diagnosticada durante el embarazo, en este capítulo encontrará información que le será de mucha utilidad para llevar bien la gestación y dar a luz a un hijo sano. Es fundamental que durante todo el embarazo su organismo disponga de una cantidad suficiente de hormonas tiroideas.

¿Qué relación existe entre la glándula tiroidea y la esterilidad?

Tanto el hipotiroidismo como el hipertiroidismo pueden tener un efecto importante sobre la capacidad reproductiva de las mujeres. El hipertiroidismo puede también afectar a la capacidad reproductiva de los hombres, mientras que los efectos del hipotiroidismo están menos claros en el sexo masculino.

En el caso de las mujeres, la raíz del problema está en los efectos que la tiroides tiene sobre ciclo menstrual. De la misma forma que el funcionamiento normal de la tiroides depende de que exista un equilibrio preciso entre las hormonas secretadas por el hipotálamo, la hipófisis y la glándula tiroidea, el ciclo menstrual normal depende del equilibrio existente entre las diferentes hormonas sexuales. Cuando este equilibrio se rompe, pueden aparecer irregularidades de la menstruación, e, incluso, pérdida de la ovulación (es decir, el ovario no produce óvulos o estos no salen del ovario para llegar hasta el útero). Una cantidad excesivamente elevada o excesivamente baja de hormonas tiroideas puede alterar el equilibrio existente entre las hormonas sexuales, lo cual, a su vez, puede producir cambios en la duración y en la frecuencia de la menstruación. Lo único bueno que tiene esto es que las alteraciones de la menstruación pueden ser un aviso de que algo no funciona bien, lo que, en algunos casos, permite diagnosticar la enfermedad tiroidea a tiempo. Sin embargo, puede haber múltiples razones que expliquen las alteraciones menstruales de una mujer, y también la esterilidad femenina tiene multitud de causas. En cambio, nunca está de más pedir al ginecólogo que nos haga pruebas de función tiroidea. Si el problema no se resuelve, se deben repetir estas pruebas cada cierto tiempo (véase en este mismo capítulo «El caso de una mujer que pasó de la esterilidad a tener cuatro hijos»).

Las mujeres con hipotiroidismo grave suelen tener reglas muy copiosas, una alteración que se denomina menorragia. Por el contrario, las que padecen hipertiroidismo pueden no tener hemorragia menstrual, situación que se conoce con el nombre de amenorrea, o reglas cada cierto tiempo con poca hemorragia (oligomenorrea). Sin embargo, hay casos en los que la menorragia copiosa, que suele estar asociada con el hipotiroidismo, se observa en mujeres con hipertiroidismo.

Los estudios realizados demuestran que las mujeres que sufren hipotiroidismo grave se vuelven estériles, y que muchas con hipotiroidismo moderado tienen problemas para quedarse embarazadas. De hecho, el hipotiroidismo grave casi nunca resulta ser un problema durante el embarazo, ya que el setenta por ciento de las mujeres que sufren esta enfermedad no ovulan y, por tanto, no pueden quedarse embarazadas. En el caso de las que consiguen quedarse embarazadas, el hipotiroidismo moderado o grave produce un número de abortos espontáneos durante el primer trimestre, niños nacidos muertos y prematuros muy superior al que se observa en la población general. No se conoce bien el efecto que tiene el hipotiroidismo leve sobre la capacidad de quedarse embarazada, pero seguramente tiene algún efecto. Se sabe que el hipotiroidismo grave provoca esterilidad sin lugar a dudas; sin embargo, esto no está tan claro en el caso del hipotiroidismo moderado.

La presencia en el organismo de una cantidad excesiva de hormonas tiroideas puede también afectar de forma negativa a la capacidad reproductiva de los hombres y, además, puede producir una disminución de la libido debido al efecto que tiene sobre las hormonas sexuales masculinas y sobre el ciclo de producción de espermatozoides.

Una vez que han sido tratadas adecuadamente, no hay ninguna razón para que las enfermedades tiroideas afecten negativamente a la capacidad reproductiva o al embarazo. No obstante una vez iniciado el tratamiento, es necesario realizar las pruebas de función tiroidea regularmente con el fin de asegurarse de que la tiroides está funcionando correctamente y de que la cantidad de hormonas tiroideas presentes en el organismo es la adecuada. Si una vez terminado el tratamiento, las pruebas demuestran que todo está bien y aún así no puede quedarse embarazada, debe consultar con un especialista en esterilidad ya que es posible que el responsable del problema no sea la tiroides sino alguna otra alteración médica.

El caso de una mujer que pasó de la esterilidad a tener cuatro hijos

A sus cincuenta años, Susan dispone de muy poco tiempo para ella, ya que tiene cuatro hijos de entre cuatro y doce años. Además, trabaja a jornada completa como administrativa en un hospital. Está siempre muy ocupada, pero no le importa.

Antes de que sus preocupaciones fueran cómo tener tiempo para llevar a sus hijos al colegio y recogerlos a la salida y asegurarse de que hacen los deberes en casa, lo que le preocupaba a Susan, hasta el punto de tenerla siempre triste y deprimida, era el no ser capaz de tener un hijo. Después de muchos intentos de fecundación *in vitro* (un procedimiento en el cual los óvulos de la mujer son fecundados en el laboratorio y luego transferidos al útero), se le diagnosticó un problema de tiroides que hacía que los niveles de hormonas tiroideas en la sangre fluctuaran, pasando de ser muy altos a ser demasiado bajos. Esta enfermedad es aún más difícil de diagnosticar que el hipotiroidismo y el hipertiroidismo. Fue tratado primero con yodo radiactivo y, luego, con terapia hormonal sustitutiva, y, a continuación tuvo cuatro hijos con una intervención médica mínima. Esta es la historia de Susan.

«Cuando mi marido y yo quisimos tener por primera vez un hijo, me quedé embarazada, pero tuve un aborto espontáneo. Tenía ya más de treinta años y estaba ansiosa por formar una familia, así es que decidí consultar con un especialista en problemas de fertilidad. Estaba convencida de que no tenía ningún problema para quedarme embarazada porque ya había conseguido quedarme una vez, pero, al final, resultó que tuve que estar en tratamiento para la esterilidad durante casi cinco años, y al final no funcionó. Esta experiencia tan frustrante me hizo sentirme muy mal, pero no me eché para atrás. Quería tener un hijo e iba a hacer todo lo posible para conseguirlo. Hice seis intentos con fecundación *in vitro,* pero sólo completé tres ciclos. Los otros tres tuvieron que ser suspendidos, unas veces porque yo no producía suficientes óvulos, y otras veces porque los óvulos no estaban lo suficiente maduros.

»Al sexto intento decidí dejarlo. Estaba convencida de que la fecundación *in vitro* no iba a funcionar, e, incluso empecé a arreglar los papeles para adoptar un niño, pero los amigos me seguían hablando de diferentes clínicas especializadas en problemas de fertilidad, así es que, aunque sabía que ningún tratamiento iba a dar resultado, decidí consultar por última vez con un especialista. El médico me hizo una exploración física y varios análisis de sangre, y, luego, me dijo: "¿Tiene algún problema de tiroides?", y le contesté: "Que yo sepa, no". Empecé a pensar que, después de haber visto a tantos médicos y de haberme hecho un número inimaginable de pruebas, sería gracioso que al final fuese a tener una enfermedad que nadie había conseguido diagnosticarme. El médico me dijo que en uno de los análisis de sangre habían visto que la tiroides era poco reactiva, así es que me mandó a un endocrinólogo, que me hizo otro análisis de sangre, y, curiosamente, descubrió que mi problema era exactamente el contrario del que me había dicho el médico de la clínica de infertilidad. Ahora resultaba que la tiroides no era poco reactiva, sino al contrario, demasiado reactiva. Me tuvieron que hacer pruebas durante varios meses antes de que el endocrinólogo llegará a estar seguro de cuál era exactamente el problema. Al final, resultó que tenía una enfermedad muy poco frecuente que hace que los niveles de hormonas tiroideas en la sangre fluctúen, pasando de estar demasiado bajos a estar demasiado altos. Lo más curioso es que no había tenido nunca ningún síntoma, excepto que, a veces, la regla duraba muy poco, pero no siempre, el problema aparecía y desaparecía sin ningún tratamiento, por lo que nunca le había concedido importancia. Probablemente tenía el problema de tiroides desde hace muchos años, y no me había enterado.

»Lo más preocupante era que, al contrario de lo que ocurre con otros problemas de tiroides, la enfermedad que tenía no se podía tratar con medicación porque la tiroides unas veces era poco reactiva y otras demasiado reactiva. El endocrinólogo me aconsejó seguir un tratamiento con yodo radiactivo para provocar hipotiroidismo, ya que el hipotiroidismo sí se puede tratar con medicación, pero no me aseguró que con que el yodo radiactivo fuéramos a conseguir que la tiroides se quedará en un estado de hipotiroidismo permanente. Me pareció que no había otra solución. Lo peor era que, si conseguíamos que apareciera el hipotiroidismo, tendría que tomar pastillas de hormonas tiroideas el resto de mi vida, pero esto me permitiría tener un hijo, y eso era lo único que me importaba.

»Cuando terminé el tratamiento con yodo radiactivo, empecé con la terapia hormonal sustitutiva, y esperé un par de meses antes de intentar quedarme em-

barazada. Esta vez hice un ciclo de TITG, que quiere decir transferencia intratu-
bárica de gametos, y consiste en introducir óvulos y semen dentro de la trompa
de Falopio. Gracias a este procedimiento, me quedé embarazada, pero a las
ochos semanas, tuve un aborto espontáneo. Me sentí muy mal, pero, al mismo
tiempo, estaba esperanzada porque en los ciclos de fecundación *in vitro* no había
conseguido quedarme embarazada. El especialista en infertilidad pensaba que,
aparte del problema de la tiroides, podía tener alguna otra cosa; por ejemplo,
alguna enfermedad autoinmune rara que hacía que rechazara el esperma de mi
marido. Así es que decidió hacerme una prueba para ver si éste era o no el problema. Hay muy pocos hospitales que hagan esta prueba, por lo que tuve que
esperar varios meses. Le pregunté al médico si, mientras estaba en la lista de
espera para la prueba, podía hacerme la inseminación intrauterina (IIU), porque
quería hacer algo y no estar ahí como una tonta esperando. Además, me daba
cuanda de que ya no era ninguna jovencita. La IIU consiste en colocar el esperma dentro del útero durante la ovulación a través de un tubo que se coloca en el
cuello del útero. Al médico le pareció bien, e hicimos la IIU, y ¡me quedé embarazada! Durante el embarazo, el endocrinólogo hizo un control muy estricto, y
ajustó la dosis de la medicación para la tiroides cuando fue necesario. Todo fue
muy bien, y en octubre de 1991 tuve mi primer hijo, una niña.
»A partir de ese momento, ya no perdí el tiempo intentando quedarme embarazada otra vez. El médico pensaba que ya no necesitaba la fecundación *in vitro,*
la TITG ni la IIU, sino simplemente un refuerzo hormonal con algún medicamento para la fertilidad. Resultó que podía quedarme embarazada sin ningún
tipo de procedimiento de reproducción asistida. Luego, tuve tres hijos más. Tuve
a mi cuarto hijo cuando tenía 46 años. El endocrinólogo hizo un seguimiento
muy estricto de todos los embarazos, cambiando la dosis de hormonas tiroideas
cuando era necesario. Ahora, me pongo a pensar, y me acuerdo de que no quería
consultar con el especialista en tiroides porque estaba harta de médicos y pensaba que iba a ser una pérdida de tiempo. Está claro que no lo fue.»

¿Qué cambios hormonales se producen durante el embarazo?

Los médicos suelen decir que el embarazo es una etapa en la vida de la mujer
durante la cual las hormonas rugen. No se trata de ninguna exageración. De hecho,
la prueba del embarazo consiste en medir una hormona denominada «gonadotro-
pina coriónica humana (GCh)», cuyos niveles comienzan a elevarse desde el
momento mismo en el que se produce la concepción. El aumento en los niveles de
GCh y de estrógenos generalmente produce algún grado de interferencia con los
niveles de las hormonas tiroideas. En el caso de las mujeres que no tienen ningún
problema de tiroides, estos cambios no producen ninguna alteración, pero pueden
afectar a los resultados de las pruebas de función tiroidea.

El aumento de los niveles de GCh estimula ligeramente a la tiroides, lo que provoca una pequeña disminución en los niveles de TSH durante el primer trimestre del embarazo. Normalmente, la prueba de la TSH, cuando se realiza durante el primer trimestre, da niveles ligeramente bajos, pero los resultados deben ser normales durante el resto de la gestación. La elevación de los niveles de estrógenos produce un aumento de la cantidad de proteínas que se unen a las hormonas tiroideas circulantes en la sangre, lo que provoca un aumento de la T4 total. La T4 libre (T4L) y la T3 libre (T3L) no se ven afectadas por estos cambios hormonales, por lo que durante el embarazo estas son las pruebas de función tiroidea más fiables para comprobar el estado de la tiroides.

El hipotiroidismo en el embarazo

Cuando una mujer está embarazada, su organismo necesita disponer de una cantidad suficiente de hormonas tiroideas para mantener el desarrollo del feto y satisfacer sus propias necesidades metabólicas. Cuando la tiroides funciona normalmente, es capaz de satisfacer estas necesidades. Si ya tenía la tiroiditis de Hashimoto cuando se quedó embarazada o cualquier otro problema de la tiroides que provoca una deficiencia de hormonas tiroideas, los niveles de estas hormonas pueden disminuir aún mas en el momento de producirse el embarazo. Si no sabía que padecía un problema de tiroides, al quedarse embarazada, es posible que, de repente, se encuentre con síntomas bastante intensos típicos del hipotiroidismo.

Aunque las cifras varían de un estudio a otro, se calcula que el hipotiroidismo complica el 2,5% de todos los embarazos. El hipotiroidismo aparece después de la gestación con más frecuencia en las mujeres que padecen diabetes tipo 1 y tiroiditis de Hashimoto que no presentaban hipotiroidismo antes del embarazo. La mayoría de las embarazadas que padecen hipotiroidismo tienen la tiroiditis de Hashimoto. Otras mujeres, que han sido tratadas de hipertiroidismo, pero son normales antes de quedarse embarazadas, son propensas a desarrollar hipotiroidismo durante la gestación debido a que su reserva de hormonas tiroideas está baja. En el caso de las mujeres que ya están siendo tratadas de hipotiroidismo, la enfermedad puede empeorar durante el embarazo, y, probablemente, habrá que aumentar la dosis de la medicación para la terapia sustitutiva de hormonas.

La deficiencia de yodo es la causa principal de hipotiroidismo en los países subdesarrollados, pero es muy raro que produzca esta enfermedad en las mujeres embarazadas que viven en Estados Unidos y otros países desarrollados. Sin embargo, incluso en el mundo desarrollado, hay un pequeño porcentaje de mujeres que no toman suficiente yodo en la dieta durante la gestación.

El riesgo para la madre

En Estados Unidos la mayoría de las mujeres que desarrollan hipotiroidismo durante el embarazo lo presentan una forma leve, a veces, sin síntomas. Sin embargo, si ya tenía hipotiroidismo antes de quedarse embarazada, la gestación puede agravar la enfermedad. Pueden aparecer una serie de síntomas y signos. Entre ellos, hay unos cuantos que pueden confundirse fácilmente con las complicaciones normales del embarazo. Si tiene hipotiroidismo y no está en tratamiento, puede aparecer una serie de complicaciones graves de la gestación. El tratamiento con una dosis suficiente de hormonas tiroideas (terapia hormonal sustitutiva) reduce considerablemente el riesgo de complicaciones asociadas con del embarazo. Las complicaciones más frecuentes son las siguientes:

- **Abrupción placentaria.** Consiste en el desprendimiento prematuro de la placenta de la pared del útero.
- **Anemia.** Se habla de anemia cuando los niveles de hemoglobina descienden por debajo de lo normal. La hemoglobina es una proteína presente en los glóbulos rojos que transporta el oxígeno por todo el cuerpo. Cuando la anemia es grave, se observa cansancio, dificultad para respirar, desmayos, palpitaciones y palidez.
- **Preeclampsia.** Se trata de una complicación grave que aparece al final del embarazo. Se caracteriza por un aumento excesivo de peso, edema generalizado que hace que se hinchen la cara y las manos, hipertensión arterial y problemas en la vista.
- **Hemorragia puerperal.** El hipotiroidismo puede provocar una pérdida del tono uterino. Esto, a su vez, puede producir hemorragias más intensas de lo normal durante el parto o durante el puerperio.
- **Parto prematuro.** Se considera que el bebé es prematuro cuando nace más de tres semanas antes de la fecha prevista para el parto. En un estudio realizado hace poco, se encontró que la tasa de partos prematuros era más alta en las mujeres con hipotiroidismo leve que en la población general.
- **Aborto espontáneo.** Las embarazadas que padecen hipotiroidismo tienen un riesgo más elevado de aborto espontáneo durante el primer trimestre.

El riesgo para el feto

Las hormonas tiroideas desempeñan un papel muy importante en el desarrollo del cerebro del feto. Durante la mayor parte del primer trimestre de la gestación, el feto depende totalmente de la tiroides de su madre para conseguir las hormonas que necesita. Por tanto, cuando la cantidad de hormonas tiroideas circulantes en la sangre de la madre es más baja de lo normal, sobre todo cuando el hipotiroidismo materno es moderado o grave, el feto presenta un riesgo más elevado de tener alte-

Cómo desenmascarar el hipotiroidismo cuando aparenta ser sólo una complicación normal del embarazo

El embarazo permite al hipotiroidismo esconderse, ya que muchos de los síntomas de está enfermedad coinciden con las complicaciones normales de la gestación. Los siguientes signos y síntomas se observan tanto en el hipotiroidismo como en las complicaciones del embarazo normal:

- Síndrome del túnel carpiano;
- estreñimiento;
- alteraciones del estado de ánimo;
- cansancio;
- retención de líquidos;
- pérdida del apetito (generalmente durante el primer trimestre, cuando las náuseas y el malestar por la mañana son frecuentes);
- calambres musculares;
- ganancia de peso.

Los signos y síntomas que distinguen al hipotiroidismo de las complicaciones normales del embarazo son:

- Intolerancia al frío;
- lentificación de los reflejos;
- piel seca;
- hipertensión arterial;
- menos pulsaciones de las normales.

raciones del desarrollo neurológico. Desde hace mucho tiempo, se sabe que el hipotiroidismo grave durante la gestación puede provocar retraso mental en el niño. Este hecho se observa principalmente en países en los que el hipotiroidismo de la madre se debe a deficiencia de yodo.

No se conoce bien del todo el efecto del hipotiroidismo leve y moderado de la madre sobre el feto, pero en algunos estudios se ha observado que el hipotiroidismo leve durante el embarazo puede tener un efecto negativo sobre la inteligencia del niño. Un estudio que tuvo mucha repercusión entre los médicos fue el publicado en 1999 en la revista *New England Journal of Medicine*. Se encontró que los niños nacidos de mujeres que habían tenido hipotiroidismo leve durante el embarazo tenían una probabilidad cuatro veces mayor que los otros niños de tener un coeficiente de inteligencia bajo durante la infancia. El estudio se basó en los resultados de los análisis de sangre realizados a más de 25.200 embarazadas entre 1987 y 1990. A continuación, se realizó un seguimiento de los hijos de estas mujeres mediante tests de inteligencia cuando tenían entre siete y nueve años. Un aspecto esperanzador de este estudio es que las mujeres que estaban en tratamiento por un hipotiroidismo grave, pero padecían todavía la enfermedad durante la gestación tuvieron hijos con una inteligencia normal. Sin embargo, los autores del estudio no pudieron responder a la pregunta de si el tratamiento del hipotiroidismo leve diagnosticado durante el embarazo revertía o no el efecto negativo sobre el cerebro del feto, lo cual probablemente ocurre durante las primeras semanas de la gestación.

Los resultados preliminares de un estudio más reciente indican que el nacimiento prematuro, y no las alteraciones del desarrollo del cerebro del feto provocadas por el hipotiroidismo materno, puede explicar la relación existente entre el hipotiroidismo leve y el coeficiente de inteligencia bajo. Este estudio fue realizado por investigadores del Southwestern Medical Center de la Universidad de Tejas, y se encontró una incidencia más elevada de partos prematuros en las mujeres que padecían hipotiroidismo leve que en las mujeres que no tenían problemas de tiroides. Se sabe que la prematuridad provoca problemas neuropsicológicos en los niños.

Es necesario realizar más estudios para saber con seguridad si el hipotiroidismo materno de carácter leve provoca alteraciones leves en el desarrollo del feto. Mientras tanto, si está embarazada y descubre que padece hipotiroidismo, ya sea leve, moderado o grave, no tiene por qué angustiarse. La mayoría de los embarazos en mujeres con hipotiroidismo tienen un buen desenlace. El tratamiento con hormonas tiroideas aumenta las posibilidades de que la gestación llegue a buen puerto, por lo que es necesario empezar a tomar la medicación inmediatamente después del diagnóstico.

¿Qué mujeres deben realizarse las pruebas de función tiroidea?

A pesar de los efectos negativos que las enfermedades de la tiroides pueden tener sobre la madre y el niño, la cuestión de quién debe realizarse las pruebas de función tiroidea sigue siento un asunto controvertido. Actualmente, la mayoría de los expertos recomiendan que las mujeres con riesgo elevado de enfermedad tiroidea o que tienen síntomas deben realizarse las pruebas de la TSH y la de T4 libre (T4L). Después, dependiendo de los resultados, se pueden hacer otras pruebas de función tiroidea. Usted tiene un riesgo elevado de sufrir una enfermedad de la tiroides si tiene antecedentes personales de enfermedad tiroidea autoinmune o de cualquier otro tipo de enfermedad de la tiroides o antecedentes familiares de enfermedad tiroidea, diabetes tipo 1 o cualquier otra enfermedad autoinmune. Si tiene alguno de estos dos factores de riesgo y se queda embarazada, debe decírselo al ginecólogo o al médico de atención primaria. Lo ideal sería que se realizase las pruebas de función tiroidea antes de quedarse embarazada y, luego, otra vez cuando la prueba del embarazo haya dado positivo.

Algunos médicos son partidarios de realizar pruebas de anticuerpos además de las pruebas de función tiroidea. Si una mujer embarazada tiene anticuerpos antitiroideos, presenta riesgo de desarrollar tiroiditis *postpartum*. Los estudios realizados también demuestran que las embarazadas que tienen anticuerpos antitiroideos presentan riesgo de aborto espontáneo. Es importante tener en cuentas, que presentar riesgo no significa necesariamente que vayan a ocurrir estas complicaciones. Significa sólo que la probabilidad de que se produzca la complicación es más elevada que en el caso de una mujer que no tiene en su organismo anticuerpos antitiroideos, por lo que el médico llevará un control del embarazo más estricto de lo normal.

Por desgracia, no se consigue detectar a muchas mujeres que presentan riesgo de sufrir una enfermedad de la tiroides. Una de las razones es que no todas las mujeres conocen sus antecedentes familiares. Hay grupos de endocrinólogos especializados en las enfermedades de la glándula tiroidea que están intentando que las pruebas de función tiroidea y de anticuerpos para la detección de estas enfermedades se extiendan a un mayor número de mujeres. Sin embargo, hay otros médicos, fundamentalmente ginecólogos, tocólogos y obstetras, que argumentan que no existen suficientes datos que nos permitan afirmar que todas las mujeres embarazadas deberían someterse a este tipo de pruebas, y que, en realidad, sólo el 2,5% tiene hipotiroidismo, que, en la mayoría de los casos, es de carácter leve. No obstante, los médicos especialistas en las enfermedades de la tiroides están presionando para que se pongan en marcha programas de detección precoz de estas enfermedades en todas las mujeres embarazadas para evaluar su eficacia, beneficios y coste económico. En el momento de publicar este libro, un grupo de especialistas de Cardiff (Gran Bretaña) está llevando a cabo un programa de estas características, denominado «Estudio para el Control Prenatal de las Enfermedades de la Tiroides». Se trata de una evaluación prospectiva de 22.000 mujeres embarazadas de menos de dieciséis semanas.

Tratamiento del hipotiroidismo durante el embarazo

No existe ninguna diferencia entre el tratamiento del hipotiroidismo durante el embarazo y fuera del embarazo. La levotiroxina sódica no produce ningún efecto adverso durante la gestación. Este medicamento se prescribe en las dosis necesarias para sustituir las hormonas que la glándula tiroidea no produce de forma natural con el objetivo de que los niveles de hormonas se mantengan dentro del intervalo normal. Para una información más detallada sobre la terapia hormonal sustitutiva, véase «¿En qué consiste el tratamiento?» en el capítulo 2. Una vez que la paciente empieza a tomar la medicación, se realiza un control muy estricto hasta que las pruebas demuestran que los niveles de TSH están dentro del intervalo normal. Una vez que esto ocurre, se deben comprobar los niveles de TSH cada seis semanas más o menos. Es posible que el médico le recomiende tomar la medicación entre media hora y una hora antes o, por lo menos, tres horas después del complemento multivitamínico-multiminerales con contenido de hierro o del complemento de calcio, ya que estos complementos pueden interferir en la absorción de la medicación que se utiliza en la terapia hormonal sustitutiva.

¿Qué ocurre si ya estaba tomando la medicación para el hipotiroidismo y se queda embarazada?

Si ya estaba en tratamiento para el hipotiroidismo y se queda embarazada, es muy importante que se haga las pruebas de función tiroidea inmediatamente después de enterarse del resultado de las pruebas del embarazo con el fin de que el médico pueda realizar un ajuste de la dosis lo antes posible. Generalmente, este ajuste de la dosis se hace antes de las ocho/diez semanas. Luego, el nivel de TSH debe comprobarse de nuevo entre una y dos semanas después del ajuste inicial para asegurarse de que se está normalizando. Una vez que desciende el nivel de TSH, las pruebas se realizaran con menos frecuencia durante el resto del embarazo. Probablemente, las necesidades de hormonas tiroideas del organismo aumentarán durante toda la gestación. El ochenta por ciento de las mujeres gestantes que ya tomaban la medicación para el hipotiroidismo pueden necesitar un ajuste de la dosis de entre el diez por ciento y más del cien por ciento. En la mayoría de los casos, el ajuste es de entre el treinta por ciento y el sesenta por ciento. El objetivo del tratamiento es mantener los niveles de TSH dentro del intervalo normal durante toda la gestación. Después del parto, el médico volverá a ajustar la dosis, que será la misma que antes de producirse el embarazo.

Prevención del hipotiroidismo durante el embarazo

Aunque la ingesta de yodo en la dieta en Estados Unidos y otros países desarrollados suele ser la adecuada, el Tercer Estudio Nacional sobre Salud y Nutrición realizado por el gobierno estadounidense demuestra que algunas mujeres en edad reproductiva presentan un riesgo elevado de deficiencia de yodo de carácter leve. La cantidad diaria recomendada por el Instituto de Medicina de Estados Unidos para las mujeres embarazadas es de 220 µg. Esto corresponde a una concentración de yodo en la orina de aproximadamente 15 µg/dl. La mediana del nivel de yodo en la orina de las mujeres embarazadas de Estados Unidos es, según el Tercer Estudio Nacional sobre Salud y Nutrición, de 14,1 µg /dl, y, además, en este estudio se encontró que el 6,9% de las mujeres tenían deficiencia de yodo, con un nivel de yodo en la orina inferior a 5 µg/dl.

Las necesidades de yodo aumentan durante el embarazo. Durante el primer trimestre, la tiroides puede fabricar una cantidad de hormonas suficiente tanto para la madre como para el feto. Después, aunque el feto empieza a producir sus propias hormonas tiroideas, sigue dependiendo del yodo que la madre ingiere en la dieta.

La Asociación Americana de la Tiroides recomienda que todas las mujeres embarazadas que no están en tratamiento de una enfermedad de la glándula tiroidea tomen un complemento multivitamínico-multiminerales que contenga yodo, de tal forma que aporte 150 µg de yodo al día para ayudar así a alcanzar la dosis de 220 µg diarios que recomienda el Instituto de Medicina de Estados Unidos (en el caso de las mujeres lactantes, se recomiendan 290 μg al día). Tenga en cuenta que algunas marcas de complementos multivitamínicos-multiminerales no contienen yodo, por lo que es necesario asegurarse antes de comprarlo en la farmacia.

El hipertiroidismo en el embarazo

La enfermedad de Graves-Basedow tiene tendencia a afectar a mujeres en edad reproductiva, por lo que no tiene nada de extraño que aparezca durante la gestación. Los estudios realizados en embarazos de más de veinte semanas de duración indican que la incidencia de la enfermedad de Graves-Basedow es de dos casos por cada mil embarazos; es decir, el 0,2%. Además, la gestación puede empeorar la enfermedad si ésta ya existía. La enfermedad de Graves-Basedow puede aparecer por primera vez durante el embarazo, generalmente durante el primer trimestre. Es también en el primer trimestre cuando los síntomas de la enfermedad son más intensos, y, luego, tienden a mejorar durante el segundo y tercer trimestre, agravándose después del parto.

Durante el embarazo, puede aparecer también otra forma de hipertiroidismo distinta a la enfermedad de Graves-Basedow, denominada «tirotoxicosis gestacional transitoria» (TGT), que se observa sólo durante la gestación y tiene su origen en la estimulación directa de la glándula tiroidea provocada por los niveles elevados de GCh. En realidad, la TGT se observa con más frecuencias en las embarazadas que la enfermedad de Graves-Basedow, pero suele ser más leve y, generalmente, no es necesario realizar tratamiento ya que acostumbra a resolverse espontáneamente. Algunas mujeres con TGT desarrollan «hiperemesis gravídica», un síndrome que se caracteriza por náuseas, vómitos y pérdida de peso durante los primeros meses del embarazo. Si bien muchas mujeres con hiperemesis gravídica tienen niveles elevados de hormonas tiroideas, hay un porcentaje importante en las que no se observa este hecho. Aunque parece haber una relación entre la hiperemesis gravídica y la tiroides, el papel más importante probablemente lo desempeñan otros factores, tales como los niveles elevados de GCh y de estrógenos.

Otras formas menos frecuente de hipertiroidismo que se observan rara vez durante la gestación son el «adenoma tóxico solitario» (véase «Nódulos autónomos» en el capítulo 7) y el «bocio multinodular tóxico» (véase «Bocio multinodular» en el capítulo 7).

El riesgo para la madre

Si tiene hipertiroidismo durante el embarazo, es posible que aparezcan los síntomas y signos típicos de esta enfermedad. Excepto en el caso del hipertiroidismo leve, si no se trata a tiempo puede producir un aborto espontáneo durante el primer trimestre. Además provoca un aumento del riesgo de insuficiencia cardiaca congestiva, preeclampsia y anemia, y, más rara vez, de una forma rara de hipertiroidismo denominada «hipertiroidismo en tormenta», que puede poner en peligro la vida de la embarazada. El hipertiroidismo leve y el asociado con la TGT generalmente no produce estos problemas.

El riesgo para el feto

El hipertiroidismo leve no suele provoca ningún daño al feto. Sin embargo, el hipertiroidismo franco, si no se trata adecuadamente, puede provocar la muerte fetal, parto prematuro y bajo peso al nacer. A veces, produce «taquicardia fetal», es decir, una frecuencia cardiaca más alta de lo normal en el feto. Si sufre la enfermedad de Graves-Basedow, que es una enfermedad autoinmune, los anticuerpos TRAb pueden atravesar la barrera placentaria y afectar la glándula tiroidea del feto. Si los niveles de anticuerpos de la madre son lo suficientemente elevados, puede aparecer hipertiroidismo fetal o neonatal, aunque no es frecuente.

El riesgo de hipertiroidismo fetal es también más elevado si la madre estuvo en tratamiento de la enfermedad de Graves-Basedow antes de quedarse embarazada, incluso cuando en ese momento sufre hipotiroidismo. Esto se debe a que todavía pueden estar presentes anticuerpos que son capaces de atravesar la barrera placentaria y estimular la tiroides del feto. Por tanto, si se ha quedado embarazada y estuvo en tratamiento de la enfermedad de Graves-Basedow, no se olvide de decírselo al médico, para que tanto usted como el niño puedan ser controlados adecuadamente durante la gestación.

Diagnóstico del hipertiroidismo durante el embarazo

Al igual que ocurre en el caso del hipotiroidismo, el diagnóstico del hipertiroidismo durante el embarazo es difícil de realizar basándose únicamente en los síntomas, ya que el embarazo y el hipertiroidismo tienen muchas características en común. Aún así, si está embarazada, debe estar atenta a los síntomas del hipertiroidismo, y consultar inmediatamente con el médico si nota alguno de estos síntomas. Por ejemplo, si nota que el corazón le late más deprisa de los normal o que de repente se queda sin respiración, pueden ser síntomas de hipertiroidismo, pero también son relativamente normales durante el embarazo. En todo caso, el médico debe averiguar por qué tiene estos síntomas. Si tiene factores de riesgo de enfermedad de la tiroides (véase en este mismo capítulo «¿Qué mujeres deben realizarse las pruebas de función tiroidea?») y se queda embarazada, debe hacerse las pruebas para comprobar el funcionamiento de la tiroides.

Si bien el hipertiroidismo puede diagnosticarse fácilmente a través de un análisis de sangre, descubrir la causa puede requerir someterse a pruebas de medicina nuclear (gammagrafía) en las que se utiliza una cantidad muy pequeña de yodo radiactivo. Sin embargo, durante el embarazo no se hacen las pruebas con yodo radiactivo

Cómo desenmascarar el hipertiroidismo cuando aparenta ser sólo complicaciones normales del embarazo

Al igual que ocurre en el caso del hipotiroidismo, los síntomas del hipertiroidismo pueden pasar desapercibidos porque se confunden con las complicaciones normales del embarazo. Los siguientes síntomas y signos se observan tanto en el hipertiroidismo como en las complicaciones del embarazo normal:

- Ansiedad, alteraciones del estado de ánimo;
- sudoración excesiva;
- intolerancia al calor;
- cansancio;
- aumento del apetito;
- palpitaciones;
- nerviosismo;
- dificultad para respirar;
- taquicardia;
- polaquiuria (aumento de la frecuencia urinaria).

Los signos y síntomas que distinguen al hipertiroidismo de las complicaciones normales del embarazo son:

- Problemas oculares;
- temblores en las manos;
- hipertensión arterial;
- bocio;
- defecación más frecuente;
- separación de las uñas del lecho ungueal (onicolisis);
- debilidad muscular;
- pérdida de peso o aumento de peso por encima de lo que es normal en el embarazo.

porque, incluso una cantidad tan pequeña, puede atravesar la placenta y concentrarse en la glándula tiroidea del feto. Se pueden hacer pruebas de anticuerpos para saber si el hipertiroidismo se debe a la enfermedad de Graves-Basedow o a otras causas. La exploración física puede servir para detectar un adenoma tóxico o un bocio multinodular tóxico.

Tratamiento del hipertiroidismo durante el embarazo

El hipertiroidismo leve generalmente no requiere tratamiento, y sólo es necesario realizar un control estricto del embarazo mediante análisis de sangre para asegurarse de que no progresa. El hipertiroidismo más grave, sin embargo, requiere tratamiento, pero las opciones terapéuticas son bastante limitadas en el caso de las mujeres embarazadas. El yodo radiactivo, que es el tratamiento más utilizado para la enfermedad de Graves-Basedow, no se puede usar durante la gestación porque cruza fácilmente la barrera placentaria y puede dañar la tiroides del feto, lo cual, a su vez, puede provocar hipotiroidismo fetal.

Normalmente, se utiliza medicación antitiroidea, pero el tratamiento debe ser controlado estrictamente porque tiene algunos riesgos. Los medicamentos antitiroideos pueden atravesar la placenta y dañar la tiroides del feto. Se prefiere el propiltiouracilo (PTU) al tiamazol, ya que el primero tiene una mayor afinidad por las proteínas (es decir, se une a las proteínas de forma mucho más eficaz) y presenta mayor dificultad para atravesar la barrera placentaria. Además, el tiamazol ha sido asociado con un defecto congénito de la piel denominado «aplasia cutánea». Más recientemente, se ha asociado con la «atresia cloanal», que es una malformación congénita en la cual la parte posterior de los orificios de la nariz no se abren para comunicarse con la nasofaringe.

Debido a los riesgos que presenta, se debe utilizar la dosis más baja posible de antitiroideos para mantener los niveles de T4 y T3 en o un poco por encima del límite superior del intervalo normal, manteniendo al mismo tiempo los niveles de TSH bajos. Cuando las hormonas alcanzan el nivel deseado, se reduce la dosis del medicamento. Este método sirve para controlar el hipertiroidismo y reducir al máximo el riesgo de que el feto desarrolle hipotiroidismo.

Se pueden utilizar beta-bloqueantes para controlar las palpitaciones y los temblores, pero deben usarse con cautela. En los estudios realizados con mujeres embarazadas hipertensas, el tratamiento con beta-bloqueantes han sido asociado con retrasos en el crecimiento fetal, problemas cardiacos en el feto, hipoglucemia

Información importante: la medicación antitiroidea durante la lactancia

Los medicamentos antitiroideos PTU y tiamazol no provocan efectos adversos durante la lactancia. El PTU es preferible al tiamazol porque la cantidad del fármaco que pasa a la leche materna es más pequeña. Si decide dar el pecho al bebé mientras está tomando medicación antitiroidea, no se olvide de comentárselo al pediatra. Si bien el riesgo es poco importante, es mejor que el pediatra lo sepa para que sea consciente de que la función tiroidea o el sistema inmunitario del bebé pueden verse afectados por la medicación, de esta forma estará preparado para hacerle al niño las pruebas oportunas, si es necesario. A pesar de que los estudios demuestran que este tipo de medicamentos no plantean problemas serios durante la lactancia, algunos médicos aconsejan a las mujeres que los toman que no den el pecho al bebé debido a que están preocupados por los posibles efectos adversos sobre el niño y por el control estricto que hay que llevar tanto de la madre como del bebé.

neonatal y bradicardia fetal (la bradicardia es una frecuencia cardiaca más baja de lo normal).

Si es alérgica a los medicamentos antitiroideos, la cirugía puede ser una opción de tratamiento, pero no es la alternativa ideal debido a los riesgos asociados con la anestesia.

Bocio y nódulos tiroideos durante el embarazo

En los países en los que la deficiencia de yodo representa un problema de salud pública, es frecuente que las embarazadas desarrollen bocio. Las primeras observaciones de este fenómeno provienen del antiguo Egipto, donde era frecuente colocar un junco muy apretado alrededor del cuello de las recién casadas. Si el junco se rompía, era un signo de que estaba embarazada. En Estados Unidos y otros países en los que la deficiencia de yodo es un hecho muy raro debido a que la cantidad ingerida en la dieta suele ser suficiente, es muy raro ver a embarazadas con bocio; sin embargo, no es imposible, ya que algunas mujeres presentan deficiencia de yodo. Si cree que tiene bocio, dígaselo al médico para que le haga las pruebas de función tiroidea.

Los nódulos tiroideos son también más frecuentes durante la gestación; sin embargo, la incidencia de cáncer de tiroides en las mujeres embarazadas es de sólo un caso por cada mil embarazos. Si le sale a un nódulo, es posible que el médico le recomiende hacerse una biopsia con aguja fina (BAF) para poder estudiarlo. Las técnicas de medicina nuclear (gammagrafía) están contraindicadas porque tendría que tomar yodo radiactivo, lo cual puede ser dañino para el feto. Si la biopsia demuestra que el nódulo es benigno, el médico hará un seguimiento del mismo durante el embarazo y, quizás, realice una nueva BAF más adelante si aumenta de tamaño. El cáncer de tiroides puede requerir tratamiento quirúrgico, pero, dado que se trata de un tipo de cáncer generalmente de crecimiento lento, la operación puede posponerse hasta después del parto. El momento menos arriesgado para la intervención quirúrgica es el segundo trimestre del embarazo.

Capítulo 7
LOS BULTOS (NÓDULOS) EN LA TIROIDES: CUÁNDO HAY QUE PREOCUPARSE Y CUÁNDO NO

Cualquiera, por frío y tranquilo que sea, se asustará si una mañana, al levantarse, se da cuenta de que le ha salido un bulto en el cuello. Lo primero que pensará es que se trata de un cáncer. Afortunadamente, no todos los bultos que salen en el cuello son cancerosos; es más, en el caso de la tiroides, la gran mayoría (más del noventa por ciento) son benignos (es decir, no contienen células cancerosas) y no requieren tratamiento.

Los bultos en la glándula tiroidea se denominan nódulos tiroideos, que, por definición, son una proliferación anormal de las células de la tiroides. Estos nódulos son muy frecuentes, y si está charlando con unos amigos sobre este tema, lo más probable es que haya en la reunión una o dos personas que han tenido alguna vez un nódulo, que, probablemente, resultó ser benigno. Desde luego, existe el cáncer de tiroides, y, de hecho, en Estados Unidos se registran más de veinte mil casos cada año. Por tanto, si descubre que le ha salido un bulto en la tiroides, debe ir al médico para que lo examine. Aunque la gran mayoría de los nódulos tiroideos son benignos, nunca deben pasarse por alto, siendo necesario siempre proceder a su evaluación.

Todo lo que debe saber sobre los nódulos tiroideos

Los nódulos tiroideos varían en tamaño y consistencia. Los médicos aún no sabemos cuál es la causa de la mayoría de los nódulos benignos. En algunos casos, la falta de yodo es la responsable, pero esto casi nunca ocurre en los países desarrollados, en los que la ingesta de yodo en la dieta suele ser la adecuada. La mayoría de las veces, los nódulos aparecen esporádicamente y luego desaparecen, sin que pueda averiguarse la causa ni la finalidad de este proceso. Algunos nódulos afectan a la función tiroidea y producen hipotiroidismo, mientras que otros son el resultado del hipotiroidismo, tal y como ocurre en la tiroiditis de Hashimoto (véase el capítulo 5). Cuando se detecta un nódulo tiroideo, el médico debe tener en cuenta las circunstancias de cada caso particular, incluyendo los antecedentes médicos personales del paciente, el tipo de nódulo, su tamaño y su efecto sobre el funcionamiento de la tiroides. A veces, el nódulo es en realidad un bocio o forma parte de él. A continuación, presentamos los diferentes tipos de nódulos tiroideos que se pueden encontrar en la práctica clínica.

Nódulos autónomos

Los nódulos autónomos son muy independientes y contienen células tiroideas activas. Conforme se van formando, van produciendo hormonas tiroideas, y, en algunos casos, lo hacen sin tener en cuenta las señales que envía la hipófisis para decirles cuál es la cantidad de hormonas que deben fabricar. Por esta razón, se puede producir un aumento de los niveles de hormonas tiroideas en la sangre por encima de lo que el organismo necesita para funcionar correctamente, y, como consecuencia, aparecerá el hipertiroidismo. Esto es lo que suele suceder especialmente cuando hay más de un nódulo autónomo que forman un bocio multinodular tóxico (es decir, dos o más nódulos tiroideos funcionantes en una tiroides agrandada. «Funcionante» quiere decir que el nódulo produce hormonas tiroideas; es decir que es activo). Cuando hay un solo nódulo autónomo funcionante, se habla de adenoma tóxico solitario.

El médico puede saber si el nódulo es o no activo. Para ello, realiza una gammagrafía para ver si el yodo radiactivo se concentra en las células de la tiroides. Los nódulos autónomos que pueden provocar hipertiroidismo se denominan nódulos «calientes» porque la gammagrafía mostrarán que son muy activos y, por tanto, concentran (captan) una cantidad más elevada de lo normal de yodo radiactivo. Los nódulos autónomos no funcionantes tienen una actividad mínima, y se denominan nódulos «fríos» porque concentran muy poco o ningún yodo radiactivo. Algunos nódulos autónomos captan la misma cantidad de yodo radiactivo que el tejido tiroideo normal que los rodea. Este tipo de nódulos se denominan «templados». Es muy importante determinar si el nódulo es realmente caliente, ya que este tipo de nódulos casi nunca son malignos, mientras que los nódulos que no son calientes, incluyendo los que parecen templados, pueden ser malignos. Esto se puede determinar con otras pruebas distintas a la gammagrafía con yodo radiactivo, que se explican más adelante en este capítulo.

Lo mejor de los nódulos autónomos es que, aunque pueden producir un aumento de la función tiroidea y, por tanto, hipertiroidismo, casi nunca son cancerosos. Además, algunos nódulos autónomos no son los suficientemente activos como para provocar hipertiroidismo. En tal caso, lo mejor es no tratarlos, aunque el médico debe realizar un seguimiento del paciente para ver cómo evolucionan.

Cuando los nódulos autónomos producen una alteración significativa de la tiroides, pueden provocar hipertiroidismo, y, aunque éste sea leve, requieren tratamiento. Existen dos opciones de tratamiento: la extirpación quirúrgica del nódulo y la terapia con yodo radiactivo. La medicación antitiroidea sólo se utiliza en ciertos casos en los que es importante controlar el hipertiroidismo antes de empezar el tratamiento quirúrgico o con yodo radiactivo.

Hay varias razones que hacen que el tratamiento de elección sea la cirugía. En primer lugar, si el nódulo es grande y está situado en un punto en el que ejerce presión sobre las vías respiratorias (la laringe), la cirugía es la forma más rápida y eficaz de solucionar el problema respiratorio. En segundo lugar, el tratamiento con yodo radiactivo tiene una probabilidad muy elevada de producir hipotiroidismo, incluso aunque se trate de un nódulo autónomo. En muchos casos, se irradia una porción importante de la glándula tiroidea, incluso la glándula entera. La cirugía disminuye el riesgo de hipotiroidismo. Además, en el caso de los niños pequeños, la mayoría de los médicos prefieren no administrar yodo radiactivo si se puede realizar una intervención quirúrgica sin riesgos, ya que puede provocar un hipotiroidismo de por vida. Además, aunque no existen pruebas concluyentes, la radiación puede ser dañina para los niños pequeños. El tratamiento con yodo radiactivo en niños no conlleva el mismo riesgo de cáncer que la exposición a la lluvia radiactiva (por ejemplo, cuando se produce un accidente en una central nuclear) o el tratamiento con rayos X de la cabeza y el cuello. Por otro lado, en los niños, la resolución del nódulo autónomo puede ser incompleta cuando se trata con yodo radiactivo, por lo que parte del nódulo puede persistir y tendrá que ser controlado por el médico durante toda la vida.

Nódulos quísticos

Entre el seis y el veinticinco por ciento de todos los nódulos tiroideos son quísticos, o, dicho de otra forma, quistes. Un quiste es un bulto que está, en su mayor parte, lleno de líquido o sangre. Los nódulos tiroideos quísticos tienen menos probabilidad de ser malignos que los nódulos sólidos. Sin embargo, a veces, los nódulos quísticos, especialmente los que tienen un componente sólidos, resultan ser cancerosos.

Los nódulos quísticos pueden doler. A veces se produce una hemorragia en el interior del nódulo que puede provocar una hinchazón dolorosa del mismo. El dolor puede tener su origen también en la presión que ejerce el nódulo al crecer sobre los tejidos del cuello. Los nódulos quístico tienen una consistencia blanda debido a que están llenos de líquidos, mientras que los nódulos no quísticos son más duros, y se denominan nódulos sólidos. El médico puede averiguar la consistencia del nódulo mediante un procedimiento muy sencillo que se puede realizar en la consulta y se denomina «biopsia con aguja fina» (BAF). Como su propio nombre indica, la BAF se realiza con una aguja muy fina que el médico introduce en el nódulo para obtener células. Si se trata de un quiste, el médico además intentará conseguir una muestra de líquido y material sólido para su evaluación en el laboratorio. A veces, la BAF hace que el nódulo se desinfle y desaparezca. El contenido del nódulo obtenido mediante la BAF será examinado en el laboratorio con un microscopio para determinar si las células del nódulo son malignas; es decir, cancerosas. Una vez que se ha comprobado que no es canceroso, el médico puede decidir dejarlo sin tratar, sobre todo si es muy pequeño, no crece con el tiempo o se ha desinflado al realizar la aspiración con la BAF. Sin embargo, si produce síntomas, puede ser necesario extirparlo quirúrgicamente. Con independencia de cuál sea el tratamiento, incluso si no se realiza ningún tipo de tratamiento es importante que el médico vea el nódulo cada cierto también para ver cómo evoluciona. Con el tiempo, algunos nódulos pequeños pueden crecer y otros pueden reaparecer una vez que se han resuelto. Cuando el quiste crece o vuelve a aparecer, hay que comprobar que sigue siendo benigno.

Bocio

Un bocio es en realidad un nódulo tiroideo. Se puede considerar como parte o la totalidad de la glándula tiroidea agrandada, pero hay casos en los que el médico no puede decir si el bulto que presenta el paciente es un bocio o un nódulo hasta que no haga las pruebas. El bocio puede aparecer en los pacientes que tienen tanto hipotiroidismo como hipertiroidismo, y, puede disminuir de tamaño gracias al tratamiento de estas enfermedades, pero éste no es siempre el caso. Si se utiliza medicación antitiroidea para tratar la enfermedad de Graves-Basedow, puede que la tiroides no disminuya de tamaño, e, incluso, puede hacerse más grande. Los bocios son prácticamente siempre benignos, y no es necesario realizar una evaluación para descartar la malignidad a no ser que, además del bocio, haya nódulos tiroideos. El bocio se puede extirpar quirúrgicamente, y esto suele hacerse cuando ejerce una presión excesiva sobre las estructuras vitales del cuello, tales como la laringe.

Bocio multinodular

Se trata de un bocio que tiene más de un nódulo. Cuando se estudia mediante una gammagrafía de yodo radiactivo, se puede observar que los nódulos son autónomos y calientes, o, por el contrario, fríos y no funcionantes. A veces, el bocio presenta una combinación de ambos tipos de nódulos. Cuando el bocio tiene nódulos lo suficientemente calientes como para producir una cantidad excesiva de hormonas tiroideas se denomina bocio multinodular tóxico. Estos nódulos calientes producen hormonas tiroideas independientemente los unos de los otros, y lo hacen fuera de control sin atender a los mensajes que les envía la hipófisis, por lo que pueden provocar un hipertiroidismo grave. Este tipo de bocio es una causa frecuente de hipertiroidismo en las personas mayores, y, generalmente, puede diagnosticarse con facilidad mediante la exploración física, ya que es fácilmente palpable. El bocio multinodular se puede tratar con yodo radiactivo, aunque en algunos casos se prefiere la cirugía.

Nódulos no funcionantes sólidos

Algunos nódulos sólidos no producen hormonas tiroideas, o producen una cantidad muy pequeña que no afecta a la función tiroidea. Se denomina nódulos fríos o no funcionantes. Cuando son benignos se denominan «adenomas». Suelen aparecer sin que sea posible saber por qué. En el caso de los pacientes con tiroiditis de Hashimoto, estos nódulos deben ser evaluados cuidadosamente, pero este tipo de bultos no suelen observarse en esta enfermedad. Si padece la tiroiditis de Hashimoto y le parece que tiene un nódulo, lo más probable es que se trate de una parte prominente de la glándula tiroidea. El médico puede, en primer lugar, recomendar una BAF (véase «Biopsia con aguja fina [BAF]»). En algunos casos, se realiza una gammagrafía con yodo radiactivo antes de la BAF. Si la gammagrafía muestra que se trata de un nódulo frío, se hacen más pruebas, ya que todos los nódulos cancerosos son fríos, aunque la gran mayoría de los nódulos fríos no son cancerosos. Si no es maligno, generalmente no es necesario extirparlo quirúrgicamente, a no ser que provoque síntomas o ejerza una presión excesiva sobre las estructuras del cuello. Muchos pacientes prefieren que les extirpen el nódulo por razones estéticas.

¿Cómo se diagnostican?

Si es suficientemente grande o provoca dolor, se dará cuenta de que le ha salido un nódulo en el cuello. Si es especialmente grande, tendrá problemas para tragar y sentirá molestias en la garganta. En la mayoría de los casos, sin embargo, no verá ni sentirá nada, y será el médico el que se dé cuenta de que le ha salido un bulto cuando esté explorando el cuello por otra razón. Por ejemplo, si tiene gripe o está resfriado, el médico puede explorar el cuello para ver si las glándulas están hinchadas, y, en ese momento, puede descubrir que tiene un nódulo tiroideo. Otras veces, se descubren en un chequeo médico general a los que mucha gente se somete, por ejemplo, una vez al año. Mediante la exploración física (es decir, la palpación) el

Cómo examinar los nódulos tiroideos

Si tiene antecedentes familiares de cáncer de tiroides o de otras enfermedades tiroideas, puede que desee examinarse el cuello de vez en cuando para ver si la ha salido algún bulto. Una de las formas de hacerlo consiste en coger un espejo de mano y un vaso de agua. Coloque el espejo delante de usted, de tal forma que pueda ver perfectamente el cuello. Fíjese en la zona situada por debajo de la nuez, cerca de la clavícula. Incline la cabeza hacia atrás y beba un poco de agua. Mientras está tragando el agua, tóquese para ver si hay algún bulto o protuberancia. Es posible que tenga que beber y tragar varias veces. Si observa algo anormal, vaya al médico para que le haga una exploración del cuello.

médico no puede saber si el nódulo tiroideo es o no canceroso, pero el grado de sospecha puede ser mayor o menor ya que los nódulos malignos tienen una serie de características en común. Por ejemplo, los nódulos que no se mueven al tocarlos (fijos) y son firmes a la palpación tienen más probabilidad de ser malignos que los que son blandos y móviles.

Una vez que el médico sabe que tiene un nódulo tiroideo, querrá hacerle una serie de pruebas para saber si está provocando problemas en la glándula tiroidea y si es benigno o maligno (canceroso). También le preguntará por sus antecedentes médicos familiares, ya que querrá saber si algún miembro de su familia ha tenido alguna enfermedad de la tiroides o enfermedad autoinmune asociada con un aumento en el riesgo de sufrir un problema de tiroides. También querrá saber si en su familia hay o ha habido algún caso de cáncer de tiroides.

También le preguntará si ha estado alguna vez expuesto a radiación. Por ejemplo, en la década de los cuarenta y los cincuenta del siglo pasado, se utilizaban los rayos X para tratar el acné, el agrandamiento de las amígdalas, los ganglios linfáticos y el timo y las vegetaciones. En esa época, incluso se utilizaban en las zapaterías para medir el tamaño del pie. Este tipo de exposición a los rayos X ya no existe en la actualidad. El uso que se hace hoy en día de los rayos X (dentista, pruebas médicas, e, incluso mamografías) conlleva la utilización de una cantidad muy pequeña de radiación que contribuye nada o muy poco al riesgo de cáncer de tiroides. Sin embargo, la exposición a la lluvia radiactiva (por ejemplo, cuando se produce un accidente nuclear) sí puede provocar cáncer de tiroides.

Los nódulos tiroideos en los hombres y en los niños (de ambos sexos) tienen más probabilidad de ser cancerosos que los que aparecen en las mujeres. Aunque el cáncer de tiroides es más prevalente entre las mujeres, los nódulos benignos se observan con mucha menor frecuencia en hombres y en niños, lo que significa que el cociente entre nódulos cancerosos y no cancerosos es más elevado en los hombres y en los niños que en las mujeres.

Pruebas diagnósticas

Para saber si el nódulo está afectando o no a al funcionamiento de la tiroides, se hacen una serie de análisis de sangre, incluyendo las pruebas de las que se habla en el capítulo 4. También se pueden realizar pruebas de imagen (véase más adelante en este capítulo). Sin embargo, la única forma de descartar definitivamente que el nódulo sea maligno es realizar una biopsia. Una biopsia consiste en la extirpación quirúrgica de un trozo muy pequeño del nódulo para examinarlo con un microscopio. Existen muchos tipos de biopsias. En el caso de los nódulos tiroideos, las más útil es la biopsia con aguja fina (BAF).

Biopsia con aguja fina (BAF). Si tiene un nódulo tiroideo, la única forma de saber si es benigno o maligno es realizar una extirpación quirúrgica de un parte del nódulo para examinarla con el microscopio. Esto se denomina biopsia. Sin embargo, dado que los nódulos tiroideos son bastante frecuentes y que la gran mayoría son benignos, este procedimiento diagnóstico conllevaría realizar demasiadas intervenciones quirúrgicas, la mayoría de ellas innecesarias. Por esta razón, en Estados Unidos se generalizó entre finales de la década de los setenta y principios de los ochenta la BAF, que consiste en aspirar con una aguja parte del contenido sólido y líquido del nódulo. De esta forma, se evita la biopsia clásica que implica tener que recurrir a la extirpación de un trozo del nódulo. Al utilizar la BAF como primera prueba diagnóstica en el proceso de evaluación de los nódulos tiroideos no sólo se evita tener que realizar pruebas diagnósticas que son bastantes caras (por ejemplo, las gammagrafía de medicina nuclear), sino que, además, disminuye el uso innecesario de la biopsia quirúrgica, con las consiguientes ventajas para el paciente. La BAF es un procedimiento diagnóstico barato y fácil de realizar.

La Asociación Americana de Endocrinólogos recomiendan realizar la BAF siempre que se descubra un nódulo tiroideo en la exploración física. Es una técnica barata, rápida, fiable y precisa, y, además, mínimamente invasiva, por lo que apenas produce molestias al paciente. No se requiere preparación, y, como es un procedimiento ambulatorio, una vez realizado, el paciente se puede marchar a casa, o al trabajo, inmediatamente. La BAF es muy parecida a la extracción de una muestra de sangre en el brazo. La diferencia está en que, en el caso de la BAF, hay que introducir la aguja varias veces para poder obtener células de diferentes zonas del nódulo (figura 7.1). Esto se hace para que el médico pueda estar seguro de que ha obtenido una muestra representativa de todo el nódulo. Algunos pacientes se quejan de que el procedimiento es más doloroso de lo que esperaban, mientras que otros dicen que no se siente prácticamente nada. Si le tiene miedo a las agujas y las inyecciones, puede pedirle al médico que utilice un anestésico local.

Después del procedimiento, es posible que sienta algo de dolor en la zona del nódulo y algunas molestias en la garganta. Cuando vaya a tragar, puede que sienta dolor, pero todas estas molestias desaparecen en cuestión de horas o días.

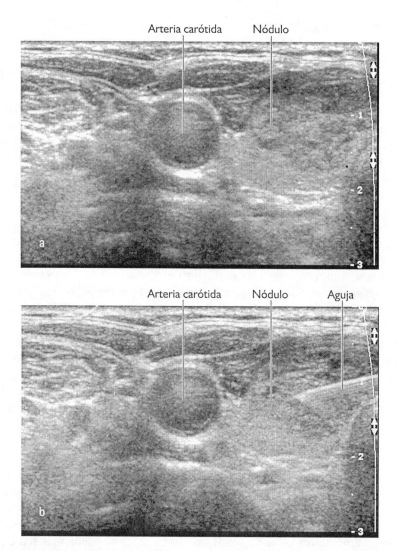

Figura 7.1. Biopsia con aguja fina. (a) Nódulo tiroideo y estructuras circundantes vistos mediante ecografía. (b) Bajo control ecográfico, la aguja se introduce en el nódulo tiroideo y se extraen células para su examen.

La BAF no produce cicatrices, pero puede aparecer un moretón que después irá desapareciendo. Si el nódulo es un quiste, la BAF provoca el drenaje del líquido que está en el interior del nódulo, por lo que, en algunos casos, el quiste puede desinflarse y desaparecer. Las células que se han conseguido a través de la BAF se llevan al laboratorio. Una vez allí, se colocan sobre el porta de un microscopio y son estudiadas por un anatomopatólogo (que es el médico especializado en interpretar las alteraciones celulares producidas por las enfermedades). El anatomopatólogo hace un informe (normalmente tarda cinco días en tener los resultados). En este informe, puede aparecer alguno de los siguientes resultados (figura 7.2):

- **Nódulo benigno**. Según las estadísticas procedentes de diferentes centros médicos, los resultados de la BAF son benignos entre un cincuenta y un setenta y cinco por ciento de las veces (tabla 7.1). El resultado es casi siempre fiable, aunque a veces se producen resultados falsos negativos, lo cual depende en gran parte de la habilidad y la experiencia del médico que realiza la BAF y del anatomopatólogo que interpreta los resultados. Cuando el resultado indica que el nódulo es benigno, es posible que el médico vuelva a realizarle una BAF en el futuro, sobre todo si el nódulo aumenta de tamaño. En algunos casos, se prescribe terapia hormonal sustitutiva para disminuir el

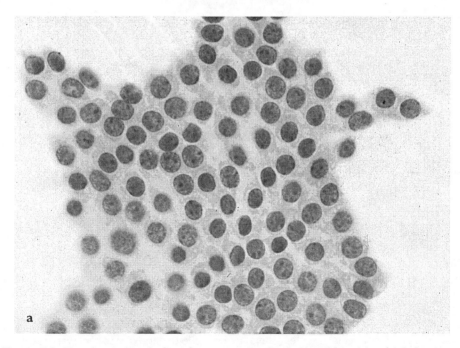

Figura 7.2. Biopsia con aguja fina: los cuatro resultados posibles. (a) Nódulo benigno: en el microscopio se observan varias características de las células del nódulo que demuestran que es benigno. Las células son redondas y tienen un tamaño normal y no están amontonadas o pegadas unas a otras. No se solapan en absoluto, y la distancia entre ellas es regular y bastante uniforme. Estas células son indistinguibles de las células normales de la tiroides. El material aspirado benigno suele mostrar una cantidad importante de sustancia coloidal (no se observa en esta imagen), que es una proteína que se encuentra dentro de los grupos de células tiroideas denominados folículos.

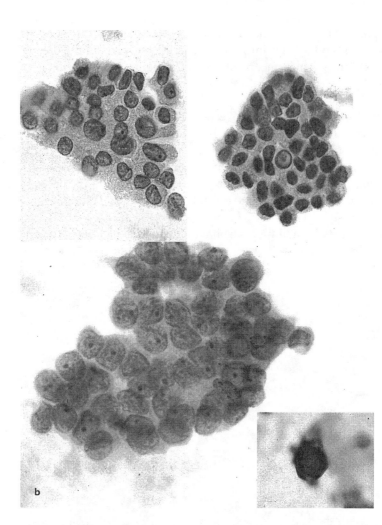

Figura 7.2. (continuación). (b) Cáncer de tiroides: estas imágenes de microscopía muestran que el nódulo es un cáncer papilar de tiroides, que es el tipo más frecuente de cáncer
tiroideo. Las principales características son: células grandes con forma irregular con núcleos
grandes que se solapan y amontonan, pegándose unas a otras. Se observan pliegues y surcos en los núcleos. Las células cancerosas son pálidas comparadas con las células benignas,
y algunas pueden tener inclusiones (esferas de pequeño tamaño que se observan en el interior de la célula con apariencia de círculos claros, imagen de la parte superior derecha).
Puede haber configuraciones de células llamadas cuerpos de psamoma (imagen de la parte
inferior derecha), que son esférulas calcificadas en forma de lámina o anillos de calcio contenidos en esferas muy pequeñas, que se forman en las células dañadas o en proceso de
muerte del cáncer papilar de tiroides. En este tipo de cáncer, las células generalmente se
configuran formando una fronda. Esto se puede observar a veces en la muestra de citología,
aunque no en la mayoría de los casos.

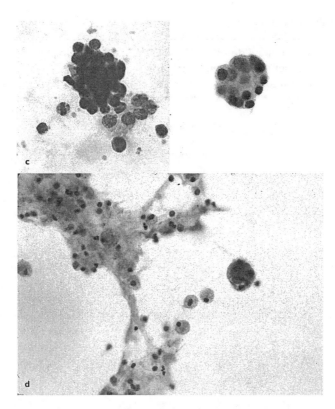

Figura 7.2. (continuación). (c) Resultado indeterminado: en algunos casos en los que el nódulo es benigno, el estudio microscópico puede mostrar algunos elementos característicos del cáncer. Por ejemplo, las células solapadas y amontonadas (imagen de la izquierda) pueden verse a veces en los adenomas benignos, en la tiroiditis de Hashimoto y en el bocio multinodular. Algunas de estas células incluso pueden contener inclusiones o surcos. Por otro lado, los grupos de células conocidos como macrofolículos (no aparecen en estas imágenes) pueden ser suficientemente grandes para hacer que el diagnóstico de cáncer sea improbable, ya que cuanto más grandes sean los folículos, menos probable es que se trate de un cáncer. Estas configuraciones de células son, por tanto, sospechosas, lo cual quiere decir que es posible que se trate de un nódulo tiroideo maligno. Las biopsias indeterminadas no suelen tener una cantidad importante de sustancia coloidal (véase la figura 7.2 a), y con frecuencia contienen una muestra de microfolículos (imagen de la derecha). Este resultado requiere la extirpación completa del nódulo para poder hacer un diagnóstico definitivo.

(d) Resultado inadecuado: aunque esta imagen muestra algunas características típicas de los nódulos benignos, tales como células pequeñas que no están amontonadas, no hay suficientes células tiroideas para hacer el diagnóstico. Esto suele ocurrir cuando se trata de un quiste (nódulo quístico) que se ha desinflado al realizar la biopsia con aguja fina. Si bien los nódulos quísticos son generalmente benignos, si las biopsias posteriores dan resultados inadecuados y el quiste no disminuye de tamaño de forma apreciable, puede ser necesario realizar una biopsia quirúrgica para poder evaluarlo.

Tabla 7.1 Resultados de la biopsia

Resultado de la BAF	Probabilidad de obtener este resultado*	Probabilidad de que el nódulo sea maligno	Recomenda-ciones	Comentarios
Benigno	50-75%	<5% (considerable-mente más baja si el anatomopató-logo tiene experiencia)	Puede que sea necesario repetir la BAF para con-firmar el resul-tado inicial	Se puede pres-cribir terapia hor-monal sustitutiva para reducir el ta-maño del nódulo o impedir que au-mente de tamaño
Maligno (canceroso)	< 5%	> 95%	Extirpación de la tiroides	Dependiendo del tamaño del tumor, el cirujano extir-pará uno o los dos lados de la tiroi-des. Si no se extir-pa toda la tiroides durante la inter-vención quirúr-gica, probable-mente luego se realizará ablación con yodo radiactivo del resto del tejido tiroideo.
Indeterminado (sospechoso)	10-30%	15%-60% (dependiendo de las características de las células)	Extirpación de la tiroides para rea-lizar una evalua-ción completa o, a veces, segui-miento con eco-grafía	Es posible que el médico quiera ha-cer una prueba con terapia hor-monal sustitutiva para ver si el nó-dulo disminuye de tamaño
Inadecuado	15-20%	5-10%	Repetir la BAF	La cirugía puede ser una opción, dependiendo de las características del nódulo y del número de BAF inadecuadas que se hayan hecho

* Los intervalos se deben a que las estadísticas varían en los diferentes centros médicos, y de-

tamaño del nódulo o impedir que crezca y provoque síntomas. Si el nódulo no crece, pero tampoco disminuye de tamaño, podemos estar aún más tranquilos, ya que es una prueba más de que no es canceroso.

- **Nódulo maligno.** Menos del cinco por ciento de los nódulos evaluados mediante la BAF son malignos. Si la BAF demuestra que el nódulo que tiene es canceroso, el médico le citará para la intervención quirúrgica lo antes posible.
- **Resultado indeterminado.** En el diez y el treina por ciento de los casos, el resultado de la BAF es indeterminado. Esto significa que el anatomopatólogo tenía suficiente cantidad de material procedente del nódulo para llegar a una conclusión, pero no pudo determinar si el nódulo era benigno o maligno. Cuando ocurre esto, generalmente el médico pide una gammagrafía de la tiroides (a no ser que ya se haya hecho) con el fin de asegurarse de que no se trata de un nódulo caliente. Sin embargo, puede preferir esperar y examinar el nódulo con ecografía cada cierto tiempo para ver si está aumentando de tamaño. No obstante, en algunos casos de resultado indeterminado en la BAF, se extirpa el nódulo quirúrgicamente para poder estudiarlo a fondo.

  Otra opción es probar con terapia hormonal sustitutiva. Se piensa que, si el nódulo responde a la disminución de los niveles de TSH y se hace más pequeño, no es canceroso. Sin embargo, los estudios más recientes indican que esto no es siempre así. La terapia hormonal sustitutiva puede reducir el tamaño del nódulo o impedir que crezca sólo en el treinta por ciento de los casos de los nódulos que se considera que pueden ser benignos. Dicho de otra forma: no se puede estar completamente seguro de que un nódulo tiroideo no es canceroso incluso aunque disminuya de tamaño como consecuencia de la terapia hormonal sustitutiva. Por este motivo, esta estrategia para determinar si un nódulo es o no maligno apenas se utiliza actualmente.

  Aún así, si el tamaño del nódulo se estabiliza o se vuelve más pequeño con la terapia hormonal sustitutiva (lo cual es lo más probable) y permanece así durante varios años, no suele ser necesario repetir la BAF, al menos no de forma frecuente. Por el contrario, si el nódulo crece, incluso cuando la BAF ha mostrado que es benigno, es necesario extirparlo quirúrgicamente o realizar otra BAF. Por tanto, aunque no es posible predecir cuál va a ser la respuesta del nódulo a la terapia hormonal sustitutiva, este tipo de tratamiento puede servir en muchos casos para evitar la cirugía y para no tener que repetir la BAF. Hay que tener en cuenta que ambas cosas suelen provocar mucha ansiedad al paciente ya que se hacen para descartar el cáncer. Si el resultado ha sido indeterminado, debe hablar con su médico sobre las ventajas e inconvenientes de la terapia hormonal sustitutiva y sobre la posibilidad de hacerse una gammagrafía de tiroides.
- **Biopsia inadecuada.** Este resultado significa que en la BAF se obtuvo una cantidad insuficiente de células, por lo que no se ha podido hacer el diagnóstico. Esto ocurre en aproximadamente entre el diez y el veinte por ciento de los casos. Ocurre con más frecuencia cuando se trata de un quiste, con inde-

pendencia de si se ha desinflado o no durante la BAF. Dependiendo de cada caso, se puede repetir la prueba o extirpar el nódulo para poder estudiarlo.

Gammagrafía de tiroides. La gammagrafía de tiroides (véase el capítulo 4) consiste en una imagen de la glándula tiroidea que muestra hasta qué punto la tiroides está funcionando correctamente. Desde que la BAF pasó a ser una práctica habitual en todos los centros médicos, la gammagrafía se utiliza con menos frecuencia porque, además, no sirve para saber si el nódulo es o no canceroso. No obstante, se sigue utilizando cuando los resultados de la BAF son indeterminados (véase el apartado anterior) con el fin de comprobar si el nódulo capta (concentra) yodo radiactivo. Para realizar la prueba, el paciente toma por vía oral una pequeña cantidad de yodo radiactivo, generalmente en forma de cápsula. A continuación, se utiliza una cámara especial para obtener imágenes de la tiroides desde tres ángulos diferentes. Una vez examinadas e interpretadas las imágenes, el médico puede saber si el nódulo es frío, templado o caliente.

- **Frío.** Si el nódulo es frío, esto significa que no capta yodo radiactivo o capta una cantidad muy pequeña. Como ya hemos dicho, los nódulos cancerosos casi siempre son fríos, por lo que se realizará una biopsia, si no se ha hecho ya antes. Si la biopsia ya se ha realizado y el resultado fue indeterminado, se puede extirpar el nódulo quirúrgicamente o empezar con la terapia hormonal sustitutiva para disminuir los niveles de TSH, aunque esta última opción cada vez se utiliza menos.
- **Templado.** Los nódulos templados se comportan como el tejido tiroideo normal; es decir captan cantidades normales de yodo radiactivo. Lo normal es que el médico quiera asegurarse de que se trata realmente de un nódulo templado y no de un nódulo caliente. Dado que los nódulos calientes casi nunca son malignos, todos los nódulos clasificados como «no calientes» (es decir, los fríos y los templados) deben ser biopsiados.
- **Caliente.** Si la gammagrafía de tiroides muestra que el nódulo es caliente, se trata de una buena noticia. Aunque estos nódulos pueden provocar hipertiroidismo, la probabilidad de que sean malignos es un muy baja. Sin embargo, actualmente, cada vez son más los médicos que someten a biopsia los nódulos tiroideos antes de comprobar si son o no calientes, sobre todo cuando los niveles de TSH son normales. Esto se debe a que la gammagrafía no ofrece una respuesta definitiva a la cuestión de si un nódulo es o no maligno, mientras que la biopsia sí.

Ecografía de la tiroides. La ecografía es una técnica de imagen en la cual se utilizan ondas sonoras de alta frecuencia (ultrasonidos) para obtener una imagen de la tiroides y evaluar los nódulos. La introducción de la BAF ha hecho que disminuya la importancia de la ecografía de la tiroides como prueba diagnóstica inicial para determinar si un nódulo es sólido o quístico. Sin embargo, en los últimos años, la ecografía se ha ido haciendo cada más sensible y las imágenes de más calidad, por lo que puede detectar otros signos indicativos de que el nódulo es maligno. Entre estos signos destacan la irregularidad de los bordes del nódulo, su carácter hipoecóico (es decir, el nódulo produce menos eco de lo normal), los depósitos de calcio (calcificaciones) y la cantidad anormalmente elevada de flujo sanguíneo. No obstante, con independencia de si el nódulo tiene o no alguna de estas características ecográficas, es necesario realizar una BAF cuando el nódulo es grande (>1 cm) y los niveles de TSH no son bajos, en cuyo caso la gammagrafía para determinar si el nódulo es o no caliente puede realizarse antes de la biopsia.

La ecografía se utiliza a veces junto a la BAF para ayudar al médico a determinar la localización exacta del nódulo, ya que no todos los nódulos tiroideos se pueden palpar bien. Este procedimiento es también útil cuando el médico ha decidido realizar un seguimiento del nódulo para ver si crece o disminuye de tamaño espontáneamente con el tiempo. Cuando el nódulo crece, hay más razones para preocuparse.

La ecografía se puede utilizar también como instrumento de *screening* (es decir, para detectar nódulos que pudieran pasar desapercibidos debido a su pequeño tamaño). Sin embargo, los médicos están de acuerdo en que la ecografía de la tiroides como instrumento de *screening* en la población general serviría sólo para descubrir una gran cantidad de nódulos inocuos de menos de un centímetro. Estos nódulos tan pequeños que se descubren en pacientes que no tienen síntomas y que no han notado nada se llaman «incidentalomas» (es decir, nódulos descubiertos casualmente), y plantean el dilema de si deben ser biopsiados o no. Estos nódulos son más frecuentes que los que tienen un tamaño suficiente como para ser notados por el paciente o por el médico cuando realiza la exploración física del cuello, y, al igual que ocurre en el caso de los nódulos más grandes, sólo una pequeña proporción de ellos son malignos. El descubrimiento de uno de estos nódulos a veces da lugar a pruebas diagnósticas innecesarias (con la consiguiente ansiedad del paciente) e, incluso, a intervenciones quirúrgicas que no deberían haberse realizado. Si bien la ecografía puede servir para la detección precoz del cáncer de tiroides en un pequeño porcentaje de casos, algunos médicos argumentan que el tratamiento precoz ofrece pocas ventajas en el caso de este tipo de cáncer, ya que se trata de un tumor maligno de crecimiento lento, que, en el noventa y cinco por ciento de los casos, se detecta a tiempo y puede ser tratado con éxito.

Algunos médicos utilizan la ecografía para evaluar los nódulos tiroideos en los pacientes que tienen algún factor de riesgo de cáncer de tiroides (véase el capítulo siguiente). La posibilidad de que el nódulo sea canceroso es mayor si tiene algunos de estos factores de riesgo, especialmente en el caso de la exposición a la radiación y de los antecedentes familiares de cáncer de tiroides. Por tanto, debe decírselo al médico si tiene algunos de estos factores de riesgo, para que realice una evaluación detallada del nódulo. Quizás desee realizar su propia exploración (véase «Cómo examinar los nódulos tiroideos»).

¿Qué es un nódulo sospechoso?

Mary Lou nunca había tenido ningún problema grave de salud. Se trata de una mujer activa que tiene 5 hijos y 12 nietos. Durante veinte años, se había realizado anualmente una revisión médica general, en el que siempre se hacía las pruebas de función tiroidea, ya que una de sus hijas padece hipotiroidismo, una enfermedad que suele aparecer en más de un miembro de una misma familia.

Justo el día que cumplía 65 años, el médico notó que Mary Lou tenía nódulos a ambos lados de la tiroides. Esta es su historia.

«Todos los años me hacían análisis de sangre para ver cómo estaba la tiroides y siempre daban resultados negativos, pero, el año pasado, noté que tenía el cuello hinchado, y el médico descubrió que tenía nódulos a ambos lados del cuello. Por primera vez el análisis de sangre mostró que tenía alto el colesterol y también los niveles de TSH. En ese momento, le dije al médico que no notaba ningún síntoma, pero recuerdo que me dolía el cuello bastante, y yo lo relacionaba con un problema dental. Pensé que tenía que ir la dentista porque tenía problemas con la raíz de una muela, y, en ningún momento, se me ocurrió que el dolor pudiera estar relacionado con los bultos en el cuello. Llevaba un tiempo retrasando la visita al dentista porque me aterroriza.

»El médico me mandó al endocrinólogo y me hizo una biopsia. Los resultados mostraban que había células sospechosas, así es que me hizo una segunda biopsia, esta vez con ecografía.* De nuevo, los resultados fueron poco concluyentes, y me hicieron una tercera biopsia que tampoco sirvió para descartar totalmente que los nódulos no fuesen cancerosos, así es que el endocrinólogo me recomendó que me extirparan los nódulos, ya que era la única forma de saber si era cáncer o no.

»Para mí, resultaba difícil aceptar que me tenían que hacer una intervención quirúrgica, pero tenía que hacerlo para poder estar segura de que no tenía un cáncer. El endocrinólogo se portó muy bien conmigo y me ayudó a encontrar un cirujano que fuese de toda confianza. Fue al ordenador y estuvo mirando nombres de cirujanos y, finalmente me dio el nombre y la dirección de dos de ellos. Yo tenía un amigo que trabajaba en el hospital en el que me iban a operar y me ayudó a elegir entre los dos cirujanos que me había propuesto el endocrinólogo. Los dos tenían mucha experiencia y estaban muy cualificados, pero mi amigo, que los conocía bien, eligió el que mejor se adaptaba a mi personalidad.

---

* Nota del autor: Cuando la primera BFA demuestra que el nódulo es sospechoso, no se suele repetir ya que un resultado más tranquilizador en una segunda biopsia puede servir incluso para hacer más preocupante el resultado que se ha obtenido en la primera. Generalmente, lo que se hace es bien extirpar el nódulo para poder evaluarlo o bien una gammagrafía de tiroides. Otra opción es vigilar el nódulo para ver si aumenta de tamaño.

»El día de la operación no estaba nerviosa. El cirujano hizo una pequeña incisión en la parte anterior del cuello, y, luego, me tuve que quedar toda la noche en el hospital. Después, he tenido algunos problemas con la garganta (irritación), pero la operación no me afectó a la voz ni produjo ningún daño en la glándula paratiroides, pero lo mejor de todo es que resultó que los nódulos no eran malignos.

»Empecé la terapia hormonal sustitutiva con una dosis pequeña poco después de la operación, y me hacía análisis de sangre una vez al mes. Cada vez que iba a hacerme el análisis de sangre, el médico subía un poco la dosis de la terapia hormonal sustitutiva, y ahora estoy tomando 125 µg de levotiroxina. Ya llevo con esta dosis unos cinco meses, y ahora me siento bien. Se me ha pasado también el dolor que yo creía que estaba relacionado con las muelas, y ahora tengo claro que se debía a los nódulos de la tiroides.

»Seguiré haciéndome una revisión todos los años, y doy gracias a Dios de que todo terminara bien.»

¿Cuáles son las opciones de tratamiento?

Si el nódulo es benigno, puede que el médico quiera observar cómo evoluciona a lo largo del tiempo para ver si aumenta de tamaño o disminuye de forma natural. A no ser que provoque síntomas debido a la presión que ejerce sobre las estructuras adyacentes del cuello, los nódulos autónomos pueden tratarse con cirugía o con yodo radiactivo. Si no es así, las opciones de tratamiento son las siguientes.

Tratamiento de supresión hormonal

El tratamiento hormonal se suele utilizar en el caso de los pacientes que padecen hipotiroidismo con el fin de complementar los niveles insuficientes de hormonas tiroideas en la sangre. También puede utilizarse para tratar los nódulos o el bocio multinodular, siempre y cuando no sean autónomos y no respondan a los cambios en el nivel de TSH. La cantidad complementaria de hormonas tiroideas presente en el organismo suprime la producción de TSH, lo que, a su vez, generalmente, provoca una activación de la tiroides. Al suprimir la producción de TSH, el nódulo puede disminuir de tamaño, pero esto no siempre ocurre. Si no se consigue disminuir el tamaño del nódulo mediante el tratamiento de supresión hormonal, la cirugía puede ser una alternativa, sobre todo si el nódulo ha aumentado de tamaño.

Lobectomía y tiroidectomía

En algunos casos está indicado realizar una operación denominada «lobectomía» o «tiroidectomía subtotal», en la cual el cirujano extirpa sólo una parte de la tiroides.

Por ejemplo, si el nódulo provoca dolor, presión sobre las estructuras adyacentes del cuello o dificultad para respirar, probablemente habrá que extirparlo. Si el resultado de la BAF ha sido indeterminado, es posible que el médico quiera extirparle el nódulo para poder evaluarlo. Además, si el nódulo afecta al aspecto físico del paciente, es posible que quiera que se lo extirpen por razones estéticas.

La operación se realiza con anestesia general (véase «Preparación para la intervención quirúrgica» en el capítulo 8). Se realiza una incisión de entre 4 y 8 cm en la base del cuello. Una vez que se ha extirpado el nódulo, se envía al anatomopatólogo para que lo analice. Si es maligno, se cita al paciente para realizar la extirpación del resto de la tiroides lo antes posible. (Para más información sobre el tratamiento del cáncer de tiroides, véase el capítulo 8.) En la mayoría de los casos de cirugía de la tiroides, el paciente es hospitalizado entre uno y tres días, dependiendo de la complejidad de la operación.

Riesgos de la cirugía de la tiroides

Como ocurre con cualquier otro procedimiento médico, la cirugía de la tiroides presenta algunos riesgos. Se observan complicaciones en menos de cincuenta de cada mil operaciones, pero las cifras varían mucho según el hospital y la experiencia y habilidad del cirujano. Siempre es una buena idea enterarse de cuántas operaciones de tiroides ha realizado el cirujano y qué tasa de complicaciones ha tenido. Antes de firmar el consentimiento informado para la operación, debe conocer bien los riesgos que presenta la intervención, y hablar con el cirujano sobre estos riesgos.

La mayoría de las personas tienen cuatro glándulas paratiroideas, cuya función consiste en regular los niveles de calcio en la sangre. Estas glándulas están situadas detrás de los lóbulos de la tiroides. Cuando se está extirpando una parte de la tiroides, el cirujano puede dañar inadvertidamente las glándulas paratiroideas, lo cual puede provocar una disminución transitoria de los niveles de calcio. Si las cuatro glándulas paratiroideas han quedado dañadas, el paciente tendrá que tomar calcio y cantidades importantes de vitamina D de por vida. Esta complicación sólo ocurre cuando se operan los dos lados de la tiroides. El daño a las cuerdas vocales, que están situadas muy cerca de la tiroides, puede ocurrir cuando se tocan los nervios que regulan su funcionamiento. Esto puede producir ronquera permanente, y, si el daño ha sido lo suficientemente grave, pérdida de la voz.

Otras complicaciones menos frecuentes de la cirugía de la tiroides son la infección de la herida quirúrgica, que requiere tratamiento con antibióticos, la hemorragia durante la operación, que requerirá una trasfusión de sangre, y las complicaciones asociadas con la anestesia.

Si se extirpa toda la glándula tiroidea (tiroidectomía) y, en algunos casos, cuando se extirpa sólo una parte (lobectomía o tiroidectomía subtotal), el paciente tendrá que estar en terapia hormonal sustitutiva el resto de su vida.

Capítulo 8
EL CÁNCER DE TIROIDES

Hay pocas palabras que nos asusten tanto como cáncer. Si es como la mayoría de la gente, lo más seguro es que, si un médico le dice que tiene cáncer, sentirá miedo e incredulidad. Además, en el caso del cáncer de tiroides la sorpresa y la incredulidad pueden ser aún mayor porque seguramente habrá oído y leído que la mayoría de los bultos que salen en la tiroides son benignos.

Desde luego, nadie quiere oír hablar de cáncer, pero tenga en cuenta que al cáncer de tiroides se le llama el «cáncer bueno» (si es que alguna vez puede decirse que el cáncer sea bueno). Esto se debe a que suele crecer lentamente, casi nunca provoca dolor ni ningún otro síntoma grave, se puede tratar fácilmente y, a veces, es curable sólo con cirugía. La mayoría de los pacientes con cáncer de tiroides también son tratados con yodo radiactivo para asegurarse de que todas las células cancerosas han sido destruidas. Sólo se utiliza quimioterapia cuando el cáncer se ha extendido a otros órganos.

Una vez tratado, las tasas de supervivencia a largo plazo son excelentes. Según datos del Instituto Nacional del Cáncer (INC) de Estados Unidos, en torno al noventa y cinco por ciento de los pacientes diagnosticados de cáncer de tiroides sobreviven al menos cinco años, y el noventa por ciento un mínimo de veinte años. Y lo que es aún mejor, el INC informa de que sólo el cinco por ciento muere de cáncer de tiroides, y la mayoría de estas muertas son causadas por una forma rara de cáncer tiroideo muy agresiva, denominada cáncer de tiroides anaplásico (véase más adelante).

El cáncer de tiroides representa menos del uno por ciento de todos los tumores malignos. Aún así, es dos veces más frecuente que la enfermedad de Hodgkin e igual que el mieloma (una forma de cáncer de los huesos) y el cáncer cervical. Sin embargo, los estudios demuestran que la incidencia de cáncer de tiroides está aumentando.

Si bien la incidencia de la forma más usual de cáncer de tiroides (el cáncer papilar de tiroides) está creciendo más rápidamente que la población, la probabilidad de morir de cáncer de tiroides está disminuyendo. Los estudios realizados demuestran que la exposición a la lluvia radiactiva (por ejemplo, después de un accidente en una central nuclear) y otras formas de radiación son factores que contribuyen a este aumento en la incidencia del cáncer de tiroides.

¿Por qué me ha tenido que tocar a mí?

Si la han diagnosticado un cáncer de tiroides, seguro que no puede parar de preguntarse «¿Por qué precisamente a mí?» En la mayoría de los casos, ésta es la pregunta más difícil de responder para un médico. A veces, el médico le puede dar algún tipo de explicación, pero no será definitiva. Se sabe que algunos tipos de cáncer de tiroides se dan en más de un miembro de la misma familia, pero, en la mayoría de los casos, aparece de forma esporádica, aunque los investigadores están descubriendo que algunos casos que parecían esporádicos están en realidad relacionados con factores familiares.

La causa de la mayoría de los cánceres es un misterio. No obstante, los investigadores están cada vez más convencidos de que se trata de una combinación de factores relacionados con los genes (predisposición), el entorno y los hábitos (estilo de vida). Se sabe que hay una serie de factores de riesgo que hacen que una persona sea más susceptible que otra al cáncer de tiroides. Para comprender de qué forma contribuyen estos factores de riesgo a la aparición de un cáncer, es necesario conocer cómo funcionan las células normales y cómo se vuelven cancerosas.

Biología del cáncer

Las células son como los ladrillos que forman el organismo humano. El ser humano, al principio, está formado por una sola célula. Esta célula es el óvulo materno que, una vez fecundado, se divide en dos, luego en cuatro, y así sucesivamente. Conforme las células se van haciendo cada vez más numerosas, empiezan a diferenciarse, formando así tejidos y órganos específicos, tales como el cerebro, los pulmones, el corazón y la glándula tiroidea. Incluso después del nacimiento, los seres humanos nos estamos «construyendo» continuamente, ya que las células continúan dividiéndose constantemente. Al dividirse, duplican su código genético, y este proceso se denomina replicación. Cuando aparecen nuevas células, las viejas mueren. De esta forma, el organismo permanece sano. Este proceso es dirigido y controlado por los genes contenidos en el núcleo de las células. Se trata de genes formados por filamentos de ADN (ácido desoxirribonucleico), que funcionan como programas de acción molecular muy detallados que dan instrucciones a todo el organismo, desde el color del pelo hasta el metabolismo. Estos programas también producen proteínas que se encargan de dar las señales de «adelante» y «parar» a los procesos de crecimiento, desarrollo y renovación.

Las células de todo el organismo están programadas para morir después de un cierto tiempo, de tal forma que su lugar pueda ser ocupado por células nuevas. Cuando una células muere, las células que hay a su alrededor se ponen a funcionar para limpiar los restos. Este proceso de muerte celular ordenado y planificado se denomina «apoptosis». Cuando funciona bien, contribuye a mantener el delicado equilibrio que debe existir entre las células viejas y las nuevas. Cuando una célula vieja muere, una joven ocupa su lugar.

El cáncer es una alteración de estos procesos normales. Lo que hasta entonces era un proceso ordenado, de repente, se vuelve caótico e incontrolable. Las células normales se replican a un ritmo constante y regular, mientras que las células cancerosas se replican de forma incontrolada. En el caso de las células normales, se mantiene el equilibrio entre las nuevas y las viejas, pero las cancerosas nunca mueren, por lo que, al final son tantas que se acumulan dando lugar a la aparición de un tumor. Las células normales respetan los límites y se quedan quietas en el lugar que les corresponde; sin embargo, las células cancerosas migran a cualquier parte en un proceso que se conoce con el nombre de «metástasis». Los nódulos malignos de la tiroides son tumores de crecimiento lento, por lo que, generalmente, son detectados antes de que metastaticen a estructuras vitales, tales como los pulmones y los huesos.

¿Cómo se convierten las células normales en células cancerosas?

Desde hace muchos años, los científicos se preguntan cómo las células normales se vuelven cancerosas. ¿Por qué la coreografía tan precisa de la vida celular se desintegra y se convierte en un baile caótico? En los últimos años, gracias a una serie de descubrimientos muy importantes realizados por los científicos, hemos empezado a saber que el cáncer es un proceso de muchas fases que dura varios años e, incluso, décadas. Casi nunca es un solo factor (por ejemplo, herencia) el que por sí mismo produce el cáncer. Lo más frecuente es que la enfermedad aparezca debido a una interacción muy compleja entre los genes situados en el interior de las células y los factores externos, tales como la dieta y la exposición a toxinas, que pueden producir daño en estos genes.

La primera fase en este largo proceso que conduce al cáncer se conoce como iniciación, y ocurre cuando el ADN (es decir, el material genético contenido en el interior de la célula normal) sufre algún tipo de cambio permanente, denominado mutación. Una vez que el gen ha mutado, las instrucciones que da a la célula cambian también. Las mutaciones genéticas son las responsables de la iniciación de una serie de acontecimientos que, si no se detienen, pueden dar lugar a un cáncer.

Las mutaciones genéticas pueden ocurrir de diferentes formas. Podemos heredar de nuestros padres un gen defectuoso; por ejemplo, un gen puede inadvertidamente mutar o cambiar durante el proceso normal de replicación celular. Generalmente, se trata de una cuestión de probabilidad (en aproximadamente cada millón de divisiones celulares se produce un error). Lo más frecuente es que los genes muten porque están expuestos a algún tipo de iniciador, que se denomina «carcinógeno». Los carcinógenos son un grupo muy amplio de sustancias, algunas muy conocidas, tales como tabaco, y otras de las que la mayoría de la gente nunca ha oído hablar. En el caso del cáncer de tiroides, se sabe que la exposición a I-131 (véase el capítulo 11) y a ciertos tratamientos con rayos X puede actuar como iniciador, produciendo daño en las células de la tiroides, con la consiguiente mutación de los genes contenidos en estas células. Si bien el mecanismo del daño a los genes varía, todos los iniciadores producen algún tipo de daño permanente en el ADN de las células.

¿Quién está en peligro de desarrollar cáncer de tiroides?

Los siguientes son factores de riesgo que los investigadores han podido identificar como posibles iniciadores (activadores) del daño celular que, a su vez, puede dar lugar a la aparición de un cáncer de tiroides. Sin embargo, debe tenerse en cuenta que el daño celular es el resultado de una interacción de varios factores, muchos de los cuales son desconocidos. Es posible que una persona tenga cáncer de tiroides, pero no sea posible identificar ninguno de los factores han actuado en este caso como iniciadores.

Exposición a los rayos X durante la infancia

Durante la década de los cuarenta y los cincuente del siglo pasado, era muy frecuente tratar a los niños con rayos X para las amígdalas, las vegetaciones, el timo, el acné y la tiña. La exposición en todos los casos se producía en la zona de la cabeza y el cuello. Los estudios han demostrado que ciertos niveles de este tipo de exposición a la radiación dan lugar a un riesgo entre siete y ocho veces mayor de sufrir cáncer de tiroides en la vida adulta, especialmente en el caso de los niños que fueron expuestos antes de la edad de diez años. La glándula tiroidea del adulto parece ser más resistente a los efectos de la radiación.

La exposición a la lluvia radiactiva (por ejemplo, después de un accidente nuclear) también aumenta el riesgo de cáncer de tiroides cuando la exposición se produce durante la infancia. Este dato procede de numerosos estudios que se han realizado recientemente a raíz del accidente del reactor nuclear de Chernobyl (Ucrania) en 1986, así como de estudios realizados sobre las pruebas con la bomba atómica que llevó a cabo el gobierno de Estados Unidos en la década de los cincuenta del siglo pasado.

Herencia

Muchas personas con cáncer de tiroides tienen algún familiar que tiene o ha tenido algún tipo de enfermedad tiroidea, cancerosa o no cancerosa. Sin embargo, otros no tienen antecedentes familiares de problemas con la tiroides. Durante años, ha habido un único tipo de cáncer de tiroides que los investigadores asociaban de forma concluyente con una mutación genética que pasaba de una generación a otra en la misma familia. Este tipo de cáncer se denomina cáncer medular de tiroides, y representa entre el tres y el cuatro por ciento de todos los cánceres tiroideos. A veces se debe a un defecto en un gen denominado protooncogén RET. Existe una prueba para detectar la presencia de un defecto en este gen, que se puede hacer mediante un análisis de sangre. Sin embargo, los estudios más recientes demuestran que el único tipo de cáncer de tiroides relacionado con la herencia no es el cáncer medular de tiroides, ya que se ha encontrado un riesgo más elevado también en los familiares de los pacientes con cáncer papilar de tiroides.

Edad y sexo

En todos los grupos de edad, el cáncer de tiroides es mucho más frecuente en mujeres que en hombres. En Estados Unidos, la incidencia en mujeres es entre dos y tres veces más elevada que en hombres. La incidencia más elevada por cada millón de personas y año se observa entre las mujeres de unos cuarenta años de edad.

¿Cómo se diagnostica?

Si tiene un nódulo en la tiroides y el médico considera que es sospechoso, le hará una serie de análisis de sangre y pruebas de imagen (en el capítulo 7 explicamos cómo los médicos averiguan si un nódulo tiroideo es o no canceroso). Sin embargo, la única prueba definitiva para saber si un nódulo es o no maligno es la biopsia, que puede ser mediante aguja fina (BAF) o mediante extirpación quirúrgica. Los médicos utilizan la BFA para averiguar de qué tipo de cáncer de tiroides se trata. Es un dato muy importante, ya que sirve para decidir qué tipo de tratamiento se va a realizar y establecer el pronóstico. A continuación, exponemos los diferentes tipos de cáncer de tiroides que existen (tabla 8.1).

Tabla 8,1. Comparación entre los diferentes tipos de cancer de tiroides

Tipo	Porcentaje sobre el número total de cánceres de tiroides	Método diagnóstico	Tratamiento	Pronóstico*	Comentario
Cáncer papilar de tiroides	75-80%	BAF	Cirugía y yodo radiactivo	Excelente	
Cáncer felicular de tiroides	10%	El resultado de la BAFsuele ser indetermina-do. General-mente, es ne-cesario extir-par totalmente el tumor para poder hacer el diagnóstico.	Cirugía y yodo radiactivo	Muy bueno-bueno	Es un cáncer de tiroides dife-renciado que se observa fun-damentalmen te en personas de más de 50 años
Cáncer de tiroides con células de Hurthle	3%	El resultado de la BAFsuele ser indetermi-nado. General-mente, es necesario ex-tirparr total-mente el tumor para poder hacer el diagnóstico.	Cirugía y yodo radiactivo	Bueno-regular	Es una varian-te agresiva del cáncer folicu-lar de tiroides
Cáncer medu-lar de tiroides	3-4%	BAF y análisis de sangre para medir los nive-les de calcito-nina	Cirugía	Bueno-malo	Cáncer de tiroides indife-renciado, que muchas veces es hereditario
Cáncer ana-plásico de tiroides	< 2%	BAF y biopsia quirúrgica	Cirugía en la medida en que sea posible, quimioterapia, radioterapia	Malo	Es la forma más agresiva de cáncer de tiroides, está formado úni-camente por células indife-renciadas
Linfoma tiroideo	< 2%	Biopsia y prue-bas especiales para los linfo-citos	Quimiotera-pia, y radiote-rapia	Bueno-malo	Aparece en pacientes con tiroiditis de Hashimoto

Cáncer papilar de tiroides

Entre el setenta y cinco y el ochenta por ciento de todas las personas diagnosticadas de cáncer de la glándula tiroidea tienen un cáncer papilar de tiroides; es decir, se trata, con diferencia, del tipo más frecuente, y afecta a más de 15.000 personas cada año en Estados Unidos. Es el responsable de que el cáncer de tiroides tenga tan buena reputación, hasta el punto de que se le suele llamar el «cáncer bueno», ya que, en la mayoría de los casos, es el más fácil de tratar. Crece muy lentamente, y, en la mayoría de los pacientes el pronóstico es excelente. El nombre se debe al aspecto que presenta cuando se examina una muestra del tumor con el microscopio. Una papila es una pequeña proyección parecida a un pezón. Las células del cáncer papilar presentan varias proyecciones de este tipo, lo cual les hace parecer helechos.

Este tipo de cáncer es un ejemplo de lo que se conoce como cáncer de tiroides «diferenciado», lo cual significa que las células no son primitivas y son similares a las células normales de la tiroides, denominadas células foliculares. Son tan similares a las células normales, que las células del cáncer diferenciado se comportan como si fuesen células tiroideas: producen Tg, pueden fabricar pequeñas cantidades de hormonas tiroideas y, generalmente, crecen despacio. Por este motivo, los cánceres diferenciados suelen tener mejor pronóstico que los indiferenciados, ya que tienen menos tendencia a reproducirse y extenderse.

Aún así, el cáncer papilar de tiroides puede extenderse a través del sistema linfático a los ganglios linfáticos del cuello, pero, incluso en este caso, el pronóstico sigue siendo bueno y no muy diferente al de los tumores que quedan confinados en la glándula tiroidea. Un pequeño porcentaje de cánceres papilares de la tiroides plantean más problemas. Generalmente, en estos casos, se observan variantes del cáncer papilar, tales como el cáncer de células cilíndricas.

En el momento del diagnóstico, el médico puede determinar el pronóstico teniendo en cuenta diferentes características de la enfermedad. La mejor situación es cuando el tumor está confinado en la glándula tiroidea. El pronóstico empeora cuando el tumor se ha extendido a los tejidos del cuello fuera de los ganglios linfáticos. El cáncer finalmente puede extenderse a través de la circulación sanguínea y llegar a los pulmones y a los huesos. Por suerte, esto ocurre en un número muy pequeño de pacientes. Si tiene más de 45 años y si el tumor mide más 4 cm de diámetro, el riesgo de que aparezcan metástasis es más elevado.

Cáncer folicular de tiroides

Aproximadamente el diez por ciento de todos los cánceres que afectan a la tiroides son foliculares. Los tumores foliculares malignos se observan fundamentalmente en pacientes de más de 50 años. En el microscopio, sus células se parecen a las células foliculares normales de la tiroides (la glándula tiroidea está compuesta casi en su totalidad de células foliculares, pero también contiene células parafoliculares). Por tanto, el aspecto de las células foliculares por sí mismo generalmente no sirve para determinar si un nódulo compuesto predominantemente de células con apariencia folicular es benigno o maligno. Por esta razón, el diagnóstico de cáncer folicular de la tiroides sólo se puede hacer demostrando la invasión de la cápsula o de los vasos sanguíneos que rodean al tumor por parte de las células foliculares. Esto requiere la extirpación quirúrgica del tumor para que el anatomopatólogo pueda examinar a fondo el tejido que rodea el tumor.

Este tipo de cáncer de tiroides es también diferenciado, pero tiene tendencia a crecer más deprisa que el papilar, y, además, es más probable que se extienda a los vasos sanguíneos. Una variante del cáncer folicular, denominada cáncer de tiroides con células de Hurthle, es especialmente agresiva. No obstante, si el cáncer folicular de tiroides se diagnostica a tiempo, cuando se ha extendido sólo a un número pequeño de vasos sanguíneos, tiene buen pronóstico. El pronóstico no es tan bueno si el cáncer se ha extendido a un número importante de vasos sanguíneos, ya que, en este caso, es más probable que se extienda también a los pulmones y a los huesos, pero acostumbra a ocurrir en muy pocos casos. En términos generales, el pronóstico suele ser mejor en las personas jóvenes que en las que tienen más de cuarenta y cinco años.

Cáncer medular de tiroides

El cáncer medular de tiroides ocurre en las células parafoliculares (también denominadas células C) de la tiroides. Las células C tienen como función ayudar a la tiroides a realizar un trabajo secundario, que consiste en producir una hormona llamada calcitonina, que ayuda a regular los niveles de calcio en la sangre. El cáncer medular de tiroides representa entre el tres y el cuatro por ciento de todos los cánceres tiroideos. Esta formado por células C funcionantes que forman un tumor que, a veces, afecta a los dos lados de la glándula tiroidea. Las células C son de una naturaleza algo primitiva, por lo que se trata de un cáncer indiferenciado. Esto significa que generalmente es más agresivo que el cáncer papilar y folicular, pero no tan agresivo como el anaplásico. En algunos pacientes, incluso en su forma más agresiva, el tumor medular es bastante benigno, y, en general, el pronóstico es bueno.

Las células C malignas producen una cantidad excesiva de calcitonina, por lo que un signo muy revelador de que un paciente sufre este tipo de cáncer son los niveles elevados de calcitonina, que pueden medirse a través de un análisis de sangre. Sin embargo, esta prueba no suele hacerse normalmente, y se reserva para aquellos pacientes en los que el resultado de la BAF hace que el anatomopatólogo sospeche de que se trata de un cáncer medular de tiroides.

Aproximadamente en el veinte por ciento de los casos, el cáncer medular de tiroides es hereditario, o, lo que es lo mismo, existe una forma familiar de este tipo de cáncer. Si tiene la forma familiar, sus hijos tienen una probabilidad del cincuenta por ciento de heredar el protooncogén RET defectuoso. La investigación demuestra que casi todas las personas que heredan el gen defectuoso desarrollan este tipo de cáncer. Mediante un análisis de sangre se puede saber si tiene o no el gen defectuoso. Cuando este gen se encuentra en un paciente diagnosticado de cáncer medular de tiroides, el médico hace la prueba a los familiares de primer grado (padres, hijos y hermanos). Si se encuentra que algún miembro de la familia es portador del gen defectuoso, el médico le recomendará que se haga pruebas cada cierto tiempo, e, incluso que se someta a una extirpación quirúrgica de la tiroides antes de que el cáncer aparezca. Existen tres tipos diferentes de cáncer medular hereditario, y, de ellos, en dos aparecen también problemas en otras glándulas endocrinas distintas a la tiroides.

Cáncer anaplásico de tiroides

El cáncer anaplásico es el cáncer de tiroides que peor pronóstico tiene. Por suerte, es una de las formas menos frecuentes, y afecta a menos del dos por ciento de todas las personas diagnosticadas de cáncer de tiroides. Se trata de un tumor de crecimiento rápido, y es el que más probabilidad tiene de extenderse por todo el cuerpo. Es un cáncer muy indiferenciado, compuesto totalmente de células primitivas, y, al contrario de lo que sucede con los cánceres diferenciados de la tiroides que se comportan como células normales, las células del cáncer anaplásico se dedican únicamente a reproducirse. Se puede diagnosticar con la BAF. El tratamiento es mucho más complejo que el de los cánceres diferenciados de tiroides y el pronóstico no suele ser bueno, aunque, en algunos casos, se consigue curar.

Se tiene la esperanza de que una nueva clase de fármacos actualmente en investigación mejore las posibilidades de éxito en el tratamiento de los pacientes con cáncer anaplásico de tiroides. Estos nuevos fármacos actúan contra la angiogenesis, un proceso mediante el cual las células cancerosas crean nuevos vaso sanguíneos a través de los cuales reciben el suministro de oxígeno y nutrientes cuando se fijan a un tejido y forman un tumor. Los fármacos antiangiogénesis atacan y destruyen estos vasos sanguíneos, impidiendo así que la sangre, y, por tanto, el oxígeno y los nutrientes, lleguen al tumor, por lo que éste no puede sobrevivir. Se ha demostrado que estos medicamentos actúan contra el crecimiento de las células del cáncer de tiroides humano tanto en cultivos celulares como en animales.

Los primeros resultados obtenidos en estudios clínicos con uno de estos fármacos, denominado combretastatina (CA 4P) son esperanzadores. Se ha observado que no produce una disminución de las células sanguíneas normales y que a los pacientes que lo toman no se les cae el pelo, como sucede con otros tipos de antineoplásicos que se utilizan en quimioterapia. Actualmente, se están realizando numerosos estudios clínicos en fase I y en fase II en diferentes centros médicos de Estados Unidos (en los estudios clínicos en fase I, los investigadores evalúan los efectos adversos del medicamento y determinan qué dosis es las más adecuada. En los estudios clínicos en fase II, se evalúa la eficacia del medicamento para tratar la enfermedad). Para más información sobre estudios clínicos, puede contactar con el

Instituto Nacional del Cáncer de Estados Unidos o en los centros de su país. (Véase «Dónde conseguir más información» al final del libro.)

Linfoma tiroideo

Un linfoma es un cáncer que se origina en los leucocitos de los ganglios linfáticos, tal como ocurre en la enfermedad de Hodgkin y en el linfoma no-Hodgkin. Rara vez, el linfoma aparece en la tiroides, ya que a veces hay linfocitos en esta glándula. La mayoría de los pacientes diagnosticados de linfoma tiroideo tiene tiroiditis de Hashimoto, una enfermedad autoinmune que atrae a los linfocitos que después atacan la tiroides. Sin embargo, la tiroiditis de Hashimoto es una enfermedad bastante frecuente, mientras que el linfoma tiroideo es un tipo de cáncer muy poco frecuente. Por tanto, si tiene tiroiditis de Hashimoto, la probabilidad de que desarrolle un linfoma tiroideo es muy baja. Este cáncer no afecta a las células de la tiroides, por lo que se trata de una forma de cáncer muy diferente a los otros tipos de cánceres tiroideos, y, generalmente, se trata con quimioterapia y radioterapia. El pronóstico es variable, pero la tasa de curación es bastante alta, sobre todo cuando está confinado en la tiroides.

¿Cómo se trata?

La mayoría de las veces, el cáncer de tiroides se trata mediante extirpación quirúrgica de la totalidad de la glándula o de parte de ella y de todos los ganglios linfáticos afectados, seguido de terapia con yodo radiactivo. El tratamiento con yodo radiactivo, que se utiliza también para tratar el hipertiroidismo, es diferente de la radioterapia que se emplea en la mayoría de los cánceres distintos al de tiroides, aunque la radioterapia también puede utilizarse en las formas más agresivas del cáncer tiroideo. La terapia con yodo radiactivo funciona internamente, y consiste en una cápsula o líquido que contiene una cantidad de yodo suficiente para destruir cualquier tejido canceroso que el cirujano haya pasado por alto. La quimioterapia y la radioterapia casi nunca se utilizan para tratar el cáncer de tiroides, a no ser que sea especialmente agresivo y se haya extendido a estructuras vitales.

Cirugía

La cirugía es sin duda la primera y más importante (a veces la única) modalidad de tratamiento del cáncer de tiroides. Sin embargo, ha habido mucha discusión entre los médicos con respecto a qué cantidad de la glándula tiroidea debe extirparse en los casos más leves; es decir, cuando el tumor es pequeño y de crecimiento lento y el riesgo de recidiva es mínimo.

Los partidarios de la lobectomía (extirpación sólo del lado de la tiroides afectada por el cáncer) argumentan que es conveniente dejar al paciente parte del tejido sano de la glándula, que, quizás sea suficiente para producir las hormonas que el organismo necesita, y, de esta forma, se evita que el paciente tenga que estar sometido a terapia hormonal sustitutiva de por vida. Además, la lobectomía reduce considerablemente el riesgo de que el cirujano dañe inadvertidamente las glándulas paratiroides o los nervios laríngeos de ambos lados del cuello, lo cual es más problemático que cuando el daño se produce sólo en uno de los dos lados. Por otro lado, la mayoría de los pacientes que tienen un tumor pequeño y de crecimiento lento tienen un buen pronóstico cuando se realiza una lobectomía, siempre y cuando el cirujano no deje tejido canceroso.

Los que defienden la tiroidectomía total (extirpación de toda la glándula tiroidea), incluso en los casos en los que el nódulo maligno está confinado en la tiroides, argumentan que, cuando no se deja ningún tipo de tejido tiroideo (ni sano ni canceroso), las posibilidades de recidiva son aún más escasas. La extirpación total de la glándula tiroidea ofrece más garantías de que el cirujano no ha dejado tejido residual canceroso. Si bien las tasas de supervivencia para este tipo de tumor son excelentes, la tasa de recidiva para todos los tumores tiroideos, excepto para los más pequeños, es suficientemente alta (aproximadamente el quince por ciento o más a los veinte años de la operación). Muchos expertos defienden la extirpación total de la tiroides para reducir al máximo el riesgo de recidiva.

Los estudios han demostrado que la probabilidad de dañar las estructuras adyacentes a la tiroides es del dos por ciento o menos cuando la intervención la realiza un cirujano experto en la glándula tiroidea. El riesgo aumenta cuando se trata de un cirujano con poca experiencia, y por esta razón es importante, si es posible, elegir el cirujano que nos va a operar (véase el capítulo 10).

A muchos pacientes no les importa perder toda la glándula tiroidea si eso les garantiza que no van a volver a tener cáncer. Algunos comentan que, hasta que se les diagnosticó el cáncer, ni siquiera sabían que tenían una cosa llamada tiroides. Una vez que se realiza una extirpación total, esta glándula tan desconocida para mucha gente desaparece, y el paciente tiene que estar en terapia hormonal sustitutiva por el resto de su vida. Este tipo de terapia no tiene prácticamente ningún efecto secundario cuando se toma la dosis adecuada, y muchos pacientes consideran que merece la pena pagar este precio con tal de vivir tranquilo sin tener que estar angustiado por la posibilidad de que el cáncer aparezca otra vez.

Si el tumor es grande o se ha extendido a los ganglios linfáticos o más allá o el médico considera que existe un riesgo elevado de recidiva debido a la edad del paciente, casi siempre se realiza una tiroidectomía total o casi total. Si el cirujano decide realizar una tiroidectomía más pequeña que la casi total, esto se debe a que la naturaleza y el tamaño del tumor hacen que sea muy complicado extirpar toda la glándula tiroidea. En tales casos, puede ser más fácil dejar que la terapia con yodo radiactivo se encargue de eliminar el tejido cancerosos residual.

Preparándose para la operación. Antes de la operación, es conveniente de que se informe bien en que consiste el procedimiento, así como de los riesgos y beneficios, con el fin de que pueda dar el consentimiento con pleno conocimiento de causa. Antes de la intervención, tendrá una entrevista con el cirujano, que le explicará qué es lo que se va a hacer. Si tiene alguna pregunta que hacer, éste es el momento adecuado. No deje que la entrevista con el cirujano termine antes de que sepa por qué es necesario que le operen, qué opciones alternativas existen y qué cantidad de la glándula tiroides le van a extirpar y por qué. También debe conocer los riesgos asociados con la intervención quirúrgica. También puede preguntar cómo se espera que sea el posoperatorio y cuánto tiempo tendrá que estar en el hospital después de la operación. Quizás le interese preguntar al cirujano cómo será la cicatriz que dejará la incisión que se realiza en el cuello cerca de la clavícula.

Antes de la operación, le pedirán que firme el consentimiento informado, que es obligatorio es todos los hospitales. Al firmar este documento, reconoce que ha recibido información sobre la intervención quirúrgica, que comprende los riesgos y beneficios y que acepta someterse a este tipo de tratamiento.

Después de la entrevista con el cirujano, le darán cita para realizar una evaluación preoperatoria con el fin de asegurarse de que su organismo es capaz de tolerar la anestesia y la operación. La evaluación incluye una anamnesis completa (es decir, le preguntarán por las enfermedades que tiene o ha tenido) y una exploración física exhaustiva. También le harán un análisis de sangre para ver el número de células sanguíneas que tiene y valorar el riesgo de infección. Si tiene más de cuarenta y cinco años o tiene o ha tenido problemas cardiovasculares (por ejemplo, hipertensión arterial), el médico pedirá un electrocardiograma (ECG) y una radiografía de tórax. También comprobará el estado de las cuerdas vocales si ha tenido algún cambio en la voz debido al cáncer de tiroides. Asimismo, en el análisis de sangre comprobarán si tiene algún problema de coagulación.

Dado que la cirugía de la tiroides requiere anestesia general, probablemente tendrá una entrevista con el anestesista, que le realizará un examen y le hará una serie de preguntas sobre sus antecedentes médicos. Debe preguntarle por las dudas que tenga sobre la anestesia. La anestesia general se hace con medicamentos que, además de aliviar el dolor, hacen que el paciente pierda la conciencia. Normalmente, se administra haciendo que el paciente respire con una mascarilla el medicamento anestésico en forma de gas, pero también se puede hacer inyectándolo en forma líquida en una vena del brazo. Una vez que esté dormido, le colocarán en la garganta un tubo endotraqueal para poder administrar la anestesia de forma continua. Este tubo también permite a los médicos monitorizar la frecuencia respiratoria. El anestesista se encarga de vigilar al paciente durante toda la operación, y monitoriza la frecuencia cardiaca y la presión sanguínea hasta que el paciente se despierte después de la intervención.

Después de la operación. La intervención dura generalmente de dos a tres horas. Una vez terminada, le llevarán a a la sala de recuperación posanestésica, donde le monitorizarán hasta que pase el efecto de la anestesia, lo cual puede tardar varias horas. Cuando se despierte, todo le parecerá un poco confuso. Este estado de confusión puede durar un día entero. Seguramente, sentirá molestias en la garganta debido a la irritación producida por el tubo endotraqueal, y, quizás, le hayan colocado un tubo quirúrgico, llamado sonda de drenaje, que sale de la incisión que le han hecho en el cuello. Este tubo sirve para drenar el exceso de líquido en la zona afectada por la cirugía.

Una vez que se haya despertado, lo más probable es que le lleven a una habitación en la planta del hospital, y esté allí entre uno y tres días. Una vez que esté en la habitación, no habrá restricciones con la comida y la bebida, aunque lo más seguro es que no tenga apetito.

Tratamiento con yodo radiactivo

La terapia con yodo radiactivo se utiliza muchas veces como precaución. Sirve para asegurarse de que no quedan células cancerosas en el organismo después de la operación. Incluso en los casos en los que el cáncer de tiroides ha metastatizado, el yodo radiactivo actúa como un misil teledirigido, buscando y destruyendo todas las células cancerosas que encuentra, con independencia de en qué lugar del cuerpo estén, produciendo un daño mínimo (o incluso ningún daño) a los tejidos adyacentes a las células cancerosas. Cuando la terapia con yodo radiactivo se utiliza después de la operación, se denomina ablación del tejido residual.

También se puede utilizar en los casos en los que el cirujano decide extirpar sólo el lado de la tiroides afectado por el cáncer debido a que el tamaño y la naturaleza del tumor complicarían mucho la extirpación completa de la glándula tiroidea. En estos casos, el yodo radiactivo se utiliza para destruir el tejido tiroideo que ha quedado después de la operación. En el veinticinco por ciento de los casos, los tumores diferenciados de la tiroides no captan el yodo radiactivo. Cuando esto ocurre y hay tejido residual o metástasis, la terapia con yodo radiactivo no sirve de nada.

El yodo radiactivo no se utiliza para tratar el cáncer medular de tiroides porque las células parafoliculares que están implicadas en este tipo de cáncer no captan el yodo. Tampoco se utiliza para tratar el cáncer anaplásico de tiroides ni el linfoma tiroideo, ya que estos tumores tampoco captan el yodo radiactivo.

El mismo isótopo radiactivo que es utilizado para tratar el hipertiroidismo (el I-131) se usa en el tratamiento del cáncer de tiroides. La diferencia está en la dosis. Para el tratamiento del hipertiroidismo, la dosis es de entre 5 y 30 mCi, mientras que, en la mayoría de los hospitales, la dosis que se utiliza para destruir el tejido tiroideo después de la cirugía es de entre 75 y 150 mCi, dependiendo de la cantidad de tejido residual que haya quedado (cuando hay metástasis, la dosis de yodo radiactivo es diferente). En los últimos años, en algunos hospitales de Estados Unidos se ha empezado a utilizar una dosis más baja (25-29,9 mCi) para tratar el cáncer de tiroides, especialmente en los casos en los que la cantidad de tejido tiroideo residual es muy pequeña. Sin embargo, los casos más difíciles pueden requerir incluso una dosis superior a los 150 mCi. Cuando la dosis es elevada, normalmente el paciente se queda en el hospital entre 24 y 48 horas completamente aislado, aunque las nuevas directrices de la Comisión para la Normativa Nuclear de Estados Unidos permiten la administración ambulatoria de dosis más elevadas que antes requerían hospitalización.

La terapia con yodo radiactivo no produce ningún dolor. A veces, cuando la dosis es elevada, puede sentir molestias en la garganta. Después del tratamiento, la boca suele estar seca, y el paciente siente un gusto metálico. Esto se debe a que las glándulas salivales suelen verse afectadas por la terapia. Estas glándulas, además, pueden hincharse y presentar dolor a la palpación. Normalmente, estos síntomas desaparecen al cabo de unos días. Durante los primeros días después del tratamiento, algunos pacientes tienen náuseas y vómitos, y los hombres pueden tener una cifra menor de lo normal de espermatozoides en el semen, pero, al cabo de un tiempo, la cifra vuelve a la normalidad. A veces, aparecen secuelas a largo plazo de la terapia con yodo radiactivo, tales como daño permanente en las glándulas salivales y disminución de la producción de saliva. Existe también el riesgo, aunque muy pequeño, de desarrollar algunos tipos de cáncer, tales como la leucemia.

Antes del tratamiento con yodo radiactivo, el médico debe asegurarse de que no está embarazada, ya que se ha demostrado que este tipo de terapia provoca alteraciones graves en el feto, incluso cuando se realiza seis meses antes de la concepción. También puede provocar hipotiroidismo congénito en el niño (véase el capítulo 9). Por este motivo, los médicos recomiendan no quedarse embarazada hasta que no haya transcurrido un año después del tratamiento con yodo radiactivo. De esta forma, la paciente puede someterse a las prueba de control que se realizan una vez terminada la terapia, así como a un nuevo tratamiento, si es necesario repetirlo.

Preparación para la terapia con yodo radiactivo. Las células cancerosas de la tiroides no captan el yodo radiactivo ni tampoco las células normales. Sin embargo, la TSH puede estimular a las células cancerosas de la tiroides, lo que hace que capten una cantidad significativa de yodo radiactivo, por lo que conviene que el paciente tenga un nivel elevado de TSH en la sangre. Por esta razón, el paciente tendrá que dejar de tomar la medicación de la terapia hormonal sustitutiva antes del tratamiento con yodo radiactivo. La terapia hormonal sustitutiva se interrumpe entre dos y seis semanas antes del tratamiento. Esto varía dependiendo de si la medicación se interrumpe de golpe o gradualmente.

Una vez que los niveles de TSH son lo suficientemente altos, se realiza una gammagrafía con yodo de cuerpo completo. Es una prueba parecida a la gammagrafía de la tiroides, que quizás le hayan hecho ya. Al igual que ocurre en el caso de la gammagrafía tiroidea, el médico le administrará una pequeña dosis de yodo radiactivo. La única diferencia es que, en la gammagrafía de cuerpo completo, las imágenes se toman para detectar la presencia de células tiroideas, incluyendo las que hayan podido migrar a zonas del cuerpo distintas al cuello.

Esto también sirve para calcular la dosis de yodo radiactivo que se va a utilizar durante el tratamiento.

Unos siete días antes de empezar el tratamiento con yodo radiactivo, tendrá que empezar una dieta baja en yodo, ya que esto sirve para aumentar la captación de yodo radiactivo aún más, porque, si no tiene yodo en el organismo procedente de la dieta, las células estarán «hambrientas» de yodo cuando comience el tratamiento. Es probable también que le prescriban un diurético para ayudar al organismo a eliminar el yodo y el litio y aumentar así la cantidad de yodo radiactivo absorbido por las células. Todo esto sirve para incrementar el efecto del tratamiento.

Cuando deja de tomar la medicación para la terapia hormonal sustitutiva, o no ha empezado a tomarla después de la intervención quirúrgica, la hipófisis se dará cuenta de que el organismo necesita hormonas tiroideas y empezará a producir niveles elevados de TSH, lo que estimulará a las células cancerosas de la tiroides y hará que capten una cantidad suficiente de yodo radiactivo.

Por desgracia, la interrupción de la terapia hormonal sustitutiva o el no empezarla después de la operación, hace que el organismo tenga una deficiencia de hormonas tiroideas, lo que produce síntomas repentinos y, a veces, graves, de hipotiroidismo, tales como cansancio, estreñimiento e hinchazón. También puede aparecer sensación de frío, calambres musculares y pinchazos en las manos. Algunos pacientes se sienten deprimidos o tienen dificultad para concentrarse. En definitiva, puede pasarlo bastante mal, pero tenga en cuenta que durará poco tiempo y que, una vez que vuelva a la terapia hormonal sustitutiva (lo cual suele suceder entre 2 y 5 días después de terminar el tratamiento con yodo radiactivo), se sentirá mucho mejor. Para aliviar los síntomas de hipotiroidismo, el médico puede prescribirle T3. Esto puede hacer que se sienta mejor y no retrasa de forma significativa el incremento en los niveles de TSH.

Dieta baja en yodo. Evitar el yodo en la dieta no es fácil. El yodo se utiliza en la alimentación animal y en los alimentos industriales. Se encuentra en casi todo los productos salados y lácteos, cereales, pan blanco, pescado, productos cárnicos industriales, dulces industriales, mermeladas, productos congelados y en algunas comidas rápidas (fast food). Sin embargo, debe recordar que no tiene que seguir una dieta sin yodo, sino sólo una dieta baja en yodo. En la tabla 8.2 aparecen algunas directrices generales que le ayudarán a seguir este tipo de dieta. También puede serle útil visitar la página web de la Asociación de Supervivientes del Cáncer de Tiroides de Estados Unidos (thyka.org). En esta página web encontrará un libro de cocina con recetas para cocinar con poco yodo. Puede descargar estas recetas gratis. Si no dispone de un ordenador, puede contactar con la Asociación de Supervivientes del Cáncer de Tiroides de Estados Unidos en la dirección que figura al final de este libro (véase «Dónde conseguir más información») o en las asociaciones de su país.

Dado que la dieta baja en yodo tiene también muy poco contenido de calcio, los médicos recomiendan tomar un complemento que contenga entre 1.000 y 1.200 mg de calcio puro. Sin embargo, no siempre es conveniente tomar calcio, ya que pro-

Tabla 8.2. Directrices para seguir una dieta baja en yodo

Tipo de alimento	Alimentos permitidos	Alimentos no permitidos
Productos lacteos	Evitar todos los productos lácteos	Queso, leche condensada, ponche de huevo, helados leche, pudín, nata, yogurt
Pescado	Evitar todo tipo de pescado	Atún enlatado, pescado, kelp, algas, mariscos, sardinas
Frutas	Todas las frutas y zumos naturales (evitar los zumos envasaados)	Frutas enlatadas, zumos envasados, bebidas de fruta con gas
Cereales / féculas	Patata, arroz casero	Pan (excepto en el desayuno), cereales, arroz empaquetado, pasta, masas de harina
Carne (proteínas)	Pequeñas raciones de pollo, pavo, ternera o cerdo hecho en casa	Fiambres, embutidos, beicon, salchichas
Verduras y hortalizas	Todas las verduras y hortalizas frescas, excepto las espinacas	Verduras y hortalizas enlatadas o congeladas con salsa, pepinillos, chucrut, aceitunas
Aperitivos (cosas para picar)	Palomitas de maíz con aceite vegetal y sal sin yodo	Galletitas saladas, aperitivos de maíz. galletas
Otros	Mantequilla, ajo en polvo, miel, cebolla en polvo, aceites vegetales, vinagre	Golosinas, sopas enlatadas cacao, barritas de cereales, barritas energéticas, polvos para echar a la leche del desayuno

duce estreñimiento, por lo que algunos médicos recomiendan no tomarlo si el paciente tiene síntomas de hipotirodismo. No obstante, si sufre, además de hipotiroidismo, «hipoparatiroidismo», una enfermedad que puede aparecer cuando las glándulas paratiroideas han sido dañadas durante la intervención quirúrgica, deberá tomar complementos de calcio con el fin de que los niveles de calcio en la sangre se mantengan dentro del intervalo normal.

Normalmente, se puede volver a la dieta normal dos días después de terminar la terapia con yodo radiactivo.

La estancia en el hospital. Con tanto ajetreo (una intervención quirúrgica, seguida, en el caso de algunos pacientes, de un hipotiroidismo intenso que les hace sentirse muy deprimidos), lo que menos desea uno es estar separado de sus seres queridos. Sin embargo, si la dosis de yodo radiactivo que le van a administrar requiere hospitalización, tendrá que permanecer aislado en una habitación del hospital entre 24 y 48 horas. Esto significa que ningún familiar ni amigo podrá visitarle. Estará separado de todo el mundo, incluso de los médicos y enfermeras, que tendrán muy poco contacto con usted, aunque podrá comunicarse con ellos a través de un intercomunicador o teléfono. Este periodo de aislamiento dura el tiempo que tarde en eliminar a través de la orina y las heces y, en menor medida también a través de la saliva y el sudor, el yodo radiactivo que tiene almacenado en la tiroides. El aislamiento se hace para reducir al máximo el riesgo de exposición a la radiación de otras personas, ya que, la radiación se puede ir acumulando a lo largo de la vida, lo que produce un aumento del riesgo de cáncer. Si bien la exposición a pequeñas cantidades de radiación conlleva un riesgo muy bajo, no es beneficioso para nadie y debe evitarse en la medida de lo posible. El riesgo es mayor para los niños y el feto, por lo que las mujeres embarazadas y los niños deben evitar el contacto con usted hasta que haya eliminado el yodo radiactivo acumulado en su organismo.

La mejor forma de prepararse para su estancia en el hospital es llevarse objetos tales como libros, revistas y crucigramas, que le ayudarán a pasar el tiempo. Tenga en cuenta que, quizás, tenga que tirar luego las cosas que lleve al hospital. Así es que, aunque deje el jersey que está tejiendo en casa, no se olvide de llevarse al hospital un buen libro. Una paciente entrevistada por nosotros dijo que no quiso llevarse un libro que le gustaba mucho porque no quería tirarlo si lo acaba de leer en el hospital, pero que luego se dio cuenta de que lo mejor hubiera sido llevárselo y comprar otro ejemplar al volver a casa. Esta misma paciente se alegró mucho cuando empezaron a llamarla por teléfono al hospital los familiares y amigos. Al principio, pensaba que no iba a tener ganas de hablar con nadie, pero, después de unas cuantas horas de aislamiento, sentía la necesidad de estar conectada con la gente.

Otra paciente se llevó al hospital un pequeño frigorífico, lleno de comida baja en yodo que le habían preparado sus amigos. También se llevó cintas magnetofónicas para relajarse.

La vuelta a casa. Una vez que esté de nuevo en casa, puede aún quedar algo de radiactividad en su organismo, por lo que es recomendable adoptar las siguientes precauciones durante los dos primeros días, especialmente si va a casa directamente desde el hospital:

- No estar demasiado tiempo con una misma persona. Cuando esté con alguien, procure que la distancia entre usted y la otra persona sea como mínimo de medio metro.
- Beba mucho líquido.
- No cocine para otras personas.
- No comparta cigarrillos ni cepillos de dientes. No bese a nadie.
- No mantenga contacto con mujeres embarazadas ni con niños (observe esta medida de precaución durante una semana).

La terapia hormonal sustitutiva con doble propósito

Si le han extirpado la tiroides o ha sufrido la ablación de la glándula mediante terapia con yodo radiactivo, tendrá que seguir la terapia hormonal sustitutiva (pastillas de levotiroxina sódica) durante del resto de su vida. Esta terapia sirve no sólo para sustituir las hormonas que la tiroides ya no puede producir, sino que además actúa como tratamiento para la mayoría de las formas de cáncer de tiroides. Como tratamiento para el cáncer, las pastillas sirven para hacer que la hormona TSH esté en la sangre en niveles anormalmente bajos, una forma de tratamiento que se denomina «terapia de supresión de la TSH». Se sabe que la TSH estimula el crecimiento de las células cancerosas foliculares, por esta razón, si ha sido tratado de un cáncer folicular de tiroides, el médico le prescribirá levotiroxina sódica a una dosis más alta que a los pacientes que tienen hipotiroidismo por razones no relacionadas con el cáncer de tiroides. Existe un debate entre los médicos con respecto a cómo de bajos tienen que ser los niveles de TSH en los pacientes tratados de cáncer de tiroides, ya que la combinación de niveles anormalmente elevados de T4 y niveles anormalmente bajos de TSH puede provocar hipertiroidismo. Como se ha dicho en el capítulo 3, el hipertiroidismo puede tener efectos negativos a largo plazo sobre los huesos y el corazón, produciendo osteoporosis y fibrilación auricular.

El intervalo normal del nivel de TSH en la sangre es de 0,45-4,5 mU/litro. Antes se pensaba que todos los pacientes tratados de cáncer de tiroides debían tener unos niveles de TSH prácticamente indetectables de entre 0,01 y 0,1 mU/litro, ya que esto ofrecía muchas garantías de que el cáncer no se iba a reproducir. Sin embargo, los estudios prospectivos han demostrado que no supone ningún beneficio adicional para la mayoría de los pacientes que tienen un riesgo de recidiva bajo.

La Asociación Americana de Endocrinólogos Clínicos publicó en 2001 una serie de directrices sobre el cáncer de tiroides, en las que establece que el objetivo del tratamiento con levotiroxina sódica en la mayoría de los pacientes tratados de cáncer tiroideo debe ser mantener un nivel de TSH en la sangre de entre 0,1 y 4,0 mU/litro. Los niveles de entre 0,01 y 0,1 mU/litro deben reservarse para los pacientes con cáncer persistente o para aquellos que tienen un riesgo elevado de recidiva y muerte.

El momento de empezar a tomar la medicación para la terapia hormonal sustitutiva dependerá del programa de tratamiento. Algunos pacientes empiezan inmediatamente después de la operación, pero, cuando la terapia con yodo radiactivo se programa para poco después de la intervención quirúrgica, el paciente tiene que mantener los niveles de TSH altos, por lo que no podrá empezar a tomar la medicación hasta que no termine la terapia con yodo radiactivo.

¿Se puede curar?

Dos años después de haber superado con éxito un tumor raro de la hipófisis, Terry, un hombre de 49 años, se enteró de que tenía que librar otra batalla: le habían diagnosticado un cáncer papilar de tiroides. Esta es su historia.

«Después de mi primera experiencia con el cáncer, empecé a hacerme un chequeo una vez al año. Durante uno de estos chequeos, el médico notó que tenía bultos en el cuello. Le dije que siempre tenía las glándulas hinchadas, pero me dijo que parecía que los bultos estaban en la tiroides. Dos días después tenía pensado irme de vacaciones a Florida, pero el médico insistió en que, debido a mis antecedentes de cáncer, debía quedarme y hacerme una ecografía y una biopsia.

»Me hicieron una biopsia con aguja fina, y me dijeron que tenían dudas sobre si se trataba o no de un cáncer. El médico me dijo algo así como: "además, usted es. un hombre y sólo tiene cuarenta y nueve años"». Al día siguiente, me marché a Florida. Los primeros días no me llamaron, por lo que empecé a preocuparme. Un día estaba haciendo ejercicio en la bicicleta estática y sonó el teléfono. No lo cogí. Luego oí que era el médico, y me había dejado en el contestador un mensaje diciéndome que tenía los resultados definitivos y que le llamara lo antes posible. Subí al piso de arriba y le llamé. Se trata de un momento que nunca olvidaré. Todavía se me siguen poniendo los pelos de punta. Eran sobre las cuatro de la tarde. Mis hijos estaban en la piscina, y yo estaba a punto de bajar para estar con ellos. El médico me dijo por teléfono que se trataba de un cáncer de tiroides, un cáncer papilar en estadio 1. Me dijo que era un tipo de cáncer de crecimiento muy lento, pero en ese momento ya no podía oír lo que me decía. Lo único que oí fue la palabra cáncer, y sabía muy bien que se trataba de una enfermedad horrible con independencia de qué tipo de cáncer fuera. ¿Qué había hecho yo para merecer esto? ¿Por qué tenía que pasarme siempre a mí?

»Cogí el avión inmediatamente y consulté con varios especialistas que conocía por el cáncer que había tenido antes. Quería saber cómo era posible que ya hubiese tenido un adenoma hipofisiario y ahora tuviese un cáncer de tiroides. Ninguno de los médicos con los que consulté había visto nunca antes a un paciente que tuviese estos dos tipos de cáncer. Se trataba sólo de una coincidencia, algo que había ocurrido por azar. Por si fuera poco me dijeron que podía ser aún peor: ¡podía sufrir un cáncer de hígado!

»Una vez que pude digerir todo esto, pensé que debía pensar en las opciones que tenía. Entonces pensé en Internet. Me enteré de muchas cosas a través de Internet sobre el cáncer de tiroides. Hablé con algunos cirujanos y amigos que trabajan en centros de investigación. Al final tenía muy claro que había tres opciones: una era no hacer nada, otra extirparme la tiroides y esperar luego a ver qué pasaba y otra extirparme toda la tiroides y, a continuación, someterme a un tratamiento de ablación con yodo radiactivo.

»Al principio, decidí que la mejor era la segunda opción. El riesgo de que el cáncer se reprodujera parecía muy pequeño. Además, estaba preocupado por la posibilidad de que me afectara a las cuerdas vocales porque trabajo de comentarista en un programa de televisión. Y, claro está, quería mantener todas mis glándulas y órganos todo el tiempo que fuese posible. Sin embargo, todo el mundo me decía que no era una buena opción. Lo que venían a decirme es que no jugara con el cáncer, que lo mejor era que me extirparan toda la tiroides y me sometiera luego a un tratamiento agresivo con yodo radiactivo para estar seguro de que el cáncer no se iba a reproducir. Los cirujanos con los que hablé me decía que a los pacientes a los que les habían recomendado una tiroidectomía parcial volvían diez años después con un cáncer que se había reproducido y extendido al cuello. Y, a continuación me decían: "Supongo que no querrás volver dentro de diez años otra vez con cáncer, así es que piénsatelo".

»Cuando llegó el día de la operación, me dije a mí mismo que no podía hacer nada excepto esperar que todo saliera bien. Lo último que recuerdo es al anestesista que me decía no sé qué antes de quedarme totalmente dormido. La intervención fue muy bien y no hubo ninguna complicación.

»Sabía que la parte más dura del tratamiento iban a ser las dos semanas que tenía que estar preparándome para la terapia con yodo radiactivo. Nadie me lo había dicho, pero estar preparándome para algo me pone siempre muy nervioso. Ahora me daba cuenta de lo importante que es la tiroides.

»Cuando te la han quitado o te han dejado sólo un trocito y llevas una semana sin tomar medicación para el hipotiroidismo, te das cuenta de lo importante que es esa glándula tan pequeña que tenemos en el cuello. Me sentía fatal, y estaba muy deprimido.

»El tratamiento funcionó. Una gammagrafía de cuerpo completo demostró que el yodo radiactivo había conseguido eliminar los restos de la glándula tiroidea que había dejado el cirujano y, por tanto, ya no tenía cáncer. Esto fue hace dos meses. El médico está todavía ajustando la dosis para la medicación de la terapia hormonal sustitutiva, y, actualmente, me siento bien. He dejado de fumar y como mejor que nunca. Y, cuando voy por la calle, pienso que toda esa gente que está segura de que no les pasa nada y de que están muy sanos, está en un error. Uno cree que está bien, y, de repente, se entera de que tiene un cáncer. Estoy muy agradecido a los médicos. La gente se pasa todo el día maldiciendo el sistema sanitario público, pero a mí me parece que es la mejor cosa del mundo.»

Después del tratamiento

Como ocurre siempre que se produce una alteración hormonal, pueden pasar varios meses hasta que nos sentimos bien de nuevo. Cada persona tiene su propio ritmo para curarse y adaptarse a la nueva situación, así es que, si han pasado varios meses, y aún no se siente con ganas de ir al gimnasio de nuevo, no se preocupe. Tenga en cuenta que, después de un cáncer, su organismo ha tenido que pasar un calvario. Puede sentirse cansado o aplanado durante semanas o meses. Cada persona es diferente.

Una vez terminado el tratamiento, es muy importante que se someta a pruebas cada cierto tiempo, tanto a corto como a largo plazo, ya que el cáncer puede reproducirse, a veces diez o más años después del tratamiento.

Estas pruebas suelen consistir en un exploración física, análisis de sangre y diferentes procedimientos de imagen, tales como radiografías de tórax, gammagrafías con yodo radiactivo, ecografías, tomografía axial computarizada (TAC) y resonancia magnética nuclear (RMN). Estas pruebas sirven para determinar si el cáncer se ha reproducido en el cuello o en alguna otra parte del cuerpo. En el caso de los cánceres de tiroides más agresivos que no han sido completamente curados, se puede utilizar tomografía por emisión de positrones (PET, según sus siglas en inglés), generalmente un análisis de sangre para la tiroglobulina da resultados elevados, pero no se detecta la enfermedad en la gammagrafía de cuerpo completo con yodo radiactivo.

Análisis de sangre

El análisis de sangre sirve para medir los niveles de TSH y asegurarse de que están dentro de un intervalo adecuado (es decir, en la mayoría de los casos, por debajo de lo normal). También se cuantificará el nivel de T4 libre (T4L) para ver si la dosis de la medicación de la terapia hormonal sustitutiva es la correcta.

A no ser que sólo le hayan extirpado una parte de la tiroides, el análisis de sangre servirá también para medir una proteína llamada tiroglobulina (Tg). Esta proteína es producida tanto por las células normales de la tiroides como por las células de la mayoría de los cánceres de tiroides. Por tanto, si le han extirpado la totalidad de la tiroides, no tiene células tiroideas, y, por tanto, no debe tener cantidades detectables de Tg en la sangre. Por esta razón, el médico puede utilizar la Tg como un marcador tumoral si la tiroides ha sido completamente extirpada y, luego, sometida a ablación con yodo radiactivo. Las células normales de la tiroides no vuelven a crecer, pero las cancerosas pueden volver a hacerlo. Si el resultado de la prueba de la Tg es positivo después del tratamiento del cáncer, puede querer decir que han quedado algunas células normales de la tiroides. En tal caso, es posible que el médico quiera administrarle otra dosis de yodo radiactivo para eliminar las células normales que han quedado, de tal forma que, en el futuro, esta prueba pueda servir para detectar células cancerosas.

La prueba de la Tg no es fiable en todos los pacientes. Entre el quince y el veinte por ciento de las personas que han sido tratadas de cáncer de tiroides tienen anticuerpos para la Tg, denominados TgAb, que interfieren en la cuantificación de la Tg. El médico puede realizarle una prueba para ver si tiene anticuerpos TgAb en la sangre.

Si ha sido tratado de un cáncer medular de tiroides, le harán análisis de sangre cada cierto tiempo para comprobar que los niveles de calcitonina (la sustancia producida por las células C cancerosas) son normales.

Gammagrafías

Entre los seis y los doce primeros meses después del tratamiento, es posible que el médico le haga una gammagrafía de cuerpo completo con yodo radiactivo para asegurarse de que todo el tejido tiroideo residual ha sido destruido y de que no hay captación de yodo en ni fuera del lugar en el que estaba la tiroides. Esto significa que es posible que tenga que interrumpir de nuevo la terapia hormonal sustitutiva entre dos y seis semanas antes de la fecha prevista para la gammagrafía con el fin de que suban los niveles de TSH y estimulen la captación de yodo radiactivo por parte de cualquier célula tiroidea que todavía pudiera quedar en su organismo. Por tanto, es posible que vuelva a tener síntomas de hipotiroidismo. En algunos pacientes, esto puede ser sólo un fastidio, mientras que otros pueden tener síntomas intensos, y, en el caso de las personas que tienen problemas de corazón, la fluctuación rápida en los niveles de hormonas tiroideas puede ser peligrosa.

Tirotropina humana recombinante (TSHhr)

Desde 1998, existe un fármaco relativamente nuevo que puede ayudar a los pacientes que sufren hipotiroidismo antes de someterse a la gammagrafía de cuerpo total. Se trata de una versión sintética de la TSH humana, denominada tirotropina humana recombinante (TSHhr). Sustituye a la hormona TSH natural que el paciente obtiene cuando toma la medicación de la terapia hormonal sustitutiva. Este medicamento se inyecta en la consulta del médico o en el hospital dos días antes de la fecha prevista para la gammagrafía con yodo radiactivo.

Hasta ahora, la mayoría de los estudios demuestran que las gammagrafías realizadas después de la inyección de TSHhr son, en la mayoría de los casos, tan eficaces para detectar la recidiva del cáncer como las que se hacen después de suspender la terapia hormonal sustitutiva. Sin embargo, en algunos casos, funciona mejor el método antiguo.

En un estudio publicado en 1997 en la revista *New England Journal of Medicine*, los autores concluyen que la TSH sintética es eficaz para estimular la captación de yodo radiactivo en la gammagrafía de cuerpo completo en pacientes con cáncer de tiroides, pero que estas gammagrafías no son tan sensibles como las que se hacen después de interrumpir la terapia hormonal sustitutiva. En otro estudio, publicado en 1999 en la revista *Journal of Clinical Endocrinology & Metabolism*, los autores obtuvieron resultados similares. Sin embargo, en este último estudio también se encontró que la sensibilidad y la precisión para detectar el tejido tiroideo residual mejoraban significativamente cuando se combinan ambos métodos. En estos dos estudios se observó que los pacientes tratados con TSH sintética no tenían síntomas de hipotiroidismo, pero sí algunos efectos adversos del medicamento, tales como dolor de cabeza, vómitos, mareo, escalofríos y fiebre.

Si tienen que realizarle una gammagrafía con yodo radiactivo después de la operación, hable con su médico sobre la conveniencia de tomar TSHhr. Parece ser una buena alternativa si tiene problemas de corazón o los síntomas de hipotiroidismo son muy intensos. Si el médico considera que presenta un riesgo elevado de que se reproduzca el cáncer y puede aguantar durante un tiempo los síntomas de hipotiroidismo que se producen cuando se interrumpe la terapia hormonal sustitutiva, probablemente lo mejor será que siga el método tradicional. Si es necesario realizar un nuevo tratamiento con yodo radiactivo, el método antiguo es el más recomendable.

Actualmente, los investigadores están estudiando si se puede utilizar la TSHhr antes de la terapia con yodo radiactivo sin disminuir por ello la eficacia del tratamiento. Los resultados preliminares permiten ser optimistas. En uno de estos estudios, se realizó un seguimiento de dos grupos de pacientes con formas similares de cáncer de tiroides. Los resultados parecen mostrar que la TSHhr es un método de preparación para la terapia con yodo radiactivo ligeramente mejor que el método tradicional (es decir, la interrupción de la terapia hormonal sustitutiva). En el ochenta y cuatro por ciento del grupo de pacientes que se prepararon para la terapia con yodo radiactivo mediante inyecciones de TSHhr no se observó captación de yodo radiactivo, lo que significa que se había producido la eliminación de todas las células tiroideas, tanto normales como cancerosas, capaces de captar yodo radiactivo. En el grupo que se había preparado para el tratamiento mediante el método tradicional (es decir, interrupción de la terapia hormonal sustitutiva), el ochenta y uno por ciento de los pacientes mostró desaparición completa de la captación de yodo radiactivo. No obstante, es necesario realizar más estudios antes de poder recomendar la administración TSHhr antes del tratamiento con yodo radiactivo.

¿Cómo hacer frente al cáncer de tiroides?

En sus formas más frecuentes, el cáncer de tiroides es normalmente más fácil de tratar y de curar que muchos otros tipos de cáncer. No obstante, esta información no sirve en la mayoría de los casos para quitar al paciente la enorme angustia que produce un diagnóstico de cáncer de cualquier tipo. Ansiedad, miedo, rabia, tristeza, desesperación, son los sentimientos que surgen cuando nos enteramos de que tenemos un cáncer, incluso, cuando el médico nos dice que existen muchas probabilidades de que nos curemos. Los siguientes consejos pueden servir para manejar mejor la situación y aliviar estos sentimientos negativos.

- **Busque familiares y amigos que le ayuden.** Nadie debería estar obligado a hacer frente al cáncer sólo. Muchos pacientes dicen que todo lo que necesitan es una persona con la cual poder compartir sus sentimientos, alguien que comprenda sus temores y le ayude a mantener una actitud positiva. Para otros pacientes, los grupos de apoyo resultan muy útiles porque ofrecen buenos consejos por parte de personas que ya han pasado por la misma experiencia. Los grupos de apoyo organizan reuniones cada cierto tiempo, en la que puede hablar con entera libertad y expresar sus sentimientos a otras personas que le van a comprender perfectamente porque ya han pasado o están pasando por lo mismo que usted. Un lugar excelente para obtener información sobre grupos de apoyo es la Asociación de Supervivientes del Cáncer de Tiroides de Estados Unidos u organizaciones de su país (véase al final del libro «Dónde obtener más información»). Esta asociación tiene grupos de apoyo locales en todos los estados de Estados Unidos, así como una página web de información y apoyo a los pacientes con cáncer de tiroides y una red de voluntarios que están dispuestos a charlar y a ayudarle en todo lo posible.

- **Infórmese bien.** Si es como la mayoría de la gente, lo más probable es que se sienta mejor cuando nota que es un participante activo en todo lo que tiene que ver con el tratamiento. Para participar, lo mejor es estar bien informado, y una forma de informarse es, por ejemplo, leer este libro. Puede también obtener información de las fuentes que aparecen en «Dónde obtener más información» (véase al final del libro). No obstante, tenga en cuenta que lo más importante es siempre mantener una buena comunicación con el médico, ya que es él quien puede darle la información más importante, contestar a su preguntas y resolver sus dudas.
- **Elija un buen cirujano.** Saber que uno está en buenas manos proporciona mucha tranquilidad. Para elegir el cirujano que le va operar, siga las indicaciones que se dan en el capítulo 10.
- **Intente relajarse.** Una forma de disminuir la ansiedad es dedicar un tiempo todos los días a hacer ejercicios de relajación. Puede recurrir al yoga, a la meditación o a las actividades en grupo.

Estar bien informado y mantener una actitud positiva

Carmen es una mujer de 38 años que trabaja como administrativa en un hospital. Se le diagnosticó un cáncer de tiroides en 1995, del que resultó curada ese mismo año. Ahora es feliz y está embarazada de su segundo hijo. Recuerda lo sola que se sentía cuando le dijeron que tenía cáncer y la importancia que tuvo para ella mantener una actitud positiva todo el tiempo.

«Estaba en una reunión con amigos, charlando tranquilamente, cuando, de repente, me toqué en el cuello y noté que tenía un bulto. Fui al médico, y me dijo que tenía que hacerme una gammagrafía de tiroides. Cuando me estaban haciendo la gammagrafía, me dio la sensación de que el técnico estaba preocupado. Llamó al radiólogo, que echó un vistazo a las imágenes, y, después de un rato, me dijo: "va a tener un cáncer, pero, no se preocupe es el mejor que hay". Era la primera vez en mi vida que oía la palabra cáncer, y me quedé atónita. Nunca se me había ocurrido pensar que yo podía tener un cáncer. No me importaba qué clase de cáncer era. Ahora, al cabo de los años, me di cuenta que el médico tenía razón: de todos los tipos de cáncer que hay, me había tocado el mejor, pero en ese momento en lo que menos pensaba es en si se trataba de uno u otro tipo de cáncer.

»Tenía cáncer, y eso era lo único que me importaba. El médico me mandó a un cirujano que me hizo una biopsia con aguja fina. El cirujano me dijo que no tenía por qué ser cáncer necesariamente, y que el radiólogo podía estar equivocado; así es que insistió en que no debía preocuparme. Me dijo que yo era una persona joven y que había muy pocas probabilidades de que el nódulo fuera maligno, pero el resultado de la biopsia confirmó la sospecha del radiólogo. Cuando me dio la mala noticia, el cirujano intentó tranquilizarme diciéndome que había un noventa y cinco por ciento de posibilidades de curación. Aún así, yo estaba asustada y confusa. Tenía cáncer, y daba la impresión de que todo el mundo se lo tomaba a broma.

»Decírselo a mi marido y a mis padres me costó mucho trabajo. Sabía que tenía que mostrarme fuerte ante los demás, así es que hacía todo lo posible por quitarle importancia a la enfermedad y ocultar el miedo que sentía. Al final, todo este esfuerzo que hice por tranquilizar a los demás me hizo sentirme muy sola.

»No salía nunca con los amigos. Compraba libros y aprendía todo lo que podía sobre la enfermedad. Para que nadie de mi familia se preocupara, yo siempre hacía ver que la enfermedad no era nada del otro mundo. El resultado fue que me sentía hecha un lío y no sabía si lo que decía a los demás era verdad o no.

»¿Cuáles eran mis verdaderos sentimientos? Me sentía como una autómata que seguía una serie de instrucciones ciegamente. Como trabajo en un hospital, sé lo importante que es caer en manos de un buen cirujano y contar con el asesoramiento de un endocrinólogo experto.

» Así es que me centré en encontrar un par de buenos profesionales, y aproveché bien el tiempo porque en todo momento estuve en muy buenas manos. El tratamiento transcurrió sin ningún tipo de complicación, y ¡me curé del cáncer! Durante todo el tiempo, estuve tranquila porque sabía que estaba en buenas manos. Lo único que me hubiera gustado es haber estado mejor preparada para la operación y para el periodo de aislamiento que viene después.

»Cuando me desperté de la anestesia, me sentí muy mal y vomité todo el tiempo hasta que se pasó el efecto. El aislamiento en el hospital agravó aún más mi sensación de soledad. Todavía hoy, cuando tengo que pasar por la planta del hospital en las que estuve, me vienen a la cabeza los malos momentos.

»El lado positivo fue que mi marido hizo todo lo posible para ayudarme a mantener una actitud positiva, tanto antes como después del tratamiento. Me convenció de que teníamos que seguir viviendo como siempre lo habíamos hecho. Eso significaba continuar con los viajes que teníamos pensado hacer y hacer todas las cosas normales del día a día, tal y como las veníamos haciendo antes de que supiéramos que tenía cáncer. Para mí esto fue fundamental. Si alguien me pidiera un consejo sobre qué hacer cuando se tiene cáncer, le diría que lo más importante, con diferencia, es rodearte de personas que te apoyen y te ayuden a mantener una actitud positiva en todo momento. Lo peor que se puede hacer es rodearte de gente que te tiene lástima o que tienen actitudes negativas ante la vida. En mi opinión, nuestro destino está en manos tanto de Dios como de la medicina moderna con todos sus adelantos, y estar todo el día pensando en que te va a pasar lo peor no sirve de nada. Es muy fácil caer en pensamientos negativos y pasarte todo el día dándole vueltas si no estás con gente positiva que te ayude a mantener una actitud positiva a pesar de las adversidades.

»Tuve mucha suerte de estar rodeada todo el tiempo de personas que se esforzaban por ayudarme a mantener la moral alta. Le había quitado tanta importancia a la enfermedad para que mi familia no se preocupara que, al final, no era capaz de compartir mis miedos con los demás, pero, finalmente, el amor que ellos sentían por mí les permitió escucharme, y pude salir de la soledad en la que estaba.»

Capítulo 9
LAS ENFERMEDADES DE LA TIROIDES DURANTE LA INFANCIA

Los problemas de tiroides son mucho menos frecuente en los niños que en los adultos, pero cuando aparecen pueden ser más preocupantes debido a sus posibles efectos sobre el crecimiento del pequeño y el desarrollo del cerebro.

En los adultos, el tratamiento generalmente consigue revertir los efectos de la enfermedad tiroidea, incluso cuando ha estado presente durante varios años sin ser diagnosticada. Sin embargo, durante la primera infancia, el hipotiroidismo puede causar alteraciones mentales de carácter permanente y baja estatura si no se trata rápidamente. Por su parte, el hipertiroidismo puede producir un crecimiento acelerado del niño, y, cuando afecta a un lactante, puede ser mortal.

Gracias a los programas de pruebas *screening* que se realizan a todos los recién nacidos para la detección del hipotiroidismo, los efectos permanentes de la enfermedad se pueden prevenir en muchos casos. Cada año en Estados Unidos, más de cinco millones de recién nacidos son sometidos a las pruebas para la detección del hipotiroidismo, y la enfermedad se detecta y se trata en 1.400 de estos niños.

Puede ocurrir que el niño nazca con una enfermedad de la tiroides o puede desarrollarla en cualquier momento durante la infancia. El diagnóstico de los problemas de tiroides que no se detectan mediante los programas de *screening* neonatales pueden ser especialmente difíciles de diagnosticar después, ya que depende de los padres reconocer cuándo algo no funciona bien, lo cual no es precisamente fácil cuando se trata de niños pequeños que todavía no saben hablar o de niños más mayores que puede que no sean capaces de describir lo que sienten o, que incluso, pueden creer que lo que les pasa es normal.

Si usted o algún miembro de su familia padece una enfermedad de la tiroides, su hijo tiene un riesgo más elevado de desarrollar una enfermedad de este tipo. Este capítulo trata de los tipos más frecuentes de enfermedad tiroidea que se observan en los niños. Intentamos ayudar a los padres a reconocer los síntomas de estas enfermedades y les explicamos las opciones de tratamiento más modernas. Este capítulo va dirigido tanto a las madres como a los padres, pero, a veces, se refiere a la madre cuando está embarazada.

El hipotiroidismo en la infancia

Las enfermedades tiroideas de la infancia se clasifican en «congénitas» y «adquiridas». Una enfermedad congénita es aquella que ya está presente en el momento del nacimiento. Puede ser hereditaria, pero también puede haberse producido en el útero durante el desarrollo fetal. La presencia de las enfermedades congénitas se observa en el momento del parto. Las enfermedades adquiridas son aquellas que el niño no tenía al nacer. Puede tratarse también de una enfermedad hereditaria, pero, en tal caso, no se observa en el parto, sino que aparece después.

Hipotiroidismo congénito

Actualmente, en los países desarrollados, prácticamente todos los niños nacidos en un hospital son sometidos a pruebas para la detección de enfermedades raras relacionadas con los genes, el metabolismo y las hormonas, que, si no se tratan, pueden dar lugar a deficiencias físicas y mentales e, incluso, provocar la muerte. En Estados Unidos, las pruebas que se realizan a los recién nacidos dependen del lugar en el que se encuentre el hospital. Sin embargo, en todos los estados es obligatorio realizar las pruebas del hipotiroidismo congénito (HC), ya que se trata de un tipo de retraso mental que puede prevenirse. Los niños con HC tienen niveles muy bajos de hormonas tiroideas en la sangre, lo cual es muy importante para el desarrollo del sistema nervioso central durante los primeros años de vida. Si el HC no se trata, puede dar lugar a un retraso mental importante y a atrofia del crecimiento.

Las pruebas de *screening* para el HC que se realizan a todos los recién nacidos han conseguido mejorar el mal pronóstico que tenían estos niños. Antes de que estas pruebas empezaran a ser obligatorias a mitad de la década de los setenta del siglo pasado, era prácticamente imposible detectar el HC en los neonatos que tenían la enfermedad porque la mayoría parecían completamente normales durante las primeras seis-doce semanas de vida. Esto, probablemente, se debe a que la transferencia a través de la placenta de hormonas tiroideas de la madre protege al feto. Actualmente, en todo el mundo, los niños que nacen con hipotiroidismo (1 de cada 4.000 nacimientos) son tratados inmediatamente con levotiroxina sódica, y pueden llevar una vida normal con pocas o ninguna secuela. El HC es dos veces más frecuente en niños que en niñas. En Estados Unidos, la incidencia es más baja entre las personas de raza negra (1 de cada 20.000 nacimientos), y más alta en las de raza blanca y en las de origen iberoamericano («hispanos») (1 de 2.000 nacimientos).

Causas. El HC en muchos casos se debe a un desarrollo anormal de la glándula tiroidea en el feto. Algunos niños nacen sin tejido tiroideo (aplasia tiroidea), otros con parte del tejido (hipoplasia tiroidea), y otros pueden nacer con la tiroides completa, pero fuera del lugar que le corresponde (tiroides ectópica). A veces, el tejido tiroideo está situado cerca de la lengua (tiroides lingual), en cuyo caso la tiroides puede fabricar una cantidad normal de hormonas durante muchos años o, por el contrario, puede fallar desde los primeros años de vida. Los niños que nacen con una tiroides lingual pueden llamar la atención debido a la presencia de una masa situada en la base de la lengua o, en otros casos de tiroides ectópica, en la zona media del cuello. En este último caso, puede ser necesario proceder a la extirpación quirúrgica, y el niño tendrá que ser sometido a terapia hormonal sustitutiva. En algunos bebés, la tiroides tiene un aspecto normal o está ligeramente agrandada, y el defecto reside en alguno de los mecanismos de síntesis de las hormonas tiroideas, enfermedad que se conoce como «dishormonogénesis».

A veces, en una familia se dan varios casos de estos defectos del desarrollo fetal, pero no siempre ocurre así. Una cosa es cierta: no existe correlación entre los hábitos (estilo de vida) de los padres durante el embarazo y el HC, al menos en Estados Unidos y otros países desarrollados en los que la deficiencia de yodo no es un problema.

En los países subdesarrollados, en los que la deficiencia de yodo sí es un problema importante de salud pública, el HC se debe la mayoría de las veces a hipotiroidismo grave en la madre. La forma más grave de este tipo de hipotiroidismo provocado por la deficiencia de yodo es el cretinismo, en el cual el daño neurológico empieza en el útero y provoca retraso mental grave, baja estatura, sordomudez y espasticidad. Por desgracia para estos niños, gran parte del daño es irreversible y tiene lugar antes de nacer. En las zonas es la que se consume sal yodada y la deficiencia de yodo tiene una incidencia muy baja, apenas existe cretinismo. Los niños que nacen con HC cuyas madres no tienen ningún problema de tiroides son protegidos por las hormonas tiroideas maternas durante el desarrollo fetal, por lo que, si el HC se detecta precozmente, no presentan ningún problema grave durante la infancia.

Algunas formas de HC son de carácter transitorio y se resuelven espontáneamente, pero aún así es probable que el niño necesite tratamiento. Esto puede ocurrir cuando el feto ha estado expuesto a yodo o medicamentos antitiroideos. Si tomó este tipo de medicación para el hipertiroidismo durante el embarazo, dígase-

Ventajas y desventajas de los dos métodos de *screening* neonatal para la detección del hipotiroidismo congénito

En Estados Unidos, la mayoría de los hospitales realizan una prueba de T4 total a todos los recién nacidos para la detección del hipotiroidismo congénito, mientras que en algunos estados y en otros países se realiza la prueba de TSH. Cada uno de estos métodos tiene ventajas e inconvenientes.

Los hospitales que utilizan la prueba de T4 total detectan las siguientes enfermedades en los recién nacidos:

- **Hipotiroidismo primario.** Consiste en una tiroides poco reactiva. Los resultados de la prueba indican un nivel bajo de T4 total. A continuación, se hace la prueba de TSH, que muestra un nivel elevado de esta hormona.

- **Hipotiroidismo secundario.** Consiste en una alteración del hipotálamo o de la hipófisis. Los resultados de la prueba muestran un nivel bajo de T4 total. A continuación, se realiza una prueba de TSH que da resultados normales. Esta enfermedad tiene una incidencia muy baja entre los recién nacidos (1 de cada 50.000 nacimientos).

- **Deficiencia de globulina de unión a la tiroxina (GUT).** Consiste en una deficiencia de una proteína que se une a la mayor parte de las hormonas tiroideas que circulan en la sangre. La prueba de T4 total muestra un nivel bajo. Luego se realiza la prueba de TSH, que demuestra que los niveles sérico de TSH son normales porque la T4 libre es normal. La combinación de un T4 total bajo y un TSH normal debe llevar al neonatólogo a medir la GUT. Cuando la cantidad es baja, no siempre se hace constar en la historia clínica del recién nacido, ya que este parámetro no tiene ninguna influencia clínica directa. Sin embargo, en algunos hospitales sí se hace constar este dato porque puede ser útil si existe sospecha de hipotiroidismo en el futuro.

Los programas de *screening* neonatal que utilizan la prueba de T4 total como instrumento inicial pueden pasar por alto las siguientes enfermedades del recién nacido:

- **Hipotiroidismo leve.** En este caso, el resultado de la prueba muestra que T4 total es normal. Por tanto, no se hace la prueba de TSH, que mostraría que los niveles de esta hormona están elevados. Estos niños presentan riesgo de desarrollar hipotiroidismo franco en el futuro.

- **Tiroides ectópica.** Consiste en un defecto congénito en el cual la glándula tiroidea del recién nacido no está en su sitio. Produce un tipo de hipotiroidismo leve. La prueba de T4 total da resultados normales. Por tanto, no se hace la prueba de TSH, que demostraría que los niveles de esta hormona están elevados. Para confirmar la tiroides ectópica habría que hacer al recién nacido una gammagrafía tiroidea.

Por su parte, los programas de *screening* neonatal que utilizan la prueba de TSH como instrumento inicial pueden detectar las siguientes enfermedades en el recién nacido:

- **Hipotiroidismo primario.** Los resultados de la prueba de TSH muestran que los niveles de esta hormona están elevados. A continuación, se hace la prueba de T4 total que demuestra que el nivel está bajo.
- **Hipotiroidismo leve.** TSH elevada y T4 total normal.

Sin embargo, estos programas de *screening* neonatal puede pasar por alto las siguientes enfermedades del recién nacido:

- **Hipotiroidismo secundario.** La prueba de TSH da resultados normales. Por tanto, no se hace la prueba de T4 total que daría un resultado bajo. El hipotiroidismo secundario, sin embargo, apenas se observa en los recién nacidos.
- **Deficiencia de GUT.** La prueba de TSH da resultados normales. Por tanto no se hace la prueba de T4 total que mostraría niveles bajos.

Otra desventaja de los programas de *screening* neonatal que utilizan en primer lugar la prueba de TSH es que la tasa de resultados falsos positivo puede ser bastante elevada. El nivel de TSH en un recién nacido normal puede ser alto durante los primeros días de vida, que es justamente cuando se hace la prueba.

lo al neonatólogo para que lo tenga en cuenta a la hora de interpretar los resultados de las pruebas de función tiroidea que se le hacen al niño nada más nacer. Los médicos generalmente prescriben una dosis mínima de medicación antitiroidea a las mujeres embarazadas para prevenir el HC en el niño. A veces, los antisépticos de uso tópico con contenido de yodo que se utilizan en los nidos de los hospitales pueden provocar hipotirodismo transitorio, sobre todo en los niños que nacen con poco peso.

El HC transitorio también puede tener su origen en los anticuerpos maternos antitiroideos que atraviesan la placenta e inhiben la unión de la TSH con su receptor en el feto. Sin embargo, se trata de una forma de HC muy poco frecuente.

¿En qué consisten las pruebas neonatales de *screening*? Las pruebas de *screening* neonatal se hacen mediante un procedimiento muy sencillo. Inmediatamente después del parto, el neonatólogo toma una muestra de sangre del bebé mediante un pinchazo en el talón. Esta muestra se utiliza para determinar si el niño tiene alguna alteración genética, metabólica u hormonal, incluyendo el HC. La muestra de sangre se envía al laboratorio para analizarla.

Para determinar si el recién nacido padece HC, en la mayoría de los hospitales de Estados Unidos se realizan dos pruebas: la prueba de T4, seguida de la prueba de TSH. Sin embargo, esta última sólo se realiza cuando los niveles de T4 están por debajo de lo normal. En Japón, Europa y algunos estados de Estados Unidos, primero se realiza la prueba de TSH y, luego, la de T4 si el resultado de la TSH es anormal. Cada uno de estos métodos tiene sus ventajas e inconvenientes (véase

«Ventajas e inconvenientes de los métodos de *screening* neonatal» más adelante en este capítulo). El procedimiento consistente en hacer sólo la prueba de T4 puede pasar por alto enfermedades que se caracterizan por un nivel anormal de TSH y un nivel normal de T4. Por el contrario, el método de realizar sólo la prueba de TSH puede pasar por alto enfermedades que se caracterizan por una TSH normal y una T4 anormal. En consecuencia, con ambos métodos pueden pasar desapercibidos entre el cinco y el diez por ciento de los recién nacidos con HC.

Con independencia de cuál sea el método que se utilice, si los resultados han sido anormales, lo más probable es que la madre no quiera saber nada del problema hasta que no le den el alta. En el momento del alta, el neonatólogo les dirá a los padres que deben ir los antes posible al pediatra para repetir las pruebas con el fin de asegurarse de que el resultados no es un falso positivo. Si el segundo resultado es también anormal, el niño será visto por un endocrinólogo pediatra, y el tratamiento empezará inmediatamente.

Síntomas y signos. Si bien las pruebas de función tiroidea se hacen a todos los recién nacidos, el método no es perfecto y, a veces, se producen errores en el laboratorio. Por esta razón, algunos niños con HC no son detectados en el momento de nacer. Por tanto, es importante que los padres conozcan los síntomas y signos del HC, ya que el tratamiento precoz es de suma importancia.

Los primeros síntomas del HC suelen aparecer entre las 6 y las 12 semanas después del nacimiento, pero en algunos casos no aparecen hasta después de varios meses. Esto generalmente depende de la gravedad del hipotiroidismo. Normalmente, cuanto más grave es, antes aparecen los primeros síntomas. Si es muy grave, puede detectarse incluso durante la primera semana de vida. Los síntomas suelen ir apareciendo poco a poco, lo que hace aún más difícil diagnosticar la enfermedad. Sin embargo, en la gran mayoría de los casos, los síntomas son obvios entre los 3 y los 6 meses de vida (figura 9.1).

Como regla general, lo mejor es confiar en su instinto de madre (o padre). Si observa algo raro o anormal en el bebé, no deje de consultar con el pediatra. Cualquiera de los siguientes síntomas y signos merecen una visita al pediatra. Aunque los hemos agrupados en función de la edad a la que aparecen, tenga en cuenta que puede observarlos en cualquier momento.

Síntomas y signos que suelen a aparecer en las primeras semanas de vida

- **Dificultades con la alimentación.** Poco apetito, lentitud para mamar o tomar el biberón y atragantamiento debido a la dificultad para tragar.
- **Ictericia.** La ictericia es una coloración amarillenta de la piel y de la parte blanca del ojo. Es bastante frecuente en los recién nacidos. Se debe a un aumento de los niveles de bilirrubina en la sangre, que es un producto de desecho procedente de la degradación normal de los eritrocitos (glóbulos

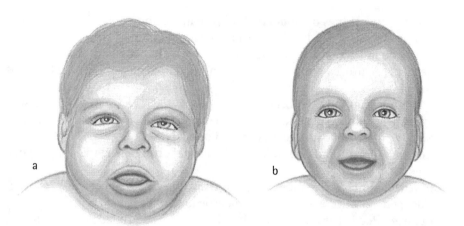

Figura 9.1. Niña de seis meses con hipotiroidismo comparada con una niña de la misma edad de apariencia normal. Cuando un lactante con hipotiroidismo cumple los seis meses (a) puede presentar hinchazón en la cara, expresión apagada, ausencia de sonrisa social, cuello corto y poco control de los movimientos de la cabeza. Además, puede tener la lengua agrandada, ocupando toda la cavidad oral, por lo que no puede cerrar la boca del todo. El pelo puede ser fino y basto, y la línea del pelo puede estar más baja en la frente de lo normal. Por el contrario, un lactante sano de seis meses (b) presenta una sonrisa social bien desarrollada, puede mantener la cabeza erguida y se le ve siempre alerta a los estímulos del entorno.

rojos de la sangre). Una ictericia que dura más de tres días puede ser un signo de hipotiroidismo.

- **Agrandamiento de la glándula tiroidea.** Algunos niños nacen con bocio, lo cual, en el caso del HC, suele tener su origen en el yodo o en la medicación antitiroidea de la madre durante el embarazo. Puede ser también ser un signo de dishormonogénesis, que es una alteración innata de la síntesis de las hormonas tiroideas.
- **Fontanelas anchas y blandas.** Las fontanelas pueden ser más anchas de lo normal y estar demasiado blandas a la palpación. Durante la exploración física del bebé, el pediatra siempre comprueba el estado de las fontanelas.

Síntomas y signos que suelen aparecer durante el primer mes de vida

- **Dificultad para respirar.** Los episodios de apnea, el cese momentáneo de la respiración, la respiración ruidosa y, en algunos casos, la respiración demasiado superficial, pueden ser síntomas de HC. A veces, las dificultades para respirar se pueden deber a que la lengua del bebé está agrandada.

- **Menos pulsaciones de lo normal.** El pediatra siempre toma las pulsaciones al niño cuando los padres lo llevan a revisión. Si el niño tiene menos pulsaciones de lo normal, el pediatra querrá saber si hay algún otro síntoma. La frecuencia cardiaca normal de los recién nacidos es de entre 70 y 190 latidos por minuto.
- **Lengua agrandada.** El bebé puede tener una lengua demasiado gruesa o ligeramente agrandada o tan grande que ocupa toda la cavidad oral, hasta el punto de que el niño no puede cerrar la boca del todo.
- **Ausencia de aumento de peso.** Puede que el bebé no gane todo el peso que debería.
- **Defecación menos frecuente de lo normal.** Puede que el bebé no esté estreñido, pero defeca con menos frecuencia de lo normal.
- **Letargo.** Puede parecer que el bebé está siempre adormilado o somnoliento, reaccionar lentamente a los estímulos y llorar muy poco.
- **Alteraciones cutáneas.** La piel del bebé puede estar escamosa, y aparecer motitas de color grisáceo.

Síntomas y signos que suelen aparecer en cualquier momento durante los tres primeros meses de vida (pueden acompañarse de los síntomas y signos ya mencionados)

- **Aspecto apagado e hinchado.** El aspecto del bebé puede ser mustio, somnoliento o apagado. La cara y los párpados pueden estar hinchados y el tabique nasal puede estar deprimido.
- **Llanto ronco.** Algunos bebés con HC desarrollan un llanto áspero parecido a un gruñido, que puede deberse a la hinchazón de las cuerdas vocales.
- **Ojos muy separados.** Además de la apariencia apagada de la cara, puede parecer que el bebé tiene los ojos muy separados.
- **Crecimiento lento.** Además de ganar poco peso, el bebé puede crecer muy despacio en longitud. El crecimiento lento puede ser difícil de detectar, pero el pediatra siempre mide al niño cuando los padres lo llevan a revisión, y utiliza una gráfica para ver si el peso y la longitud están dentro de la normalidad para la edad del bebé. Esta es una de las razones por las que es importante ir al pediatra regularmente. Si el médico comprueba que el niño no crece lo suficiente en longitud, pedirá una serie de pruebas, entre ellas, las de función tiroidea.
- **Estreñimiento.** El bebé puede defecar muy poco, las heces pueden ser duras y secas y, a veces, se observa que le cuesta trabajo.
- **Agrandamiento del abdomen.** Incluso en los bebés que no están creciendo adecuadamente, se puede observar a veces que el abdomen está distendido.
- **Hernia umbilical.** Aparece un bulto blando o protrusión en la zona umbilical.

Diagnóstico y tratamiento. Si su hijo tiene algunos de estos síntomas y signos y tomó medicación antitiroidea durante el embarazo o hay antecedentes familiares de enfermedad de la tiroides, el pediatra le hará al niño las pruebas de T4 y TSH, y, en algunos casos, la de los anticuerpos antitiroideos.

Si el análisis de sangre muestra que el niño padece hipotiroidismo, el pediatra lo pondrá en tratamiento inmediatamente. Seguramente, también le hará una radiografía para ver si hay algún retraso en el crecimiento de los huesos. Para averiguar la causa del hipotiroidismo, se puede hacer una prueba de captación de yodo radiactivo y/o una gammagrafía de tiroides y, posiblemente también, una ecografía. Estas pruebas sirven para comprobar si la tiroides del niño es capaz de captar correctamente el yodo, así como para ver si tiene una tiroides bien formada y si está colocada donde debe estar. Para la gammagrafía tiroidea, se le administra al niño una pequeña dosis de yodo radiactivo (I-123) por vía oral. También se le puede poner una inyección de otra sustancia radiactiva llamada tecnecio.

Si el niño tiene hipotiroidismo permanente, se debe empezar de inmediato con la terapia hormonal sustitutiva a una dosis alta. Actualmente, se recomienda comenzar con una dosis suficientemente elevada para que los niveles de T4 permanezcan en la mitad superior del intervalo normal durante los tres primeros años de vida. Esta es la mejor forma de asegurarse de que el niño tendrá un desarrollo normal. La dosis inicial suele ser de entre 10 y 15 μg por kilogramo de peso, y debe ser ajustada continuamente conforme el niño vaya creciendo.

Hay evidencia incontrovertible de que los lactantes que tienen niveles bajos de T4 durante el primer años de vida tiene un coeficiente intelectual más bajo que aquellos con niveles normales. Los niños cuyo nivel de T4 se mantiene dentro del intervalo normal realizándoles pruebas de función tiroidea cada cierto tiempo crecen normalmente y tienen un coeficiente intelectual comparable al de los niños que nunca han tenido hipotiroidismo. Una serie de estudios realizados en Canadá con recién nacidos muestra que incluso los niños con HC que fueron detectados nada más nacer y tratados inmediatamente tienen algo de retraso en el crecimiento óseo y un coeficiente intelectual más bajo que los niños sin HC. Sin embargo, los

Información importante: medicación tiroidea en los niños

No existe en el mercado levotiroxina sódica en suspensión líquida, por lo que los bebés y los niños pequeños tienen que tomar las pastillas hechas trocitos y mezcladas con dos cucharadas de agua. El niño puede tomar el medicamento en el biberón, en vaso o en una cuchara, según lo que diga el prospecto. Una vez que los trocitos de la pastilla se han disuelto, no se puede guardar el medicamento, porque pierde rápidamente su eficacia. Las pastillas nunca deben mezclarse con fórmulas de leche maternizada que contengan soja, ya que hacerlo puede interferir en la absorción del medicamento.

expertos han observado que a estos niños canadienses no se les dieron dosis suficientemente altas para mantener los niveles de hormonas tiroideas elevados de forma constante.

Algunos niños nacen con «bocio congénito», que tiene su origen en los medicamentos antitiroideos y en otros fármacos con alto contenido en yodo que la madre tomó durante el embarazo. Este tipo de bocio casi nunca es permanente y puede ser tratado con hormonas tiroideas, que, generalmente, provocan una reducción en el tamaño del bocio y sirven además para controlar los síntomas de hipotiroidismo. Por lo general, se puede suspender la administración del medicamento cuando se resuelve el bocio. En el caso raro de que el bocio congénito sea lo suficientemente grande como para provocar obstrucción respiratoria, es posible que haya que someter al niño a una intervención quirúrgica para extirpar una parte de la glándula tiroidea.

Seguimiento. Es muy importante ir al médico de forma regular para realizar al niño las pruebas de función tiroidea, ya que hay que saber en todo momento qué nivel de hormonas tiroideas hay en la sangre. Además, es necesario ajustar continuamente la dosis de la medicación para asegurarse de que el desarrollo del niño será el adecuado. La Academia Americana de Pediatría recomienda hacer las pruebas T4 y TSH de seguimiento con los siguientes intervalos:

- A las 2 y 4 semanas de haber comenzado el tratamiento.
- Cada uno o dos meses durante el primer año de vida.
- Cada dos o tres meses durante el primer y tercer años de vida.
- Cada tres o doce meses a partir de los tres años hasta la pubertad.
- Con más frecuencia cuando las pruebas demuestran que los niveles de las hormonas tiroideas no están dentro del intervalo normal o el médico tiene dudas sobre el grado de cumplimiento del tratamiento.

Hipotiroidismo adquirido

Algunos niños nacen con una glándula tiroidea completamente normal, pero desarrollan hipotiroidismo durante la infancia. Al igual que ocurre con el hipotiroidismo que afecta a los adultos, la causa más frecuente del hipotiroidismo adquirido de los niños es la tiroiditis de Hashimoto (véase el capítulo 5). Las alteraciones de la hipófisis o el tratamiento del hipertiroidismo o del cáncer de tiroides también pueden provocar hipotiroidismo infantil adquirido. La tiroiditis de Hashimoto en los niños suele aparecer entre los 11 y los 14 años, pero se conocen casos de niños que tienen esta enfermedad desde el primer año de vida. Cuando la tiroiditis de Hashimoto aparece en los últimos años de la infancia, no se observan los problemas asociados con el HC (tales como retraso mental y problemas de crecimiento). Sin embargo, si no se trata adecuadamente, pueden producirse un retraso de la pubertad.

Síntomas y signos. Los síntomas y signos del hipotiroidismo adquirido de los niños son similares a los de los adultos (véase el capítulo 2). Además, el niño puede presentar dificultades para concentrarse, intolerancia al frío o retraso de la pubertad. Algunos niños tienen dolor de cabeza, problemas de visión, pubertad precoz o salida espontánea de leche por los pezones (galactorrea). Este último signo puede ser indicativo de un problema en la hipófisis.

Diagnóstico y tratamiento. Además de la exploración física, el médico puede usar las mismas pruebas que se utilizan en adultos y en lactantes para diagnosticar el hipotiroidismo adquirido de los niños. Con el tratamiento continuo, los síntomas de hipotiroidismo desaparecen. Sin embargo, durante el primer año de tratamiento, mientras el niño se está adaptando a la medicación, pueden aparecer algunas alteraciones de la personalidad. Algunos niños tienen dificultades para dormir, no prestan atención y se vuelven muy activos, pero tenga en cuenta que estas alteraciones desaparecerán cuando el organismo de su hijo se haya acostumbrado al aumento del nivel de hormonas tiroideas en la sangre.

El caso de Tracy

Los síntomas y signos del hipotiroidismo pueden ser aún más difíciles de detectar en los niños que en los adultos. Claire es una madre que está convencida de que si ella no hubiese tenido hipotiroidismo nunca hubiese sido capaz de detectar los síntomas de esta enfermedad en su hija Tracy de doce años. Esta es la historia de Tracy.

«La primera cosa rara que noté es que cuando Tracy volvía del colegio estaba siempre hecha polvo. Se metía en su habitación nada más llegar a casa y cuando iba a ver que tal estaba, la encontraba siempre adormilada. Me parecía muy raro. Antes, lo normal es que volviese del colegio y se pusiese a hacer los deberes o se bajase a la calle a jugar con sus amigas, pero, desde hacía algún tiempo se la veía todo el tiempo cansada y sin ganas de hacer nada. Cuando se iba a su habitación a hacer los deberes, a veces se quedaba dormida encima del libro».

»Además, siempre tenía frío. En casa, siempre estaba temblando de frío. Al principio, pensé que había pillado alguna infección, pero, luego, me di cuenta de que no se trataba de ningún virus ni bacteria. Empecé a echar cuentas y a pensar en algunas otras cosas raras que había observado en Tracy. En primer lugar, no le crecía el pelo. Nunca tenía que ir a la peluquería a cortárselo porque no le crecía. Y, era muy raro, porque tampoco tenía que cortarse las uñas. Además, había engordado unos cuantos kilos. La última vez que la llevamos al médico, resultó que tenía el colesterol por las nubes. Pensé que eso era una cosa de familia, porque en mi familia todos tenemos el colesterol alto. Aunque yo tengo hipotiroidismo, la verdad es que en ese momento no me pasó por la cabeza que mi hija también pudiera tenerlo, pero, al final, fui atando cabos, y acabé cayendo en la cuenta de que podía tratarse de la tiroides.

»Fuimos al pediatra, y le dije que me parecía que Tracy necesitaba hacerse la prueba de TSH. El médico me dijo que no parecía que tuviese ningún problema de tiroides. Le examinó los reflejos, y dijo que estaban bien. Me dijo que él había visto varios casos de hipotiroidismo en niños y que lo que tenía mi hija no se parecía en nada, pero yo le insistí en que le hiciera la prueba. Las madres tenemos intuición y sabemos cuándo algo no funciona bien en nuestros hijos. Me enfadé un poco con el pediatra, y le dije que, si yo quería que le hiciera la prueba de la TSH a mi hija, él se la tenía que hacer.

»Unos días después me llamó al trabajo y me dijo que tenía que disculparse porque las pruebas habían demostrado que Tracy tenía un hipotiroidismo bastante serio. Me dijo que tenía los niveles de TSH muy altos y que teníamos que ir a un endocrinólogo lo antes posible. También me dijo que lo normal es que el hipotiroidismo de los niños se vea en los reflejos, pero que el caso de mi hija era diferente. La llevé a un pediatra especializado en endocrinología, que resultó ser muy bueno. Los síntomas desaparecieron poco después de empezar a tomar la medicación. Le bajó el colesterol y volvió a ser la misma de antes.»

El hipertiroidismo en la infancia

En los niños, el hipertiroidismo es mucho menos frecuente que el hipotiroidismo. De hecho, no se realizan pruebas de *screening* para esta enfermedad a los recién nacidos. El hipertiroidismo congénito es muy raro, a no ser que la madre sufra la enfermedad de Graves-Basedow, y, aún así, sólo el dos por ciento de estos niños nacen con la enfermedad, en cuyo caso la causa se debe a la transferencia de una cantidad importante de anticuerpos antitiroideos de la madre al feto. Este tipo de hipertiroidismo a veces se diagnostica mediante las pruebas de *screening* que se hacen a todos los recién nacidos para la detección del hipotiroidismo, sobre todo cuando la madre no ha sido tratada de la enfermedad de Graves-Basedow mediante fármacos antitiroideos, un tipo de tratamiento que puede normalizar los niveles de hormonas tiroideas, pero también provocar hipotiroidismo congénito.

La enfermedad de Graves-Basedow es la causa más frecuente de hipertiroidismo adquirido en niños, y suele aparecer durante la adolescencia, aunque aproximadamente el cinco por ciento de los pacientes tiene menos de quince años en el momento del diagnóstico. Al igual que ocurre en los adultos, el adenoma tóxico solitario y el bocio multinodular tóxico pueden también provocar hipertiroidismo, pero esto ocurre muy rara vez.

Hipertiroidismo congénito

El hipertiroidismo en un recién nacido es una enfermedad muy grave y puede provocar la muerte si no se trata adecuadamente. Afortunadamente, se trata de una enfermedad con una incidencia muy baja. En algunos casos, se puede diagnosticar prenatalmente mediante ecografía, que puede mostrar la presencia de un bocio en el feto o un ritmo cardiaco anormal, denominado «taquicardia fetal». Este ritmo cardiaco también se puede detectar mediante una técnica denominada Doppler, que los tocólogos utilizan para comprobar los latidos fetales durante toda la gestación. Si padece hipertiroidismo debido a la enfermedad de Graves-Basedow, lo normal es que el médico realice un seguimiento estricto del embarazo con el fin de detectar signos de hipertiroidismo en el feto, y, una vez nacido, comprobará el nivel de hormonas tiroideas en la sangre del cordón umbilical. Si sufre hipotiroidismo como consecuencia de la terapia con yodo radiactivo o de la cirugía para el tratamiento de la enfermedad de Graves-Basedow, el tocólogo o el endocrinólogo controlará durante el embarazo los anticuerpos de los receptores tiroideos. Este seguimiento generalmente empieza en la mitad del embarazo, ya que es en ese momento cuando los anticuerpos maternos comienzan a atravesar la placenta y producir hipertiroidismo en el feto.

Cuando el niño nace con hipertiroidismo, puede pasar desapercibido durante varios días y, a veces, incluso semanas. En algunos casos, el hipertiroidismo congénito se resuelve espontáneamente entre la sexta y la duodécima semana después del parto, pero, otras veces, persiste durante más tiempo. Esto generalmente depende de la cantidad de anticuerpos maternos que hayan pasado al feto a través de la placenta.

Síntomas y signos. El hipertiroidismo congénito debe tratarse de inmediato, por lo que si observa en el niño alguno de los siguientes síntomas y signos, no demore la visita al médico.

Los síntomas y signos del hipertiroidismo congénito son bastante variables dependiendo de si la madre ha tomado o no medicación antitiroidea durante el embarazo y de la dosis. El organismo del recién nacido puede tardar varios días en eliminar la medicación. Los síntomas también dependen de la combinación de anticuerpos de los receptores tiroideos que haya pasado al feto a través de la placenta, ya que se trata de una combinación de anticuerpos estimuladores y bloqueadores (para más información sobre estos anticuerpos, véase «¿Qué son las enfermedades autoinmunes de la tiroides?» en el capítulo 5). Si además de anticuerpos estimuladores, hay una cantidad importante de anticuerpos bloqueadores, los síntomas de hipertiroidismo congénito puede que no aparezcan hasta varias semanas después del nacimiento. Esto ocurre cuando los anticuerpos bloqueadores han desaparecido, pero aún quedan en el cuerpo del niño anticuerpos estimuladores.

- **Bocio.** Una vez que el niño ha sido dado de alta después del parto, puede aparecer un bocio, pero puede ocurrir que los padres no se den cuenta debido a su pequeño tamaño.
- **Ausencia de ganancia de peso a pesar de una ingesta calórica elevada.** Esto suele ocurrir en los bebés que padecen un hipertiroidismo congénito grave.
- **Alteraciones en los ojos.** Los ojos del bebé pueden parecer «saltones» y la mirad perdida.
- **Alteraciones cardiovasculares.** El bebé puede tener una frecuencia cardiaca elevada o hipertensión arterial.
- **Alteraciones del comportamiento.** Todos los recién nacidos lloran, pero los bebés con hipertiroidismo congénito pueden ser extremadamente irritables y el llanto inconsolable. Además, pueden parecer ansiosos o muy nerviosos. En los bebés, es muchas veces difícil distinguir la conducta normal de la anormal, y, en caso de duda, lo mejor es consultar al pediatra.
- **Fiebre.** El bebé puede tener una temperatura elevada.
- **Ictericia.** Puede aparecer una coloración amarillenta de la piel y la parte blanca de los ojos.
- **Respiración rápida.** La frecuencia respiratoria del niño puede ser más rápida de lo normal.

Diagnóstico y tratamiento. Si el niño tiene síntomas sugestivos de un problema de tiroides, el pediatra realizará una exploración física y pedirá pruebas de función tiroidea y de anticuerpos antitiroideos. En muchos casos, puede saberse la gravedad del hipertiroidismo congénito por la cantidad de anticuerpos antitiroideos (TRAb) que hay en la sangre del niño. Cuanto más elevada sea la concentración de estos anticuerpos, más grave será la enfermedad.

Dado que el hipertiroidismo congénito en los recién nacidos puede ser grave e, incluso, mortal, el tratamiento debe ser rápido y decidido. Se realiza mediante gotas de solución de yodo y PTU (véase «Medicamentos antitiroideos» en el capítulo 3). Las gotas de yodo, que funcionan igual que la medicación antitiroidea, producen efecto más rápidamente que el PTU. Si el bebé tiene una tirotoxicosis grave, tendrá que ser hospitalizado varios días hasta que la enfermedad se estabilice. Una vez estabilizado, se administra PTU durante varios meses hasta que remite el hipertiroidismo.

Enfermedad de Graves-Basedow (hipertiroidismo adquirido)

La enfermedad de Graves-Basedow se observa durante la infancia, pero muy rara vez en los recién nacidos.

Síntomas y signos. Cuando la enfermedad de Graves-Basedow aparece en los niños más mayores, generalmente en la adolescencia, el curso clínico es muy parecido al de los adultos; sin embargo, los síntomas y signos pueden no ser tan evidentes, ya que suelen ser, o bien menos pronunciados, o bien estar asociados con alteraciones psicológicas y conductuales. Aún así, los niños que padecen la enfermedad de Graves-Basedow pueden tener cualquiera de los síntomas y signos de hipertiroidismo que presentan los adultos (véase el capítulo 3). Los síntomas suelen aparecer gradualmente, a lo largo de un periodo de tiempo de entre seis meses y un año. La principal diferencia entre los niños y los adultos, es que, en los primeros, la enfermedad tiene un efecto negativo sobre el crecimiento. El niño puede desarrollarse más rápidamente de lo normal y puede parecer demasiado alto para su edad. De hecho, esto puede ser lo primero que llama la atención de los padres. Cuando los padres no se dan cuenta, es el pediatra el que empieza a sospechar que algo no funciona bien cuando mide y pesa al niño durante una visita de control. Otros síntomas que los padres suelen notar son los problemas de comportamiento. Los niños con enfermedad de Graves-Basedow suelen ser muy nerviosos e irritables y lloran con facilidad. Además, pueden tener problemas para dormir y falta de atención. Estos problemas pueden afectar negativamente al rendimiento escolar, y, a veces, es el profesor el primero en darse cuenta de que el niño no está bien.

Diagnóstico y tratamiento. Al igual que ocurre en el caso de los bebés, los niños en los que existe sospecha de hipertiroidismo sufrirán una exploración física, análisis de sangre (pruebas de función tiroidea), una prueba de captación de yodo radiactivo y una gammagrafía tiroidea.

El tratamiento de la enfermedad de Graves-Basedow es el mismo que en el caso de los adultos. Sin embargo, la mayoría de los endocrinólogos pediatras prefieren la medicación antitiroidea y procuran evitar el yodo radiactivo y la cirugía. No obstante, los antitiroideos no siempre son eficaces en los niños. Si bien sirven como solución transitoria, sólo entre el veinte y el treinta por ciento de los niños tratados durante la pubertad y en el quince por ciento de los tratados antes de esa edad se consigue una remisión a largo plazo.

La cirugía, debido a sus riesgos, suele ser el último recurso, incluso en el caso de los adultos, a no ser que haya un bocio o un nódulo que produce dificultad para respirar y tragar. El yodo radiactivo (I-131) que se utiliza para destruir el tejido tiroideo es teóricamente más peligroso en los niños que en los adultos, ya que son más vulnerables al cáncer de tiroides después de la exposición al I-131 cuando se produce un accidente radiactivo. Sin embargo, el I-131 se empezó a utilizar precisamente en niños antes que en adultos hace ahora más de cincuenta años. Desde entonces, se han realizado muchos estudios de seguimiento con más de mil niños que demuestran que la terapia con yodo radiactivo no produce un aumento del riesgo de cáncer en los pequeños ni tampoco de alteraciones genéticas en sus descendientes. Los estudios han demostrado también que el riesgo de cáncer de tiroides a largo plazo es más bajo cuando se realiza una ablación amplia de la glándula tiroidea que cuando la ablación es parcial. No obstante, es necesario realizar más estudios en poblaciones más extensas para poder descartar definitivamente que la terapia con yodo radiactivo sea peligrosa en los niños.

Cuando se decide el plan de tratamiento, los padres deben estar muy atentos a las recomendaciones del pediatra, y, antes de tomar una decisión definitiva, es muy importante que el médico valore las ventajas e inconvenientes de cada opción de tratamiento. Si se decide realizar terapia con yodo radiactivo, lo mejor es empezar con una dosis lo suficientemente alta para provocar hipotiroidismo, de tal forma que la probabilidad de que se produzca una recidiva del hipertiroidismo sea prácticamente nula. Si el tratamiento con yodo radiactivo se hace con una dosis elevada, hay muy pocas probabilidades de que aparezcan luego problemas residuales de tiroides, lo que simplifica el seguimiento y hace que los hallazgos que se puedan hacer después (por ejemplo, un nódulo tiroideo) sean menos preocupantes. La dosis de yodo radiactivo varía dependiendo del tamaño de la glándula tiroidea del niño.

Nódulos tiroideos y cáncer

Los nódulos tiroideos son bastante frecuentes en los adultos, pero raros en los niños. En un estudio con niños y adolescentes realizado en el suroeste de Estados Unidos, se observó que el sólo el 1,8% de los sujetos estudiados tenía nódulos palpables. La mayoría de los nódulos que aparecen en los niños son benignos; sin embargo, hay que tener en cuenta que entre el quince y el veinte por ciento son malignos. Estadísticamente, esto significa que un niño que tenga un nódulo tiroideo tiene una probabilidad de que sea cáncer más elevada que un adulto, ya que entre los adultos la probabilidad de que el nódulo sea maligno es de sólo el diez por ciento. Esta es la razón por la que los nódulos de los niños suelen tratarse de forma más agresiva que los de los adultos, y el pediatra puede ser favorable al tratamiento quirúrgico, a no ser que se demuestre claramente que el nódulo que presenta el niño es benigno.

Capítulo 10
CÓMO CONVIVIR CON UNA ENFERMEDAD DE LA TIROIDES

En este capítulo le explicamos qué puede hacer para superar los problemas de tiroides. Una vez que el problema ha sido diagnosticado, las cuatro cosas más importantes que debe hacer es: buscar un buen médico, visitarlo regularmente, explicarle en detalle cualquier síntoma que haya observado y llevar una vida sana.

La relación entre el enfermo y el médico

Si sospecha que tiene un problema de tiroides o no se siente bien, pero no sabe por qué, es importante que vaya al médico, pero antes prepare bien la visita para sacar el máximo provecho de la consulta.

El médico de atención primaria

El primer profesional al que debe consultar es el médico de atención primaria. Este es el primer, y a veces único, profesional que le va a ver. Una de las dos quejas que los médicos de atención primaria oyen con más frecuencia son: «estoy siempre cansado» y «estoy deprimido». Esto no es mucho decir, si tenemos en cuenta que el cansancio puede deberse a una serie muy amplia de problemas médicos. A veces, incluso, no se trata de ningún problema médico, y la causa es que el paciente trabaja demasiado, tiene mucho estrés o no duerme lo suficiente.

Antes de ir al médico de atención primaria, repase mentalmente todas las cosas que cree que no funcionan bien, por poco importantes que pudieran parecer. Recuerde que, en el caso de la tiroides, incluso los problemas que pueden parecerle más insignificantes, tales como la sed excesiva o la sensación de frío, pueden facilitar el diagnóstico.

A continuación, le explicamos algunos trucos que pueden servir para mejorar la relación entre usted y el médico de atención primaria.

- Explíquele al médico sus antecedentes médicos familiares de la forma más detallada posible. Puede que haya miembros de su familia cuyas enfermedades no conoce o no está seguro. Una buena idea es hacer un árbol genealógico, y poner debajo de cada nombre la enfermedad que ha padecido o padece. Si le lleva este árbol genealógico al médico, le resultará muy útil.
- Antes de salir para ir al médico, escriba en casa una lista de síntomas o de cosas raras que ha notado y otra con las preguntas que quiere hacerle al médico. De esta forma, no olvidará nada importante.
- Si ya le han diagnosticado un problema de tiroides, procure informarse sobre la enfermedad todo lo que pueda. Pídale al médico que le dé algunos títulos de libros que hablen del problema que tiene. Lea este libro y consulte las fuentes que aparecen al final del mismo (véase «Dónde conseguir más información»). Estas organizaciones, además de información, pueden proporcionarle ayuda y consejo. Una vez que haya leído cosas sobre la enfermedad que padece, haga una lista con las dudas que tiene y pregúntele a su médico. En la consulta, anote toda la información importante que le dé el médico. Cuando estamos en la consulta estamos seguros de que nos vamos a acordar de todo lo que no has dicho el médico, pero, luego, al llegar a casa, nos olvidamos de muchas cosas.

El especialista en las enfermedades de la tiroides

Según que enfermedad de la tiroides tenga podrá ver a varios especialistas a lo largo del tratamiento. Lo más probable es que al principio el médico de atención primaria le mande a un endocrinólogo o a un tiroidólogo. Un tiroidólogo es un endocrinólogo especializado en el diagnóstico y tratamiento de las enfermedades de la tiroides. No todos los endocrinólogos son tiroidólogos. La mayoría de los endocrinólogos tratan a personas que padecen diabetes y otros trastornos relativamente frecuentes del sistema endocrino.

Por tanto, puede merecer la pena que busque a un tiroidólogo o, al menos, un endocrinólogo que tenga un buen número de pacientes que padecen problemas de

tiroides. Lo mejor es que elija al especialista cuidadosamente, ya que las enfermedades de la tiroides requieren un seguimiento continuo, por lo que va a tener que
tratar con este especialista durante bastante tiempo.

Para elegir al especialista, consulte a su médico de atención primaria o eche un
vistazo a la información que puedan proporcionarle las organizaciones e instituciones que aparecen al final de este libro. También puede aconsejarle algún familiar o amigo que tenga o haya tenido un problema de tiroides.

Una vez que tenga una lista con una serie de nombres, llame por teléfono a la
consulta para comprobar que trabaja con su seguro médico. Asegúrese de que el
médico tiene todos los títulos y certificados legales que le acreditan como especialista en endocrinología, nutrición y metabolismo. Entérese de cuántos pacientes ve al año y qué porcentaje de ellos son diabéticos. Dado que la diabetes es la
enfermedad endocrina más frecuente, hay muchos endocrinólogos que prácticamente sólo ven a este tipo de pacientes. Si se entera de que el médico que ha elegido ve pocos pacientes con problemas de tiroides, es mejor que busque otro.
Cuando llame por teléfono a la consulta, puede obtener otro tipo de información
muy valiosa. Por ejemplo, si tiene preferencia por algún hospital en particular,
pregunte si el médico trabaja o tiene acceso a ese hospital. También puede preguntar cuánto tiempo se suele tardar en conseguir una cita con ese médico, qué
horario de consulta tiene y cuánto tiempo hay que esperar por término medio en
la sala de espera.

Una vez que haya elegido al especialista, pregunte en su seguro médico si necesita algún tipo de autorización especial para empezar un tratamiento con ese profesional. Cuando vaya a la primera consulta, asegúrese de que entiende bien en qué
consisten las pruebas y procedimientos que el especialista le recomienda. En casa,
haga una lista con todas las dudas y preguntas que desee hacerle al médico en la
próxima consulta. Cuantas más cosas sepa sobre su enfermedad, más activo será
su papel en la toma de decisiones sobre el tratamiento. Si después de hacer las preguntas y aclarar las dudas, no queda convencido con el tratamiento que le recomienda el especialista que ha elegido, puede pedir una segunda opinión.

Los otros especialistas

El endocrinólogo o el tiroidólogo pueden recomendarle que vea a uno o varios de
los siguientes especialistas:

- **Cardiólogo.** Si la enfermedad de la tiroides que sufre está provocando problemas de corazón, tales como arritmias, taquicardia o bradicardia, el endocrinólogo le aconsejará que consulte con un cardiólogo, que es el médico
  especializado en diagnosticar y tratar las enfermedades del corazón. Si padece hipotiroidismo, es probable que el cardiólogo desempeñe un papel muy
  importante a lo largo de todo el tratamiento. Lo mismo ocurrirá si, antes del

diagnóstico de la enfermedad de tiroides, ya tenía un problema de corazón o presenta factores de riesgo de este tipo de problemas.

- **Oftalmólogo.** El oftalmólogo es el médico especializado en las enfermedades de los ojos. Si padece la enfermedad de Graves-Basedow y presenta complicaciones oculares, el endocrinólogo le enviará al oftalmólogo.
- **Especialista en medicina nuclear.** Si le están haciendo pruebas con yodo radiactivo, conocerá a un especialista en medicina nuclear. Este especialista se encarga de administrar la dosis de yodo radiactivo para la prueba de captación de yodo o la gammagrafía tiroidea. Si está siguiendo una terapia con yodo radiactivo, lo más probable es que sea el endocrinólogo el que realice el tratamiento, pero, a veces, se encarga un especialista en medicina nuclear.
- **Endocrinólogo pediatra.** Si su hijo o hija tiene un problema de tiroides, el pediatra de atención primaria le enviará a un endocrinólogo pediatra, que es el médico que trata las enfermedades del sistema endocrino de los niños.

El cirujano

Si va a sufrir una tiroidectomía parcial o total, tendrá que ir a ver a un cirujano. Elegir bien a este profesional es muy importante. El riesgo de complicaciones, tales como daño a las glándulas paratiroideas o al nervio laríngeo, depende en gran medida de la experiencia que tenga el cirujano que le va a operar. Si se trata de un cirujano especializado en cirugía endocrina, la probabilidad de que se produzcan complicaciones disminuye considerablemente.

En primer lugar, es importante que le opere un cirujano que esté acostumbrado a realizar operaciones de tiroides. Por tanto, lo mejor es elegir bien a un especialista en cirugía general que tenga experiencia en cirugía endocrina o bien a un cirujano otorrinolaringólogo o maxilofacial. Si tienen que operar a su hijo, elija a un otorrinolaringólogo pediatra con experiencia en los problemas de tiroides de los niños.

Para empezar a buscar un buen cirujano, lo primero que debe hacer es preguntar a su endocrinólogo. Probablemente, le recomendará a alguien que reúna estas condiciones. Lo más seguro es que quiera disponer de más de una opción. Lo mejor es que consulte en las organizaciones profesionales que aparecen al final de este libro (véase «Dónde obtener más información»). Una vez que tenga unos cuantos nombres, puede llamar por teléfono y conseguir la información básica que necesita. En su primera cita con el cirujano, no se olvide de conseguir información sobre los siguientes temas:

- **¿Tiene el cirujano el título de especialista?** En Estados Unidos, los cirujanos especialistas tienen que pasar un examen muy riguroso preparado por

expertos en cada campo. Los cirujanos generales tienen que tener el certifica-
do de la American Board of Surgery, y los especialistas en otorrinolaringolo-
gía el de la American Board of Otolaryngology.

- **¿Cuántas operaciones de tiroides realiza al año?** Asegúrese de que el
  cirujano que ha elegido realiza por lo menos veinticinco operaciones de la
  tiroides o de las glándulas paratiroideas al año. Además, es importante que
  sepa cuál es la tasa de complicaciones (debe ser de menos del dos por ciento). Mucho cirujanos con experiencia en la tiroides tienen una tasa de complicaciones inferior al dos por ciento. Para conocer esta tasa, pregúntele al
  cirujano cuántas operaciones de tiroides ha realizado en los últimos años y
  en cuántas ha habido complicaciones.
- **¿En qué va a consistir el procedimiento quirúrgico?**. Hable con el cirujano sobre los detalles del procedimiento quirúrgico y los riesgos que entraña.
  Pregúntele por qué se recomienda ese procedimiento y qué otras opciones
  hay. Pregúntele por cualquier duda que tenga. El cirujano debe estar dispueto
  en todo momento a contestar a sus preguntas.
- **Si se trata de un cirujano general, ¿es miembro de la Asociación Americana de Cirugía Endocrina?** Para ser miembro de esta asociación, los cirujanos generales deben realizar un número importante de operaciones de tiroides
  cada año con un resultado excelente. No se trata de que tenga que rechazar
  a un cirujano porque no sea miembro de esta asociación, pero tenga en cuenta
  que el hecho de que sea miembro aporta más garantías.

Si tiene alguna duda sobre la cualificación del cirujano, no está satisfecho con
el plan de tratamiento que le ha propuesto o si le da la impresión de que no está dis-
puesto a contestar a las preguntas que le hace, busque una segunda opinión.

Cómo cuidarse

Si padece de la tiroides, lo más importante que debe saber es que probablemente
tendrá que seguir la terapia hormonal sustitutiva el resto de su vida. Tanto si tiene
hipotiroidismo como si ha seguido un tratamiento para el hipertiroidismo o para el
cáncer de tiroides, a consecuencia del cual ha aparecido un hipotiroidismo, tendrá
que tomar medicación todos los días y someterse regularmente a las pruebas de
control. Lo bueno es que, una vez que la medicación consigue aumentar el nivel
de las hormonas tiroideas en la sangre y situarlo dentro del intervalo normal (o una
vez que los niveles de TSH han disminuido si ha tenido cáncer de tiroides), se
puede considerar que está curado y podrá llevar una vida normal, siempre y cuando no deje de tomar la medicación. Debe tener cuidado con cualquier alimento o
medicamento que pudiera disminuir la efectividad de la medicación para la tiroides (tabla 2.2). Además, hay una serie de medidas que debe tener en cuenta para
que su estado de salud sea óptimo.

Vaya al médico regularmente

Si está tomando medicación para la tiroides, debe comprobar los niveles de hormonas tiroideas de forma regular. Al comienzo, debe hacerse las pruebas todos los meses, hasta que el médico compruebe que la dosis de hormonas que está tomando es la que su organismo necesita. Una vez que mejoran los síntomas, puede ir al médico cada seis o doce meses, ya que sus necesidades de hormonas tiroideas pueden ir cambiando a lo largo del tiempo.

Si el médico le ha aumentado recientemente la dosis, no se olvide de comentarle cualquier efecto adverso que haya observado. Estos efectos adversos pueden deberse a que la dosis es demasiado alta, especialmente cuando se produce un aumento de la frecuencia cardiaca (el corazón va demasiado deprisa) o cualquier otros síntoma cardiovascular. Si está en tratamiento por un cáncer de tiroides o un nódulo tiroideo y el objetivo es hacer descender los niveles de TSH, también es necesario que el médico ajuste la dosis si en algún momento observa algún síntoma de hipertiroidismo.

También debe ir de forma regular al médico si tiene un problema leve de tiroides que no requiere mediación. Por ejemplo, puede tener un nódulo que el médico quiere ver cada cierto tiempo para observar cómo evoluciona, o puede ser una de las pocas personas en el mundo que no desarrolla hipotiroidismo después de un tratamiento para el hipertiroidismo. Esto puede ocurrir, pero incluso estos pacientes, a veces, desarrollan hipotiroidismo al cabo de varios años, por lo que es importante que vaya al médico y se someta a las pruebas de función tiroidea por lo menos una vez al año.

Si está tomando medicación antitiroidea y desarrolla algún tipo de infección o síntoma indicativo de un proceso infeccioso, tales como dolor de garganta o fiebre, deje de tomar el medicamento y vaya al médico para comprobar si la cifra de leucocitos está dentro del intervalo normal.

Cuando uno se siente bien y está muy ocupado, es fácil olvidarse de que tiene que ir al médico de forma regular. Sin embargo, debe tener en cuenta que hay una serie de factores que pueden afectar al nivel de hormonas tiroideas, tales como el estrés, el envejecimiento, los cambios en la dieta y el embarazo. Por tanto, es posible que necesite un ajuste en la dosis de la medicación cada cierto tiempo.

Si ha sido tratado de cáncer de tiroides, las pruebas de control pueden incluir análisis de sangre para las pruebas de función tiroidea y para la de la tiroglobulina, así como diferentes procedimientos de imagen.

Coma sano y haga ejercicio

No necesita seguir ninguna dieta especial mientras esté tomando la medicación para la tiroides, pero hay algunas excepciones. Evite los alimentos que tengan un contenido elevado en proteínas de soja, ya que pueden interferir en la absorción de la medicación. Si está tomando medicación antitiroidea, no le han extirpado la tiroides ni ha sufrido ablación y tiene todavía una porción de la glándula, evite tomar cantidades excesivas de yodo, ya sea en la comida o en los medicamentos (incluyendo los complementos nutricionales, tales como los suplementos multivitamínico y multiminerales), ya que podría empeorar el funcionamiento de la tiroides. Puede tomar la mayoría de los productos con alto contenido en yodo (por ejemplo, los alimentos yodados y el pescado), pero debe evitar el kelp y otros complementos nutricionales similares.

Si ha sido tratado de un cáncer de tiroides, puede que tenga que desarrollar hipotiroidismo a propósito con el fin de prepararse para una prueba de control con yodo radiactivo. Esto quiere decir que, además de seguir una dieta baja en yodo, es posible que tenga que dejar de tomar la medicación durante semana, a no ser que el médico le prescriba TSHhr (véase «Tirotropina humana recombinante» [TSHhr] en el capítulo 8). Si tiene que dejar de tomar la medicación, pueden aparecer síntomas de hipotiroidismo. Téngalo en cuenta para que esté preparado y no le pille de improviso. Dígaselo a sus familiares y amigos para que puedan ayudarle en caso de que aparezcan estos síntomas.

Aparte de las restricciones dietéticas a las que nos hemos referido, puede comer cualquier cosa que le apetezca, pero procurando siempre llevar una dieta sana y equilibrada, en la que debe incluir mucha fruta, verduras, hortalizas y cereales integrales.

El seguir una dieta sana no sólo contribuye a sentirse mejor una vez que los niveles de hormonas tiroideas se han normalizado, sino que también ayuda al aparato digestivo a funcionar sin problemas y al corazón a bombear la sangre de forma eficaz, y ambas cosas son importantes para mejorar el metabolismo. Si, a pesar de la medicación, sigue sin sentirse bien, mejore la dieta y empiece a hacer ejercicio físico. Si ha sido tratado recientemente de un cáncer de tiroides o de hipertiroidismo, recuerde que cada persona se recupera a un ritmo distinto. Por ejemplo, algunos pacientes tratados con yodo radiactivo pasan por una fase en la que se sienten muy mal, pero luego se recuperan completamente. Pueden pasar varios meses antes de que se sienta bien del todo, y puede llevar bastante tiempo encontrar la dosis correcta de la medicación tiroidea. Si le han tratado de un cáncer de tiroides, tenga en cuenta que pude transcurrir hasta un año antes de que recupere la energía que tenía antes del diagnóstico de cáncer.

A continuación, le indicamos una serie de trucos que pueden ayudarle a sentirse bien.

- **Siga una dieta nutritiva, sana y equilibrada.** Los refrescos, las patatas fritas, los dulces, las galletitas saladas y el resto de la comida basura tienen muchas calorías y alimentan poco. Por desgracia, este tipo de alimentos se ha convertido en parte de la dieta habitual de los estadounidenses. Tome estos alimentos lo menos posible, y, si puede ser, no los tome y sustitúyalos por fruta, verdura y cereales integrales. Pronto notará la diferencia.

- **Disminuya el consumo de grasas «malas».** Ciertas grasas contenidas en los alimentos de elaboración industrial aumentan el riesgo de sufrir enfermedades cardiovasculares y cáncer. El Comité de Alimentos y Nutrición de la Academia Americana de las Ciencias recomienda que entre el veinte y el veinticinco por ciento de las calorías diarias procedan de las grasas (de cualquier tipo) y reducir al máximo el consumo de grasas saturadas y transaturadas. Las grasas saturadas, que proceden fundamentalmente de productos animales, y las transaturadas, que forman parte de los aceites hidrogenados que se utilizan en la fabricación de alimentos, producen un aumento de los niveles de colesterol LDL. Este tipo de colesterol se conoce con el nombre de colesterol «malo», y puede solidificarse en el interior de las paredes de la arterias y formar placas que, finalmente, puede obstruir la arteria. La mayoría de los alimentos industriales y aperitivos (tipo *snacks*) contienen grasas transaturadas, por lo que la mayoría de la gente no se da cuenta de que consume este tipo de grasas. Por el contrario, hay que aumentar el consumo de grasas que ayudan al reducir el colesterol LDL, tales como las monoinsaturadas y polinsaturadas procedentes de los aceites vegetales como el de oliva, y del ácido omega-3, que se encuentra en ciertos tipos de pescado. Las grasas procedentes de las semillas, frutos secos y legumbres son también buenas para la salud. Actualmente, los expertos en nutrición discuten mucho sobre los hidratos de carbono. Este tipo de nutrientes debería representar sólo el cuarenta y cinco y sesenta y cinco por ciento de la dieta diaria. Hay que aumentar el consumo de hidratos de carbono complejos, que se encuentran en los cereales integrales, la fruta, las verduras y las hortalizas, y reducir el consumo de hidratos de carbono simples (azúcares y almidón). Las proteínas deberían representar entre el diez y el treinta y cinco por ciento de la dieta diaria. La mayoría de la gente que vive en los países desarrollados consume demasiadas proteínas.
- **Reduzca el nivel de colesterol.** La Asociación Americana del Corazón recomienda que el colesterol en la dieta no exceda de 300 mg al día. Si tiene el colesterol alto, intente consumir un máximo diario de 200 mg. Los alimentos con alto contenido en colesterol son la carne (especialmente la grasa) los huevos y la leche y los productos lácteos no desnatados.
- **Tome más fibra.** La fibra dietética ayuda a mejorar la digestión. Los alimentos ricos en fibra son los cereales integrales, las verduras, las hortalizas, las legumbres y la fruta. El Comité de Alimentos y Nutrición de la Academia Americana de las Ciencias recomienda que los hombres de menos de cincuenta años tomen 38 gramos diarios de fibra dietética, los de más de cincuenta años 30 gramos, las mujeres de menos de cincuenta años 25 gramos y las mujeres de más de cincuenta años 21 gramos.
- **Haga ejercicio.** La gente que hace ejercicio físico suele vivir más años porque el ejercicio aumenta la capacidad de bombeo del corazón y la eficacia con la que organismo utiliza el oxígeno, lo cual proporciona más energía.

También sirve para quemar calorías, y, por tanto, ayuda a mantener el peso ideal. Para prevenir las enfermedades del corazón y los accidentes cerebro-vasculares y mejorar la salud basta con andar treinta minutos al día.

Al principio, le puede parecer excesivo preocuparse tanto por la salud, especialmente su tiene otras responsabilidades, tales como el trabajo y el cuidado de los niños y de la casa, pero, con el tiempo, se dará cuenta de que prestar atención a la salud, prepararse comidas sanas y seguir un programa de ejercicios no lleva mucho tiempo y no es tan difícil como puede parecer al principio. Siga una forma de vida sana y mantendrá la salud durante mucho tiempo. Además, tendrá más energía para hacer frente a las demandas de la vida diaria.

Capítulo 11
LA TIROIDES Y LA RADIACIÓN NUCLEAR

Como herramienta diagnóstica y terapéutica para el tratamiento del hipertiroidismo y el cáncer de tiroides, el yodo radiactivo ha ayudado a muchísimas personas a superar el problema de tiroides que tenían. Sin embargo, a pesar de que las sustancias radiactivas desempeñan un papel muy importante en la medicina moderna, la exposición a la radiactividad puede provocar cáncer, incluyendo cáncer de la glándula tiroidea. Esta conclusión se basa en los resultados de los estudios realizados en poblaciones expuestas accidentalmente al isótopo radiactivo I-131. Es el caso del accidente que ocurrió en la década de los ochenta en la central nuclear de Chernóbil en Ucrania y de las pruebas con la bomba atómica que el gobierno de los Estados Unidos llevó a cabo en los años sesenta y setenta del pasado siglo.

Después del atentando terrorista del 11 de septiembre a las Torres Gemelas de Nueva York y al Pentágono en Washington, ha aumentado el interés en Estados Unidos por los planes de respuesta a las grandes catástrofes. Como consecuencia, en muchos estados, se ha incluido en los planes de respuesta a los accidentes nucleares la distribución de pastillas de yoduro potásico. Cuando se toman a la dosis adecuada, estas pastillas pueden bloquear el yodo radiactivo en el organismo, de tal forma que no afecta a la tiroides.

En este capítulo, explicamos de qué forma el yodo radiactivo puede poner en peligro la salud de la tiroides y cómo puede protegerse en caso de accidente nuclear o de atentado terrorista que produzca una fuga de yodo radiactivo en el entorno.

Lo que hemos aprendido de los desastres nucleares

La ciencia médica ha aprendido muchas cosas sobre los efectos dañinos del yodo radiactivo observando lo ha ocurrido en los desastres nucleares. A continuación, explicamos lo que saben actualmente los científicos sobre las poblaciones expuestas al escape de yodo radiactivo en el entorno.

El accidente de Chernóbil

El yodo radiactivo es un producto de degradación procedente de la fisión de los átomos de uranio. Una forma de producir yodo radiactivo es a partir de la fisión del uranio que se utiliza en los reactores de las centrales nucleares.

Los reactores nucleares sirven para producir energía y fabricar los radioisótopos que se utilizan en medicina para el diagnóstico y tratamiento de las enfermedades. En circunstancias normales, cuando un reactor nuclear está funcionando, se produce una cantidad muy pequeña de yodo radiactivo. Sin embargo, en 1986, cuando, debido a un accidente, se produjo una explosión en la central nuclear de Chernóbil (Ucrania), se liberó en la atmósfera una columna (es decir, una nube radiactiva) de casi diez kilómetros de altura, formada por muchos millones de curios de yodo radiactivo. Los cambios que se produjeron en la dirección del viento hizo que la nube se desplazara a una gran distancia antes de posarse sobre la superficie en forma de lluvia radiactiva, afectando a áreas muy alejadas del lugar en el que se produjo el accidente.

Gran parte de lo que sabemos sobre la relación existente entre el yodo radiactivo y el cáncer de tiroides procede de los estudios poblacionales que se realizaron después de este accidente, considerado el más importante de la historia. Aunque ya se sospechaba desde hacía tiempo que la exposición a yodo radiactivo afectaba fundamentalmente a los niños, debido a que las células en maduración de la tiroides se dividen con más frecuencia que la de los adultos, en la década de los noventa del siglo pasado los científicos empezaron a disponer de pruebas incontrovertibles.

En 1992, los hospitales de los países más afectados por el accidente nuclear de Chernóbil (Ucrania, Bielorrusia y Rusia) informaron de que la incidencia de cáncer de tiroides en los niños (un tipo de cáncer que normalmente tiene una incidencia muy baja durante la infancia) era unas diez veces superior a la normal. Según un informe del gobierno de Estados Unidos, la incidencia de cáncer de tiroides entre los niños en estos países pasó en 1992 de 0,5-3 casos por cada millón y año a 30-90 casos por millón y año. En 2000, unos dos mil casos de cáncer de tiroides fueron atribuidos directamente al accidente de Chernóbil. Se cree que entre ocho mil y diez mil casos más aparecerán durante los próximos diez años entre las que fueron expuestas cuando eran niños.

Los investigadores creen que la mayoría de las personas resultaron expuestas a través de los alimentos y el agua, especialmente a través de la leche de las vacas que se contaminaron al comer la hierba afectada por la radiación. Cuando se ingiere, el yodo radiactivo entra en el torrente sanguíneo a través del aparato digestivo y se concentra en la tiroides.

El accidente de Chernóbil también demostró que el riesgo de cáncer de tiroides disminuye con la edad a la cual se produce la exposición al yodo radiactivo, y que el riesgo es prácticamente inexistente cuando la persona expuesta tiene más de cuarenta años. Asimismo, se demostró que la exposición a la lluvia radiactiva también aumenta el riesgo de enfermedades benignas de la tiroides, tales como el hipertiroidismo y los nódulos no cancerosos. Entre los niños, se encontraron niveles de TSH más elevados de lo normal en las áreas en las que la lluvia radiactiva fue más intensa, pero no se conoce la incidencia de hipotiroidismo producida por el accidente. Teóricamente, la administración de dosis de radiación suficientemente altas para destruir parte de la glándula tiroidea puede producir hipotiroidismo. Por otro lado, parece ser que la exposición a la lluvia radiactiva también puede provocar, aunque con menos frecuencia, enfermedades autoinmunes de la tiroides, ya que puede sensibilizar los linfocitos presentes en las células tiroideas. Esto puede provocar hipotiroidismo y, muy rara vez, hipertiroidismo.

Pruebas con la bomba atómica

La detonación de las armas nucleares produce yodo radiactivo. Si se viese afectado por una ataque nuclear y consiguiese sobrevivir a la enorme explosión y la exposición directa a la radiación, durante toda su vida tendía un riesgo muy elevado de sufrir varios tipos de cánceres, entre ellos el de tiroides. Los estudios realizados en las poblaciones que sobrevivieron a la bomba atómica en Hiroshima y Nagasaki (Japón) durante la Segunda Guerra Mundial han demostrado que se produjo un aumento de la incidencia de cáncer de tiroides y de otros tipos de cáncer de entre el doble y el triple. Los autores de estos estudios concluyen que la mayoría de los cánceres, incluyendo el de tiroides, se produjeron debido a la exposición externa a la radiación y no a la ingestión de yodo radiactivo. Los estudios también han demostrado que, además del cáncer de tiroides, se produjo un aumento importante de la incidencia de nódulos tiroideos sólidos y de enfermedades autoinmunes de la tiroides entre los supervivientes de la bomba atómica de Hiroshima y Nagasaki.

En Estados Unidos, se llevaron a cabo pruebas con la bomba atónica en zonas aisladas y deshabitadas. La mayoría de las personas expuestas a la radiación lo fueron a través de la contaminación de los alimentos. Los estudios han demostrado que las pruebas realizadas en las islas Marshall en el océano Pacífico y en el estado de Nevada provocaron un incremento de la exposición a yodo radiactivo y un aumento de la incidencia de cáncer. Una prueba que se realizó en las islas Marshall y resultó ser más poderosa de lo que las autoridades militares habían previsto hizo que algunos habitantes de estas islas sufrieran la exposición externa directa a la radiación.

En 1997, el Instituto Nacional del Cáncer de Estados Unidos publicó un informe por orden del Congreso en el que constaba la cantidad de I-131 a la que los norteamericanos habían estado expuestos por culpa de las pruebas atómicas realizadas en el estado de Nevada. Según este informe, en 1952, 1953, 1955 y 1957 se llevaron a cabo un total de noventas pruebas, que liberaron aproximadamente ciento cincuenta millones de curios de I-131 en la atmósfera. El viento se encargó de depositar parte de esta lluvia radiactiva por toda la superficie de Estados Unidos. La dosis promedio para la tiroides de los ciento sesenta millones de personas que vivían en Estados Unidos en ese momento fue de dos rades (un rad es la cantidad de radiación absorbida por el organismo por cada gramo de sustancia radiactiva). A efecto de comparación, hay que decir que cada estadounidense normalmente recibe como promedio una dosis de I-131 al año debido a la radiactividad que se genera de forma natural equivalente a 0,1 rades.

La exposición más elevada a I-131 se produjo en algunas zonas de los estados de Colorado, Idaho, Montana, Dakota del sur y Utah. Las personas que vivían en estas áreas fueron expuestas a entre nueve y dieciséis rades. El informe indica que los niños, especialmente los que tenían entre tres meses y cinco años de edad, absorbieron las dosis más elevadas de I-131 debido a que sus glándulas tiroideas eran más pequeñas. Además, los niños más pequeños eran los que más leche consumían, y este alimento fue el más contaminado. El informe completo del Instituto Nacional del Cáncer de Estados Unidos, incluyendo el desglose de la cantidad de exposición a I-131 por zonas y edades, puede consultarse en Internet. Además, el instituto dispone de una «Calculadora de Dosis de I-131/Riesgo» interactiva que permite calcular el riesgo de cáncer de tiroides que tiene cualquier persona que resultara expuesta a las pruebas atómicas que se realizaron en aquella época. Al final de esta libro (véase «Dónde obtener más información») aparece la dirección de contacto del Instituto Nacional del Cáncer de Estados Unidos.

Si está preocupado porque piensa que puede tener un riesgo más elevado de lo normal de sufrir cáncer de tiroides debido a este tipo de radiación, tenga en cuenta que por el mero hecho de que resultara expuesto no va desarrollar este tipo de cáncer. La mayoría de las personas expuestas a I-131 no sufre cáncer de tiroides. Sin embargo, la exposición produce un aumento del riesgo. No obstante, hay que tener presente que, aparte de la exposición a I-131 por sí misma, existen otros factores de riesgo de cáncer de tiroides, tales como la edad a la que tuvo lugar la exposición, la dosis y la frecuencia lo que se produjo. Por ejemplo, si usted era un niño en la década de los cuarenta y los cincuenta del siglo pasado, es posible que, además de la exposición a las pruebas atómicas, fuera expuesto a los rayos X, ya que en esa época se utilizaban para el tratamiento de las amígdalas, el acné y otros problemas médicos de cabeza y cuello que afectaban a los niños. Este tipo de terapia dejó de utilizarse cuando los médicos se dieron cuenta de que producía un aumento en la incidencia de cáncer de tiroides.

Si cree que resultó expuesto a la lluvia radiactiva o al tratamiento con rayos X, dígaselo al médico para que le examine la glándula tiroidea cada cierto tiempo.

El papel protector del yoduro potásico

El yoduro potásico (KI) es una sal parecida a la sal de mesa. De hecho, es el ingrediente que se añade a la sal de mesa para «yodarla». El KI también está disponible en pastillas, y sirve para proteger la tiroides de la exposición a I-131 en caso de accidente nuclear.

El KI funciona de la siguiente forma. Se toma la pastilla unas cuantas horas antes o después de la exposición a I-131. El KI entra en el torrente sanguíneo y el yodo se concentra en la glándula tiroidea. Con una dosis apropiada, la tiroides queda inundada de yodo «bueno». Como consecuencia, el yodo radiactivo dañino que podría inhalar o ingerir no es captado por la tiroides sino excretado, ya que no hay espacio suficiente para que la glándula lo absorba. Además, durante algún tiempo después de tomar la pastilla, los niveles de yodo «bueno» circulantes en el organismo son muy elevados. Esto reduce el porcentaje de yodo radiactivo que el cuerpo admite. Dado que la tiroides no distingue entre uno y otro tipo de yodo, la pequeña cantidad que la glándula es todavía capaz de captar consistirá prácticamente en su totalidad en yodo «bueno».

Inmediatamente después del accidente nuclear de Chernóbil, esta estrategia aparentemente funcionó en Polonia, que es un país fronterizo con Ucrania y Bielorrusia (los países que sufrieron la incidencia más elevada de cáncer de tiroides). En Polonia, se administraron gotas de yodo y pastillas de KI a la población, y parece que esto sirvió para prevenir el incremento en el número de casos de cáncer de tiroides. De hecho, los estudios realizados demuestran que en este país no aumentó el número de casos. Por el contrario, las poblaciones en la que se han registrado los mayores incrementos en la incidencia de cáncer de tiroides son aquellas en las que la deficiencia de yodo era más prevalente, por lo que la exposición a la radiación fue todavía más peligrosa. Esto se debe a que la glándula tiroidea de las personas que vivían en zonas en las que la incidencia de deficiencia de yodo era elevada captaron una mayor cantidad de yodo radiactivo que la tiroides de las personas que tenían una cantidad suficiente de yodo dietético. Como consecuencia, en la zonas con deficiencia de yodo, la gente captó más yodo radiactivo procedente del accidente nuclear que aquellas que vivían en las zonas en la que no existía este tipo de deficiencia o su incidencia era muy baja (véase «Prueba de captación de yodo radiactivo [PCYR]» en el capítulo 4).

¿Quién debe tener a mano las pastillas de KI?

Si vive cerca de una central nuclear, es una buena idea tener a mano las pastillas de KI. Dependiendo de a qué distancia viva de la central nuclear, el tomar estas pastillas puede formar parte del plan de respuesta a un accidente nuclear, además de otras medidas tales como la evacuación, los refugios y el evitar los alimentos y el agua contaminados por la radiación.

Los efectos beneficiosos y dañinos del yodo radiactivo

Resulta una paradoja que el mismo isótopo radiactivo que se utiliza para curar el cáncer pueda también provocarlo. Se piensa que la mayor parte de le exposición a la radiación en el accidente de Chernóbil y en las pruebas con la bomba atómica que se realizaron en Estados Unidos se debió al isótopo I-131, el mismo que se utiliza a veces para tratar el cáncer de tiroides y el hipertiroidismo.

Esto se debe a que el I-131 tiene un tiempo de semidesintegración relativamente largo (ocho días). Como consecuencia, al menos hasta dos semanas después del accidente de Chernóbil, una cantidad importante de radiación se mantuvo activa, ya que el I-131 tardó más tiempo que otros isótopos radiactivos en dispersarse en la atmósfera y reducirse a los niveles que los expertos consideran inocuos para el ser humano. Existen otros isótopos de yodo que también son liberados en el entorno cuando se produce un accidente nuclear, pero son menos peligrosos que el I-131 porque su tiempo de semidesintegración en mucho más corto.

Durante el tratamiento con yodo radiactivo, el I-131 demuestra ser muy eficaz para destruir las células tiroideas hiperreactiva o cancerosas. Esta paradoja no ha sido pasada por alto por los científicos, especialmente en los que se refiere al tratamiento del hipertiroidismo, ya que el tratamiento con I-131 de esta enfermedad no provoca la destrucción completa de la glándula tiroidea, algo que sí ocurre en el tratamiento del cáncer de tiroides. Cabría esperar que el tejido que permanece en la tiroides después del tratamiento del hipertiroidismo con yodo radiactivo fuese más vulnerable a los efectos de la radiación. Numerosos estudios de seguimiento realizados con pacientes tratados de hipertiroidismo muchos años después de terminado el tratamiento demuestran que no parece que estos pacientes tengan un riesgo más elevado de cáncer de tiroides provocado por el isótopo I-131. Parece ser que la dosis utilizada en el tratamiento, que es lo suficientemente elevada para provocar la muerte de las células de la tiroides, deja sólo una pequeña población de células tiroideas vulnerables, que no parecen sufrir el tipo de daño que conduce al cáncer de tiroides.

Cuando se utiliza para el tratamiento del cáncer de tiroides, la dosis de I-131 es suficientemente alta para provocar la destrucción completa de la glándula tiroidea. Las células, una vez destruidas, no puede mutar ni dividirse.

Si ha resultado expuesto a la radiación durante un accidente nuclear, el grado de exposición no es suficiente para destruir las células de la tiroides, pero sí para dañar el ADN de algunas de estas células. Como consecuencia, este tipo de exposición produce un aumento del riesgo de que aparezcan tumores malignos de la tiroides o hipotiroidismo.

En Estados Unidos, en muchos estados en los que hay centrales nucleares se han incorporado las pastillas de KI a los planes de emergencia. La forma de distribución de las pastillas entre la población varía de un estado a otro. En algunos estados, las pastillas ya se han distribuido a la población, mientras que en otros se encuentran almacenadas en determinados lugares, tales como colegios y otros centros públicos, para ser distribuidas en caso de que se produzca un accidente nuclear. En la mayoría de los estados que cuentan con planes de emergencia ante una catástrofe nuclear que incluyen la distribución de pastillas de KI a la población, se contempla la posibilidad de administrar esta sustancia a todas las personas que vivan en un radio de 32 km de la central nuclear. La Comisión para la Normativa Nuclear (CNN) de Estados Unidos ofrece a todos los estados que hayan incluido la distribución de pastillas en sus planes de emergencia el acceso gratuito a estas pastillas, en cantidad suficiente para llegar a toda la población que vive a esa distancia de una central nuclear.

Sin embargo, el tema de la distancia es un tanto controvertido. La CNN subraya que la evacuación de la población es la medida de protección más eficaz en caso de accidente nuclear o de atentado terrorista con armas nucleares, ya que protege todo el cuerpo, y no sólo la tiroides, de los efectos dañinos de la radiación. La CNN, además, alerta de la falsa sensación de seguridad que pude proporcionar el hecho de saber que se dispone de pastillas de KI, aunque reconoce que la administración de esta sustancia es una medida razonable, prudente y barata, siempre y cuando se combine con la evacuación y la protección global de la población.

En sus publicaciones, la Asociación Americana de la Tiroides señala que el cáncer tiroideo no es el único cáncer que puede tener su origen en la exposición a la lluvia radiactiva. Recomienda que, además de la evacuación y la protección global, se tomen otras medidas, y que las píldoras de KI estén al alcance de todas las personas que vivan en un radio de 320 km de la central nuclear. Esta asociación estás intentando que los políticos aprueben una ley que incremente el número de pastillas de KI disponible en cada estado.

Si vive en un radio de 320 km de una central nuclear, y, por tanto, no está dentro del área en la que se distribuirían las pastillas, quizás desee comprarlas para tenerlas en casa. Actualmente, existen en el mercado tres marcadas comerciales de KI autorizadas por la FDA que pueden comprarse en las farmacias sin receta médica. Estas marcas son IOSATK, Thyro-Block y Thyrosafe. Las dos primeras se venden en una dosis para adultos de 130 mg, y la Thyrosafe en una dosis de 65 mg (véase la tabla 11.1, en la que figura información sobre la dosis de KI). Es posible que en la farmacia no tengan en ese momento las pastillas, pero pueden pedirlas al distribuidor; además, puede comprarlas a través de Internet. Si están correctamente envasadas, se pueden guardar por lo menos cinco años, aunque es posible que duren en buenas condiciones hasta once años.

¿Cuándo y cómo hay que tomar las pastillas de KI?

No todos los accidentes en las centrales nucleares requieren tomar las pastillas de KI. Lo mejor, es que siga las instrucciones de las autoridades, que pueden determinar si se han liberado o no en la atmósfera isótopos de yodo radiactivo. Sólo el yodo radiactivo es dañino para la tiroides, y las pastillas de KI protegen sólo a la

Tabla 11.1. Dosis recomendada de KI para los diferentes grupos de edad

Grupo de edad	Dosis de KI (mg)	Núm. de pastillas de 130 mg de KI	Núm. de pastillas de 65 mg de KI	Núm. de pastillas de 32 mg de KI
Adolescentes y adultos (12-40 años)*	130	1	2	4
Mujeres embarazadas y lactantes	130	1	2	4
Niños (3-11 años)	65	1/2	1	2
Lactantes y niños pequeños (1 mes 3 años)	32	1/4	1/2	1
Neonatos (desde el nacimiento a un mes)	16	1/8	1/4	1/2

* Las pastillas de KI se recomiendan sólo para las personas de 40 años o menos.
Fuente: Adaptado de National Research Council, «Distribution and Administration of Potassium Iodide in te Event of a Nuclear Accident» National Academy of Science, 2004.

tiroides. Si se libera yodo radiactivo, las autoridades avisarán a la población, y dirán cuándo hay qué tomar las pastillas y durante cuánto tiempo.

Hay que tomar la primera dosis entre 6 y 12 horas antes de producirse la exposición al yodo radiactivo. La dosis debe ser la que aparece en la tabla 11.1. También puede tomarse dentro de las primeras horas después de la exposición. Hay que tomar sólo una dosis al día. Las autoridades le indicarán durante cuántos días tiene que tomar la pastilla. La dosis para los niños varía dependiendo de la edad. Dado que el KI no existe en forma de suspensión líquida, si el niño es muy pequeño, habrá que partir la pastilla en trocitos y diluirla en líquido. Las directrices sobre dosificación de la FDA recomiendan mezclar las pastillas con agua, leche desnatada (sola o con cacao), leche maternizada, zumo de naranja o refresco sin gas.

Si ha resultado expuesto a yodo radiactivo debido a un accidente o atentado terrorista o debido al tratamiento con rayos X durante la década de los cuarenta y los cincuenta o a la radioterapia para el tratamiento de un cáncer de cabeza y cuello, recuerde que no tiene por que desarrollar un cáncer de tiroides necesariamente. Lo que ocurre es que tiene un riesgo más elevado que las personas que no han sufrido este tipo de exposición. Vaya al médico una vez al año para que le examine la tiroides. Si el médico descubre que tiene un nódulo tiroideo, debe realizarse una biopsia con aguja fina (BAF) y una gammagrafía tiroidea (véase el capítulo 7).

Como ocurre con todos los problemas de tiroides, y con los problemas de salud en general, prestar atención a los síntomas y saber todo lo que se pueda sobre las enfermedades puede ayudar a que el diagnóstico se haga precozmente y el tratamiento se inicie lo antes posible, lo que aumentará las posibilidades de curarse y de poder llevar una vida normal.

GLOSARIO

acropaquia. Enfermedad que se caracteriza por una elevación del lecho de las uñas, hinchazón de las manos y de los pies y, a veces, una agrandamiento bulboso de la punta de los dedos de la mano (dedos en palillo de tambor).

adenoma. Nódulo benigno de la tiroides y otras glándulas del sistema endocrino.

adenoma tóxico solitario. Un único nódulo tiroideo que produce una cantidad excesiva de hormonas tiroideas, y, por lo tanto, provoca hipertiroidismo.

adquirida. Cualquier enfermedad que no está presente en el momento del nacimiento.

anticuerpos. Sustancias producidas por el organismo para protegerlo del ataque de los virus y bacterias. Son fabricados por unos leucocitos llamados linfocitos B.

anticuerpos del receptor de la tirotropina (TRAb). Anticuerpos que atacan al receptor de la TSH. Pueden estimular la tiroides, en cuyo caso producirá una cantidad excesiva de hormonas tiroideas, o, por el contrario, bloquearla. Son los anticuerpos que se encuentran con más frecuencia en los pacientes con enfermedad de Graves-Basedow.

antígeno. Molécula que provoca una reacción del sistema inmunitario.

antitiroideos. Un tipo de medicamentos que se prescriben a veces para bloquear la capacidad de la tiroides de producir hormonas tiroideas, reduciendo así los niveles de estas hormonas en la sangre.

apoptosis. Proceso natural, planificado y ordenado de muerte celular para hacer sitio a las células nuevas.

artritis reumatoide. Enfermedad autoinmune inflamatoria que ataca al tejido conjuntivo de las articulaciones.

ateroesclerosis. Enfermedad que se caracteriza por estrechamiento y endurecimiento de las arterias. Es precursora de las enfermedades del corazón y de los accidentes cerebrovasculares.

beta-bloqueantes. Medicamentos utilizados fundamentalmente para tratar la hipertensión arterial, la angina de pecho y la arteriopatía coronaria, pero también para mejorar los síntomas cardiacos en los pacientes con hipertiroidismo. Se denomina también bloqueantes beta-adrenérgicos.

bocio. Agrandamiento de la glándula tiroidea que da lugar a un bulto que sobresale en el cuello. Suele observarse en las personas cuya tiroides produce una cantidad excesivamente alta o excesivamente baja de hormonas tiroideas.

bocio multinodular tóxico. Agrandamiento de la glándula tiroidea acompañado de varios nódulos que producen una cantidad excesiva de hormonas tiroideas, y, por tanto, provocan hipertiroidismo. Este tipo de bocio es el responsable del hipertiroidismo que se observa en muchas personas de más de sesenta años.

bocio multinodular. Bocio que contiene más de un nódulo tiroideo. Este tipo de bocio puede provocar hipertiroidismo si los nódulos que lo forman producen hormonas tiroideas.

calcitonina. Hormonas secretada por las células parafoliculares de la tiroides (también denominadas células C), que son células distintas a las que fabrican las hormonas tiroideas. Si bien la calcitonina puede actuar en los huesos e influir en la forma en la que los riñones manejan el calcio, en circunstancia normales, tiene muy poca influencia sobre el equilibrio del calcio.

cáncer anaplásico de tiroides. Forma agresiva y poco frecuente de cáncer de tiroides.

cáncer folicular de tiroides. Forma frecuente de cáncer de tiroides que puede ser agresivo, pero, generalmente, es de crecimiento lento.

cáncer medular de tiroides. Una forma de cáncer de tiroides que puede ser hereditaria y ocurre en las células parafoliculares de la glándula tiroidea, que son las encargadas de producir una hormona llamada calcitonina.

cáncer papilar de tiroides. Es la forma más frecuente de cáncer de tiroides, y suele ser de crecimiento lento.

células plasmáticas. Células que proceden de la expansión clonal de los linfocitos B una vez que éstos se han encontrado con su antígeno específico. Véase *linfocitos B*.

congénita. Enfermedad que está presente en el momento del nacimiento.

curio. Unidad de medida de la radiactividad. Un milicurio es la milésima parte del curio. Esta unidad está siendo sustituida por el «becquerelio» (1 desintegración por segundo).

enfermedad autoinmune. Enfermedad que ocurre cuando el sistema inmunitario ataca a los tejidos del organismo al confundirlos con cuerpos extraños.

eutiroidismo. Término que se utiliza para referirse a la tiroides cuando funciona normalmente.

exoftalmos. Protrusión del globo ocular producida por la hinchazón de los tejidos situados en la parte de atrás del ojo. Se observa a veces en la enfermedad de Graves-Basedow. Véase *proptosis*.

expansión clonal. Duplicación rápida de los linfocitos B y T cuando reconocen a sus antígenos específicos. Este proceso genera una gran cantidad de linfocitos, que constituyen un ejercito muy poderoso para ayudar al sistema inmunitario a destruir los virus y bacterias. Véase *linfocitos B, linfocitos T*.

fagocitos. Células capaces de envolver e ingerir otras células, tales como bacterias y cuerpos extraños.

fibrilación auricular. Arritmia del corazón que se caracteriza por una frecuencia cardiaca rápida y desorganizada. Se origina en la parte superior del corazón (aurículas), y, a veces, es un signo de hipertiroidismo, sobre todo en las personas mayores.

glándulas paratiroideas. Son las glándulas responsables de controlar los niveles de calcio en la sangre e influir en el metabolismo óseo. La mayoría de las personas tiene cuatro glándulas paratiroideas, y están situadas detrás de la tiroides.

globulina de unión a la tiroxina (GUT). Es la proteína principal de unión a las hormonas tiroideas. Cuando se unen a esta proteína, las hormonas tiroideas no están disponibles para ser utilizadas por las células del organismo.

hipertiroidismo. Enfermedad que ocurre cuando la tiroides produce más hormonas tiroideas de las que el organismo necesita, lo que provoca una aceleración del metabolismo.

hipertiroidismo subclínico. Enfermedad que se caracteriza por la presencia de una glándula tiroidea ligeramente hiperreactiva. A veces, produce síntomas, y otras veces no. También se denomina hipertiroidismo leve.

hipófisis. Es la «glándula directora» del sistema endocrino. Está situada en la base del cerebro, y controla y regula el funcionamiento de la tiroides y de otras glándulas situadas en diferentes partes del cuerpo.

hipoparatiroidismo. Enfermedad que ocurre cuando las glándulas paratiroideas producen una cantidad demasiado pequeña de hormona paratiroidea. Esta hormona sirve para regular los niveles de calcio en la sangre. A veces, el hipoparatiroidismo tiene su origen en el daño causado a las glándulas paratiroideas durante la extirpación parcial o total de la tiroides.

hipotálamo. Parte del cerebro que secreta la hormona liberadora de la tirotropina (TRH, según sus siglas en inglés). Esta hormona estimula la hipófisis para que produzca la hormona estimuladora de la tiroides (TSH), lo que, a su vez, hace que la tiroides produzca hormonas tiroideas. Esta red de comunicación entre el hipotálamo, la hipófisis y la tiroides se denomina eje hipotálamo-hipófiso-tiroideo.

hipotiroidismo. Enfermedad que ocurre cuando la tiroides produce una cantidad demasiado pequeña de hormonas tiroideas que no sirve para satisfacer las necesidades del organismo, lo que provoca una lentificación del metabolismo.

hipotiroidismo subclínico. Enfermedad que se caracteriza por la presencia de una glándula tiroidea ligeramente poco reactiva. A veces, produce síntomas, y otras veces no. También se denomina hipotirodismo leve.

hormona estimuladora de la tiroides (TSH). Hormona secretada en la sangre por la hipófisis. Estimula la tiroides y la hace producir hormonas tiroideas. La cantidad de hormonas producidas por la glándula tiroidea depende de la cantidad de TSH que haya en la sangre. El médico mide los niveles de TSH para determinar si los niveles de hormonas tiroideas del paciente son normales o no. La TSH se denomina también tirotropina, aunque los médicos de todo el mundo suelen usar sus siglas en inglés (TSH).

insuficiencia cardiaca congestiva. Una enfermedad que tiene su origen en la disminución del flujo de sangre que reciben los músculos y los órganos del cuerpo. Este bombeo ineficaz por parte del corazón también hace que la sangre refluya en las venas encargadas de llevarla al corazón. Esta sangre se acumula en los pulmones, lo que provoca congestión pulmonar (pulmones llenos de líquido). El hipertiroidismo puede provocar insuficiencia cardiaca congestiva, y el hipotiroidismo puede contribuir a su aparición.

isótopo. Una de las formas que pueden adoptar los elementos químicamente idénticos, sean o no radiactivos.

levotiroxina sódica. Componente activo de las pastillas de tiroxina (T4) sintética.

linfocitos. Leucocitos que pueden reconocer antígenos. Los dos tipos principales de linfocitos son los linfocitos B y los linfocitos T.

linfocitos B. Un tipo de linfocito (es decir, de leucocito) que actúa en la respuesta inmunitaria del organismo.

linfocitos T. Un tipo de linfocitos. Algunos linfocitos T forman parte de la primera línea de defensa del organismo contra los patógenos. Los linfocitos T con memoria libran la primera batalla y mantienen en la memoria las características de los patógenos contra los que combaten para poder reconocerlos la próxima vez que se los encuentren. Véase *patógeno*.

liotironina sódica. Componente activo de las pastillas de triyodotironina (T3) sintética.

lluvia radiactiva. Partículas radiactivas procedentes de una explosión nuclear que caen en la superficie.

macrófagos. Leucocitos pertenecientes a la familia de los fagocitos. Véase *fagocitos*.

mixedema. Forma muy grave de hipotiroidismo. Este término también se utiliza para referirse a la hinchazón de los tejidos asociada con este tipo de hipotirodismo. No debe confundirse con el mixedema pretibial, que es una alteración de la piel que se observa en algunos pacientes con enfermedad de Graves-Basedow. Véase *mixedema pretibial*.

mixedema pretibial. Engrosamiento de la piel que se observa en algunos pacientes con enfermedad de Graves-Basedow. Tiene su origen en un ataque autoinmune que afecta a la piel y que es distinto al ataque que da lugar a la enfermedad de Graves-Basedow. Suele afectar a la piel de las espinillas. Se conoce también con el nombre de dermopatía de Graves-Basedow.

moléculas del complejo principal de histocompatibilidad (CPH). Existen dos clases de moléculas del CPH en la superficie de todas las células. Las células de todo el organismo tienen una sola molécula, excepto las células dendríticas que tiene dos. Esta segunda molécula de las células dendríticas le sirven para enviar señales de peligro que activan la respuesta inmunitaria.

neonatal. Todo lo relacionado con el primer mes de vida del niño.

nódulo. Bulto que aparece en la tiroides. A veces contiene células tiroideas activas que producen hormonas tiroideas. La mayoría de los nódulos tiroideos concentran (captan) una cantidad menor de yodo de la que capta el tejido tiroideo normal y fabrican una cantidad muy pequeña de hormonas tiroideas, a veces, incluso, no fabrican hormonas tiroideas. Por tanto, el noventa por ciento de los nódulos tiroideos son «fríos» cuando se ven mediante una gammagrafía con yodo radiactivo.

nódulo autónomo. Nódulo tiroideo que contiene células activas que producen hormonas tiroideas de forma independiente.

nódulo caliente. Nódulo tiroideo autónomo que concentra (capta) una cantidad de yodo radiactivo mayor de la normal en la gammagrafía tiroidea. Puede provocar hipertiroidismo.

nódulo frío. Nódulo que en la gammagrafía tiroidea concentra (capta) muy poco o nada de yodo radiactivo o de tecnecio.

nódulo quístico. Es un nódulo tiroideo que está totalmente o en parte lleno de líquido.

pastillas de tiroides desecada. Pastillas fabricadas con tiroides de animales previamente desecada y convertida en polvo. *Desecar* significa «secar completamente».

patógeno. Organismo que provoca enfermedades. Puede ser un virus, una bacteria, un hongo o un parásito.

periodo de semidesintegración. Tiempo que tarda en desintegrarse la mitad de la cantidad de una sustancia radiactiva en la atmósfera. Cuando más prolongado sea el periodo de semidesintegración, más peligrosa será la sustancia para los seres humanos después de un accidente nuclear.

peroxidasa. Enzima tiroidea que desempeña un papel muy importante en las síntesis de hormonas tiroideas.

peroxidasa antitiroidea (anti-TPO). Anticuerpos que suelen encontrarse en los pacientes que tienen una enfermedad autoinmune de la tiroides. Atacan a la enzima llamada peroxidasa tiroidea.

prenatal. Todo lo relacionado con el periodo anterior al nacimiento.

proptosis. Protrusión del globo ocular producida por la hinchazón de los tejidos situados por detrás del ojo. Véase *exoftalmos*.

Rad. Cantidad de radiación absorbida por cada gramo de tejido del organismo.

receptor de la tirotropina (receptor de TSH). Complejo proteínico situado en la superficie de las células de la tiroides que recibe las señales enviadas por la hipófisis a través de la hormona TSH.

resonancia magnética nuclear (RMN). Un procedimiento de imagen en el cual el paciente se tumba en un cilindro hueco (túnel) magnético. Las ráfagas procedentes de un campo magnético permiten obtener imágenes de muy buena calidad de los órganos y estructuras del cuerpo sin que el paciente tenga que ser expuesto a la radiación. En el caso de los pacientes con cáncer de tiroides, la RMN se utiliza a veces para obtener imágenes del cuello, el tórax, la columna vertebral o tras estructuras, cuando se sospecha que el cáncer se ha podido extender a través de la sangre o del sistema linfático.

semivida. Tiempo que tarda el organismo en eliminar la mitad de la dosis administrada de un medicamento.

TAC. Véase *TC (tomografía computarizada)*.

taquicardia. Frecuencia cardiaca más rápida de lo normal, que puede llegar a los cien latidos por minuto. Puede ser un signo de hipertiroidismo.

TC (tomografía computarizada). Prueba de imagen, en la cual, a veces, se inyecta medio de contraste. A continuación, se envían rayos X a través del cuerpo en diferentes ángulos para obtener imágenes generadas por un ordenador que muestran la sección transversal de un órgano o zona anatómica. En el caso de los pacientes con cáncer de tiroides, la TC se utiliza generalmente para obtener imágenes del cuello y del tórax. Esta prueba no debe realizarse cuando el paciente están siendo sometido a pruebas de imagen con yodo radiactivo o a tratamiento con este isótopo o preparándose para las pruebas o el tratamiento, ya que la TC se hace en muchos casos inyectando al paciente un medio de contraste que a veces contiene una cantidad importante de yodo, por lo que las pruebas y el tratamiento pueden ser ineficaces.

tiroglobulina. Proteína de la tiroides que se encarga de almacenar las hormonas tiroideas.

tiroidectomía. Procedimiento quirúrgico que consiste en extirpar parte o la totalidad de la tiroides.

tiroiditis. Inflamación de la tiroides. Existen diferentes tipos de tiroiditis, tales como la tiroiditis de Hashimoto, la tiroiditis subaguda, la tiroiditis *postpartum* y la tiroiditis indolora. Véase *tiroiditis de Hashimoto, tiroiditis subaguda.*

tiroiditis de Hashimoto. Enfermedad autoinmune de la tiroides. Es la causa más frecuente de hipotiroidismo en los Estados Unidos. Dos tipos de anticuerpos, la peroxidasa antitiroidea (anti-TPO) y la antitiroglobulina (anti-Tg) destruyen las células tiroideas, lo que hace que la glándula sea incapaz de producir la cantidad de hormonas tiroideas que necesita el organismo. Véase *peroxidasa antitiroidea* y *antitiroglobulina.*

tiroiditis indolora. Forma transitoria de tiroiditis que hace que la tiroides pierda hormonas en el torrente sanguíneo, lo que, a su vez, provoca tirotoxicosis. A continuación, generalmente, aparece un período de hipotiroidismo hasta que la enfermedad se resuelve de forma espontánea, aunque, a veces, el hipotiroidismo puede volverse crónico. También se conoce con el nombre de tiroiditis de resolución espontánea.

tiroiditis *postpartum*. Es el tipo más frecuente de tiroiditis de resolución espontánea. Aparece durante los primeros meses después del parto. Hace que la tiroides pierda hormonas en el torrente sanguíneo, por lo que provoca tirotoxicosis. Después, generalmente, aparece un periodo de hipotiroidismo hasta que la enfermedad se resuelve espontáneamente. Sin embargo, a veces, el hipotiroidismo se hace crónico.

tiroiditis de resolución espontánea. Véase *tiroiditis indolora, tiroiditis* postpartum.

tiroiditis subaguda. Tiroiditis vírica que provoca síntomas que pueden confundirse con los de la gripe (fiebre, dolor muscular). Produce además una hinchazón dolorosa de la tiroides. Se conoce también con el nombre de tiroiditis de Quervain. Véase *tiroiditis.*

tirotoxicosis. Presencia de una cantidad excesiva de hormonas tiroideas en el organismo. Puede deberse a un exceso de producción por parte de la tiroides, a una inflamación de la glándula tiroidea o a una dosis excesiva de la medicación para la terapia hormonal sustitutiva. Este término a veces se utiliza como sinónimo de hipertiroidismo.

tirotropina. Véase *hormona estimuladora de la tiroides (TSH)*.

tiroxina (T4). Una de las dos hormonas principales que fabrica y secreta la tiroides. Está formada por cuatro átomos de yodo.

tomografía por emisión de positrones (PET). Procedimiento de imagen en el que se utiliza radiactividad para detectar las metástasis del cáncer. Las imágenes pueden mostrar tumores con un nivel elevado de actividad metabólica. Se usa para el diagnóstico y seguimiento de las formas más agresivas del cáncer de tiroides, generalmente cuando la prueba de la tiroglobulina da resultados elevados, pero no se puede encontrar el cáncer mediante una gammagrafía de cuerpo completo con yodo radiactivo. Véase *tiroglobulina*.

triyodotironina (T3). Uno de las dos hormonas principales que fabrica y secreta la tiroides. La tiroxina (T4) se convierte en triyodotironina (T3) fuera de la tiroides, principalmente en el hígado y otros órganos. Véase *tiroxina (T4)*.

yodar. Tratar con yoduro, que es una sal procedente del yodo que se utiliza para enriquecer la sal de mesa y otros alimentos añadiéndoles yodo.

yodo. Elemento dietético que se encuentra en la sal yodada, los mariscos, el pan y la leche. La tiroides utiliza el yodo para sintetizar las hormonas tiroideas.

yodo radiactivo. Isótopo radiactivo que puede utilizarse como trazador durante la prueba de captación de yodo radiactivo o la gammagrafía tiroidea. Se utiliza en dosis mucho mayores para tratar el hipertiroidismo y el cáncer de tiroides. Véase *yodo-123, yodo-131, isótopo*.

yodo-123 (I-123). Isótopo radiactivo débil procedente del yodo. Su número de masa es 123, y se usa como sustancia trazadora en las pruebas diagnósticas con yodo radiactivo. Véase *isótopo, yodo radiactivo*.

yodo-131 (I-131). Isótopo radiactivo potente procedente del yodo. Su número de masa es 131, y tiene un periodo de semidesintegración de ocho días. Se utiliza para tratar el hipertiroidismo y el cáncer de tiroides. Véase *isótopo, yodo radiactivo*.

yoduro potásico (KI). Sal similar a la sal de mesa que se comercializa en forma de pastillas. Se utiliza para proteger la tiroides de la exposición a radiación nuclear.

DÓNDE CONSEGUIR MÁS INFORMACIÓN

Asociaciones

Sociedad Española de Endocrinología y Nutrición (SEEN)

La Sociedad Española de Endocrinología y Nutrición (SEEN) es una sociedad científica compuesta por endocrinólogos, bioquímicos, biólogos y otros médicos que trabajan en el campo de la endocrinología, nutrición y metabolismo, para profundizar en su conocimiento y difundirlo.

Para poder acceder a la parte profesional debes ser miembro de la **Sociedad Española de Endocrinología y Nutrición (SEEN)**. Siendo socio de la **SEEN** se puede acceder a la sección profesional de la página, donde se encuentra información, noticias y documentación actualizada y posibilidad de contacto con otros profesionales de la sociedad; además se puede participar en los eventos relacionados con la **SEEN,** cursos de formación continuada, registro de enfermedades, grupos de trabajo y en el congreso anual de la **SEEN,** así como recibir periódicamente información por correo y la revista mensual Endocrinología y Nutrición (Cuota anual de socio SEEN: 36 euros).

La **Fundación SEEN** es una organización sin ánimo de lucro, de nacionalidad española, de competencia estatal, configurada como fundación docente e investigadora. Tiene por objeto la promoción de la formación, perfeccionamiento y progreso profesional en el ámbito de la endocrinología y nutrición, la difusión de dicha especialidad, la organización de actividades, la creación de centros docentes y de investigación, la edición de publicaciones, la comunicación con universidades e instituciones españolas y extranjeras y la promoción de la investigación en el ámbito de la endocrinología y nutrición.

Secretaría SEEN y FSEEN (HONUVI):
C/ Villanueva, 11, 3°
28001 Madrid.
Teléfono: 914 313 294
e-mail: seen@arrakis.es
www.seenweb.org

Asociación Española de Cirujanos Endocrinos

Sede Social
C/ Génova, 19 - 2°B
28004 Madrid
Teléfono: 913 190 400
Móvil: 620 975 405
Fax: 917 022 519
e-mail: aec@aecirujanos.es
www.aecirujanos.es

Sociedad Española de Endocrinología Pediátrica

Sociedad Española de Endocrinología Pediátrica (SEEP) es una asociación médico-científica de personas físicas de carácter civil y voluntario, que desarrolla sus actividades relacionadas con la endocrinología pediátrica en el ámbito estatal.
La SEEP fue creada el 10 de diciembre de 1977.

e-mail: seep@seep.es
www.seep.es

Sociedad Española de Oncología Médica (SEOM)

C/ Conde de Aranda, 20 5° D
28001 Madrid (España)
Teléfonos: 915 775 281/915 784 391
Fax: 914 361 259
www.seom.org

Tiroides.net- Información y ayuda al paciente tiroideo

Centro de Estudios Tiroideos
C/ San Vicente, 114
Valencia (España)
Teléfono: 963 517 826
www.tiroides.net

Asociación Española contra el Cáncer (AEEC)

Sede central
C/ Amador de los Ríos, 5
28010 Madrid (España)
Teléfono gratuito: 900 100 036
www.todocancer.com

Libros recomendados

Argente Oliver, Jesús; Carrascosa, Antonio; Garcia Bouthelier, Ricardo, *Tratado de endocrinología pediátrica y de la adolescencia,* Madrid, Edimsa, 1995.
Flórez Tascón, Francisco José, *Tratado de endocrinología geriátrica*, Madrid, Editorial Garsi, 1980.
Pombo Arias, Manuel., *Tratado de endocrinología pediátrica,* Madrid, Mc Graw-Hill/Interamericana de España, 2001.
Reed, Larsen P., *Williams tratado de endocrinología*, Madrid, Elsevier España, 2003.
VV.AA. *Tratado de endocrinología*, Madrid, Editorial Síntesis, 2000.

ÍNDICE ANALÍTICO

ÍNDICE

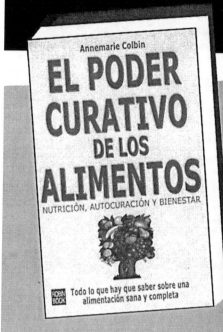
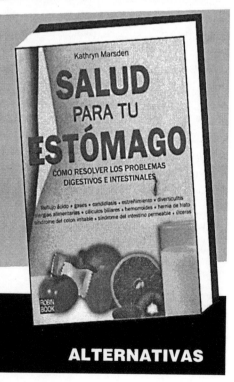

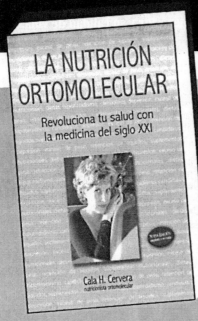
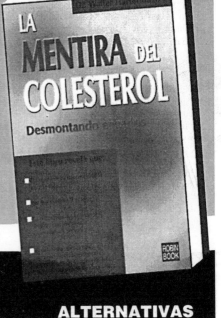